Irmey

Heilimpulse bei Krebs

Dr. med. György Irmey

Heilimpulse bei Krebs

- Von der Hoffnung zum Vertrauen: Ihr Wegweiser für ein persönliches Therapiekonzept
- Checklisten zur Entscheidungsfindung
- Erfahrungsberichte, die Mut machen: »Das hat mir geholfen«

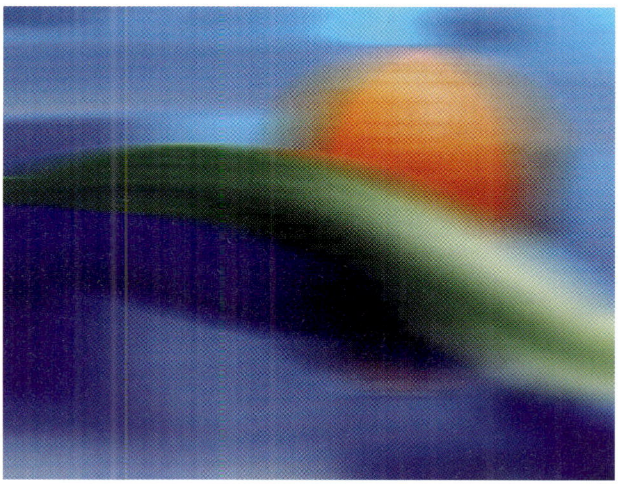

Haug

Wohin führt mein Weg?

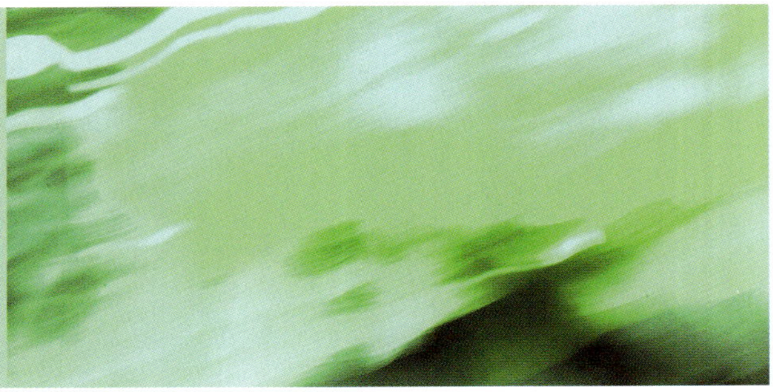

Entscheiden Sie über Ihren Weg

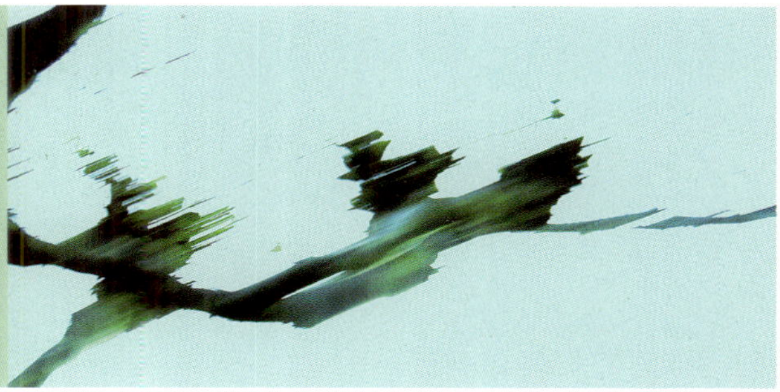

Die konventionelle Medizin und ihre Grenzen

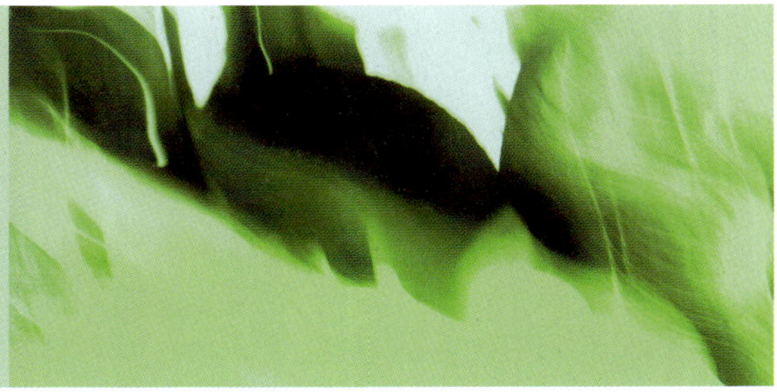

Biologische und ganzheitliche Verfahren – Hilfe zur Selbsthilfe

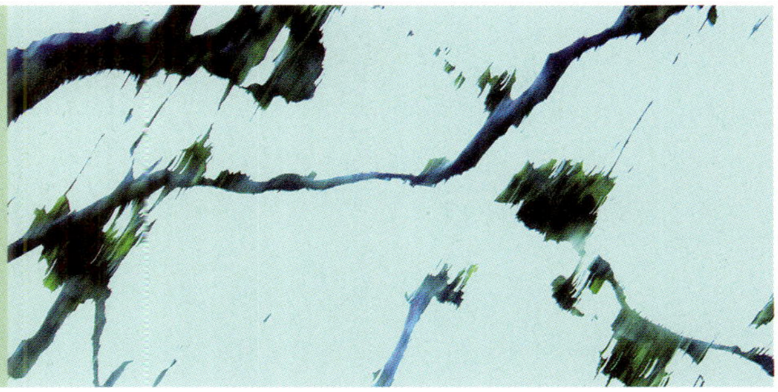

Energetische Hilfe, Seele und Spiritualität

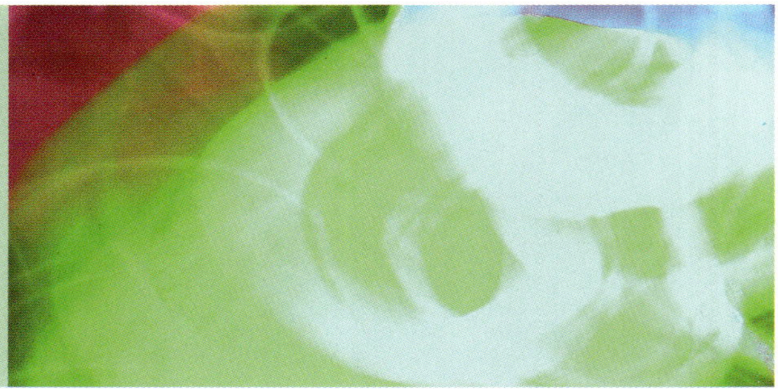

Anhang 194

Geleitwort Dr. Carl Simonton

It is indeed a pleasure to write an introduction to this very important and helpful book. Important because through the experiences of these courageous individuals sharing some of their important life experiences we all gain insight into our own lives.

Having Dr. Irmey shed light on these important experiences of life both from his accumulated wisdom which is considerable and through his compassion which is a shining example for us all. We are indeed fortunate to have Dr. Irmey´s guidance.
To be actively involved in the healing process means also to be informed about the best traditional and complementary medical treatments in order to be able to make reasonable decisions for an individual path of treatment. The more this path makes sense to the individual the more effective it can be.

Hopefully we can learn what we need to learn from these inspiring pages to help us develop more hope, a greater sense of trust of our universe, and experience much more joy as we live our lives.

With love and respect
Carl Simonton

Es ist mir eine große Freude, die Einleitung zu diesem wichtigen und hilfreichen Buch zu schreiben. Wichtig, weil wir alle durch die bedeutenden Lebenserfahrungen, die diese mutigen Menschen mit uns teilen, tiefere Einsichten in unser eigenes Leben gewinnen.

Dr. Irmey beleuchtet diese wichtigen Erlebnisse mit einem beachtlichen Maß gewachsener Lebensweisheit und mit einem Mitgefühl, das ein leuchtendes Beispiel für uns alle ist. Wir schätzen uns glücklich, diese Orientierungshilfe von Dr. Irmey zu erhalten.
Zur aktiven Mitarbeit an der Genesung gehört auch, sich über die bestmöglichen traditionellen und komplementären Therapiemöglichkeiten zu informieren, damit sinnvolle Entscheidungen für einen individuellen Behandlungsweg getroffen werden können. Je stimmiger dieser Weg gewählt wird, desto effektiver kann er sein.

Ich bin zuversichtlich, dass wir von diesen inspirierenden Seiten vieles erfahren, das uns hilft, mehr Hoffnung zu schöpfen, größeres Vertrauen ins Universum zu fassen und unser Leben mit sehr viel mehr Freude zu leben.

In Liebe und Respekt
Carl Simonton

Leitgedanken

Wozu ein weiterer Ratgeber zu Krebserkrankungen? Es gibt schon reichlich Literatur zu diesem Thema mit verschiedenen Schwerpunkten und von unterschiedlicher Qualität. Dennoch ist es mir wichtig, dieses Buch für Sie zu schreiben, da es viele, teils auch ungewöhnliche Blickwinkel enthält, die sich in meiner über zwanzigjährigen Berufserfahrung und Beratungspraxis als bedeutsam und wertvoll für meine Patienten erwiesen haben. Ich möchte Ihnen fachliche Informationen als Grundlage für Ihre Therapieentscheidungen an die Hand geben und will Ihnen gleichzeitig Impulse für die emotionale Ebene der Begegnung mit der Krankheit vermitteln. Ganz bewusst möchte ich Leib und Seele nicht trennen und auf seelische Aspekte der Krebserkrankung genauso eingehen wie auf die konkret anstehenden therapeutischen Entscheidungen. Mein Buch richtet sich an aktive Patienten, die sich mit der Krankheit auseinandersetzen wollen und für diesen Prozess nach Anregungen und praktischen Lösungsmöglichkeiten suchen.

Das Körperliche haben die Medizinmänner recht gut im Griff mit ihren teuren Apparaten. Aber was machen sie mit der Seele?

Ulrich Kasparick

Selbst ein Weg von tausend Meilen beginnt mit dem ersten Schritt.

Chinesische Weisheit

Das Buch gliedert sich in zwei Teile:

- Im ersten Teil werden grundsätzliche Fragen zur Auseinandersetzung und dem Umgang mit Krebs angesprochen.
- Im zweiten Teil wird auf die wichtigsten Therapiemöglichkeiten der konventionellen Medizin wie auch biologisch-ganzheitlicher Verfahren konkret eingegangen.

Bei den Aussagen in diesem Buch sind Frauen und Männer in der Regel gleichermaßen gemeint, auch wenn ich nur vom männlichen Geschlecht oder in der Mehrzahl spreche.

Einige ehemals Betroffene habe ich für dieses Buch interviewt. Sie werden auf den kommenden Seiten bewegende Erfahrungsberichte von Krebspatienten lesen, die ihren Weg gefunden haben, die Krankheit zu überwinden oder mit ihr in Frieden zu leben. Diese Beispiele möchten Sie zu einem konstruktiven Umgang mit der Erkrankung motivieren und Sie ermutigen, die Hoffnung nicht aufzugeben.

Es werden Gedanken und Fragestellungen aufgegriffen, die früher oder später fast jeden von Krebs Betroffenen berühren. Ich bin mir vollkommen bewusst, dass dieses Buch der Komplexität und den vielfältigen Fragen dieser Erkrankung nicht in jeder Beziehung gerecht werden kann. Manche Themen können einfach nur angerissen werden. Beispielsweise ist es mir nicht möglich, hier die ganze Vielfalt der konventionellen Medizin oder der biologischen Krebsabwehr im Detail darzustellen. Nur einige der bekanntesten und wichtigsten Maßnahmen einer biologisch-ganzheitlich orientierten Therapie werden angesprochen. Ausführlichere Informationen zu diesem Thema gibt Ihnen mein erstes Buch *110 wirksame Behandlungsmöglichkeiten bei Krebs*. Es sind gegebenenfalls weitere Informationen und Ratgeber nötig. Hinweise dazu finden Sie in Form von Anlaufstellen, Literaturempfehlungen und Internetadressen direkt beim entsprechenden Thema oder auch im Anhang.

In einer Zeit der Überflutung mit Informationen sind Orientierungshilfen für Therapeuten und Patienten gleichermaßen notwendig. Es geht nicht darum, prinzipiell gegen die eine oder andere Therapie zu sprechen, sondern die Entscheidungen sehr individuell abzuwägen. Es ist fast nie nur ein einziger Weg möglich, für Sie wird einer aber vielleicht am gangbarsten sein. Was Sie am Rande auf Ihrem persönlichen Weg begleitet, und wie Sie ihn beschreiten, dabei möchte das Buch Ihnen helfen.

Die Checklisten in diesem Buch resultieren aus den praktischen Erfahrungen von mehreren tausend Patienten, welche die Gesellschaft für Biologische Krebsabwehr jährlich in ihren Beratungsstellen betreut. Sie können für Sie eine Hilfe sein, gründlichere Überlegungen zu Methoden oder anstehenden Entscheidungen anzustellen oder eine Basis für Ihre Gespräche mit Ihrem behandelnden Arzt oder Therapeuten sein. Besonders gehe ich auf Maßnahmen ein, die Sie selbst zur Unterstützung des Heilungsprozesses ergreifen können und deren Umsetzung nicht primär eine Frage des Geldes ist.

Manchmal ist die richtige Frage wichtiger als die fertige Antwort. Lassen Sie sich die für Sie notwendige Zeit zur Entscheidungsfindung nicht nehmen!

Zum Wohle der Patienten wünsche ich mir, dass mehr Integrität in die Onkologie einkehrt und die Medizin dem einzelnen Krebskranken durch integrative Ansätze mit mehr Individualität und Menschlichkeit begegnet. Eine auf den Einzelnen abgestimmte Kombination von medikamentösen Therapien und anderen medizinischen wie auch nichtärztlichen Methoden sowie die enge Zusammenarbeit der Ärzte mit ihren Patienten sind die Basis für ein zeitgemäßes Konzept in der Krebsbehandlung.

Folgende Aspekte werden im Buch zwar noch vielfach angesprochen, ich möchte Sie Ihnen aber von Anfang an im Umgang mit der Krankheit und diesem Buch ans Herz legen :

- Nehmen Sie sich trotz Zeitdruck und dem Schock der Krankheit Zeit zur Verarbeitung der Informationen und lassen Sie sich nach Möglichkeit nicht einseitig unter Druck setzen
- Die Informationen, die Ihnen nicht nur mit diesem Buch zukommen, sind sicher sehr vielfältig und komplex – sie brauchen einfach Zeit, um verarbeitet zu werden
- Vergleichen Sie sich nicht mit anderen Betroffenen und ihrem Schicksal, auch wenn diese Kontakte sehr hilfreich und anregend sein können. Sie sind ein Individuum, denken Sie daran : keine Schneeflocke gleicht der anderen
- Setzen Sie die Dinge um, die Ihnen von medizinischer Seite plausibel und angemessen erscheinen, aber verinnerlichen Sie bitte nichts, was Ihnen die Hoffnung raubt oder über die Grenzen Ihrer Zukunftschancen gesagt wird
- Suchen Sie immer wieder den Kontakt zu Ihrer inneren Stimme oder Ihrem inneren Arzt
- Sie haben im Umgang mit der Krankheit das Recht, negative Emotionen, ob Wut, Angst oder Trauer, zu empfinden und auch auszudrücken
- Auch wenn ein Heilungsprozess nicht nach Ihren Wünschen verläuft, so können Sie sich selbst dennoch immer ein Stück näher kommen
- Alles dreht sich um die Krankheit, achten Sie darauf, dass Sie die Gesundheit nicht aus dem Auge verlieren
- Wenn Sie verwirrt sind, legen Sie das Buch zur Seite und machen Sie lieber Entspannungsübungen oder lenken Sie sich mit einem Spaziergang ab

Das noch junge 21. Jahrhundert ist mit alten Heilungserwartungen und neuen Hoffnungen erfüllt. Langsam setzt sich die Erkenntnis durch, dass nur mit einem Wandel unseres Bewusstseins wirklich neue Wege im Umgang mit dieser schweren Erkrankung möglich sind.
Nicht der verbissene Konkurrenzkampf, sondern letztlich nur ein kooperatives Miteinander der verschiedenen medizinischen Richtungen kann uns der Lösung des Krebsproblems näher bringen. Mit diesem Buch möchte ich Sie unterstützen, Ihren ganz persönlichen Weg zwischen Schulmedizin und komplementären Methoden zu finden.

Herzlichst, Ihr
György Irmey

Wohin führt mein Weg?

Mit der Krebsdiagnose beginnt für die meisten Patienten eine vielschichtige Suche nach der geeigneten Therapie, der Ursache wie auch der Sinnhaftigkeit der Erkrankung. Es ist die Zeit der brennenden Fragen und widersprüchlichen Antworten. Sind Empfehlungen der Fachleute untereinander schon oft sehr unterschiedlich, hat man selbst seine liebe Not damit, Kopf und Bauch in Einklang zu bringen. Was ist die objektive Wahrheit ?

Wertvolle Anregungen zum Umgang mit dieser schwierigen Situation sind hilfreich für Sie. Nur eine Synthese von konventioneller Medizin und komplementären Methoden nach einem integrativen Ansatz bringt hoffnungsvolle Perspektiven. Ein Therapiekonzept muss immer auf den einzelnen Menschen abgestimmt werden.

Die Suche nach der Bedeutung

Die erste und wesentliche Frage nach der Krebsdiagnose »Warum ich?« drängt nach Beantwortung. Spätestens nach dem anfänglichen Schock und den ersten eingeleiteten Therapiemaßnahmen stellt jeder Krebskranke diese Frage. Die naturwissenschaftlich-medizinische Forschung kann trotz intensiver Bemühungen in den letzten Jahrzehnten keine eindeutige Antwort geben. Die Wissenschaftler treten auf der Stelle, weil sie ausschließlich auf der zellulären, molekularen Ebene nach Lösungen suchen und systemische übergreifende Zusammenhänge bei der Betrachtung vernachlässigt werden. Fast täglich erwecken verheißungsvolle Neuigkeiten aus der medizinischen Forschung den Anschein, uns einer Lösung des Krebsproblems näher zu bringen. Mit einem Durchbruch ist in absehbarer Zeit jedoch nicht zu rechnen.

Ich betrachte diese Krankheit, gerade weil sie doch sehr bedrohlich und unberechenbar ist, nicht als Chance, sondern als Hinweis, das Leben als Chance zu begreifen.
Anette Rexrodt von Fircks

Nicht leben wie zuvor, sondern leben wie nie zuvor.
Prof. Rolf Verres

Tatsache ist, dass Sie selbst diese Frage am ehesten beantworten können. Die Suche nach der Antwort soll Sie aber keinesfalls in eine Sackgasse von Schuldgefühlen oder Schuldzuweisungen führen, sondern Ihnen hoffnungsvolle Perspektiven vermitteln. Das Ziel ist, dass Sie mit zuversichtlichem Blick nach vorn die Verantwortung für Ihr Leben tragen und Ihr Schicksal im Rahmen Ihrer persönlichen Einflussmöglichkeiten selbst in die Hand nehmen. Mit der Diagnose ändert sich Ihr Leben auf jeden Fall. Viele Krebskranke gehen deutlich bewusster und intensiver mit ihrem Leben um, einige wollen sogar die Erkrankung als wichtigen Meilenstein auf ihrem Lebensweg nicht missen. Die anthroposophisch erweiterte Medizin spricht beispielsweise von der Erkrankung als einem biografischen Wendepunkt. Die Forschungsrichtung der Psychoneuroimmunologie hat sich zwar in den letzten Jahren als recht expansiv erwiesen, doch existieren noch große grundsätzliche Meinungsunterschiede darüber, ob es eine »Krebspersönlichkeit« gibt, oder ob es sinnvoll ist, »einen Knoten hinter dem Knoten« zu suchen. Mein

Kollege Volker zur Linden schreibt in diesem Zusammenhang:
»Es ist durchaus möglich, eine Tumorentstehung unter dem Gesichtspunkt einer krankmachenden Kreativität zu untersuchen. Wenn die jedem Menschen inhärente Fähigkeit, kreativ zu sein, und das essenzielle Bedürfnis zu kreativer Tätigkeit nicht befriedigt werden, könnte es durch Verschiebung energetischer Faktoren in Form der kreativen Bedürfnisse und Fähigkeiten auf die Zellebene zu einer pathologischen Zellvermehrung kommen. Diesen psychosomatischen Zusammenhang nenne ich Kreativitätsmangel-Syndrom.«

Bei der Suche nach dem Sinn der Erkrankung kann ein gesunder Fatalismus durchaus hilfreich sein. Wichtig ist es, sich nicht unter Druck zu setzen, dass man unbedingt eine Ursache finden muss. Verrennen Sie sich vor allem nicht in Schuldzuweisungen sich selbst oder anderen gegenüber. Es ist keinesfalls Ausdruck des Versagens, wenn sich zunächst keine Antwort findet. Oft stehen anfangs eher praktische Fragestellungen im Vordergrund.

- Die Diagnose Krebs annehmen heißt nicht, der Erkrankung resigniert zu begegnen, sondern lässt dem einzelnen die prinzipielle Freiheit, das Geschehen kämpferisch oder friedvoll anzugehen.

Trotz der oft niederschmetternden Diagnose nicht in eine Opferhaltung zu fallen, sondern in eine aktive Rolle zu gehen und die Erkrankung als Herausforderung anzunehmen, ist von größter Bedeutung für den Heilungsprozess.

Die Schulmedizin vertritt die Meinung, dass Krebs durch nicht oder kaum beeinflussbare Ursachen bedingt ist, und sucht mit Akribie nach Viren, Genen oder anderen schädigenden Faktoren. Wäre diese Sichtweise die einzige Wahrheit, hätte der Krebskranke kaum eine Chance, selbst etwas zum Heilungsprozess beizutragen. Die »Macht« zu Heilen bliebe ausschließlich in der Hand einer autoritär und hierarchisch strukturierten Medizin, die ihr Augenmerk nur auf die Krankheit und zu wenig auf den kranken Menschen richtet.

Bei einer ganzheitlichen Sicht des Erkrankungsprozesses wird hingegen der individuelle Bezug des Einzelnen zu seiner Erkrankung hergestellt. Der behandelnde Therapeut sollte den Betroffenen selbst entscheiden lassen, welche Denkweise für ihn am plausibelsten und hilfreichsten ist, um der Erkrankung zu begegnen.

Info

Buchtipp: Dahlke, Rüdiger: *Lebenskrisen als Entwicklungsschancen, Goldmann TB 2004*

Dem Krebs ins Auge blicken

»Wie viel Zeit bleibt mir noch?« Diese Frage bewegt viele Krebskranke und deren Angehörige mit großer Not und Dringlichkeit. Der Tod ist eines der Tabuthemen unserer Gesellschaft. Mit der Diagnose Krebs ist er plötzlich präsent und erscheint oft bedrohlich nah. Vielleicht ist es jetzt unumgänglich, sich mit dem Gedanken zu beschäftigen, dass man eines Tages sterben wird wie alle anderen Menschen. Dabei hat man jetzt aber die Chance, sich auf einen Übergang vorzubereiten.

In der Mitte der Nacht beginnt ein neuer Tag.
Unbekannt

Akzeptieren Sie die Diagnose, aber nicht die Prognose der Erkrankung.
Caryle Hirshberg

Das Leben ist – zumindest in dieser Seinsform – bei jedem Menschen begrenzt, nur sind wir uns dieser Grenzen nicht so bewusst wie angesichts einer so schwerwiegenden Diagnose. »Die Endlichkeit des Lebens, mit der ich im Grunde genommen Tag für Tag konfrontiert werde, wird mir im Angesicht einer bedrohlichen Diagnose schmerzhaft bewusst gemacht.« sagt Ebo Rau.

Tagtäglich hören Sie in den Nachrichten, wie viele Menschen durch Krieg, Hungersnot, Gewalt, Terror, Unfälle wie auch sogenannte unheilbare Krankheiten sterben. Das hatte mit Ihnen selbst bisher nicht direkt zu tun. Bis zum Tag X war Ihr Leben wohl auch nicht ohne Probleme – die Diagnose aber ist ein Einschnitt, den man zwar kurzfristig verdrängen kann, dem man sich jedoch früher oder später stellen muss.

Die meisten Krebspatienten möchten in dieser Phase alles tun, damit das Schreckgespenst Krebs aus ihrem Leben verschwindet, und hoffen, aus einem Albtraum zu erwachen. Warum kann man die Krankheit nicht einfach wegignorieren? Folgende Fragen können über die einzuleitenden Therapiemaßnahmen hinaus für Ihr persönliches Leben hilfreich sein:

- Welche Qualität hat meine Lebenszeit bisher gehabt? Bin ich zufrieden mit dieser Qualität?
- Was habe ich in meinem Leben erreicht, und welche Ziele liegen noch vor mir?
- Möchte ich mein Leben so weiterführen wie bisher, oder würde ich gern einiges ändern?

- Welche Träume möchte ich mir noch erfüllen?
- Was kann ich tun, um mein Leben unabhängig von der Krebserkrankung lebenswerter zu gestalten?

Sich Zeit nehmen für die Beantwortung dieser Fragen ist genauso wichtig wie die Suche nach geeigneten Behandlungsstrategien. Vielleicht fangen Sie an, ein Tagebuch zu schreiben. Das hat schon vielen Krebskranken die Verarbeitung dieses schweren Prozesses erleichtert.

- Wenn Sie sich auf den Weg der Heilung begeben, ist es wichtig, dass Sie bewusst zum Leben Ja sagen können. Es ist nicht genug, nicht sterben zu wollen, sondern nur ein bewusstes Ja-Sagen zum Leben aus vollem Herzen kann eine hoffnungsvolle Zukunftsperspektive geben.

Das Anerkennen der eigenen Sterblichkeit, das Akzeptieren des Todes als Schlusspunkt im Leben ist notwendig, um in lebensbedrohlichen Situationen wie dieser den Mut nicht zu verlieren. Mut sehe ich dabei nicht als Abwesenheit von Angst, sondern er resultiert aus der Erkenntnis, dass es Wichtigeres gibt als die Angst. Der Endlichkeit des Seins ins Auge blicken und innerlich bereit sein, den Tod anzunehmen, heißt letztendlich das Leben bejahen.

Der im Jahr 2004 gestorbene ehemalige Spiegelkorrespondent Tiziano Terzani hat mit seinem Buch in für mich sehr berührender und tiefgehender Weise seinen Zugang zum Krankheitsprozess aufgezeigt. Für ihn stand sehr bald fest, dass seine Erkrankung die für jeden Menschen früher oder später notwendige Konfrontation mit der Sterblichkeit bedeutet. Jeder Schritt der Bewältigung konnte ihn ein Stück **mehr von außen nach innen und vom Kleinen zum immer Größeren** bringen. Trotz des wohl unausweichlichen Todes war er dankbar für seine Krebserkrankung, die ihn auf der Suche nach Heilung über New York durch ganz Asien führte, wo er schließlich im Himalaya seinen inneren Frieden fand. Keine einzige Station bei einem der unzähligen Heiler bereut Terzani, jede davon hat ihn ein Stück zu sich selber gebracht.

Die Erkrankung konfrontiert Sie früher oder später auch mit dem Thema Aggression. Die Diagnose Krebs versetzt den Betroffenen zunächst in einen Schockzustand. Er versteht häufig gar nicht, wieso er plötzlich krank sein soll. Das unterscheidet den Krebskranken vom Infarktpatienten, der meist mit heftigen Schmerzen in die Klinik eingeliefert wird und dort bald Erleichterung findet. Der Krebspatient kommt oft anscheinend gesund zum Arzt, und dann wird ihm erklärt, dass er schwer krank sei. Als angemessene Antwort auf das äußerst aggressive Geschehen im Körper werden verschiedene Maßnahmen der Gegenaggression diskutiert, denn nur so könne der Tumor verschwinden. Aber: Muss der Krebs immer beseitigt werden? Bitte verstehen Sie mich nicht falsch, ich möchte die krankhaften Prozesse nicht schönreden. Dennoch ist diese Aggression im Körper auch ein Teil von uns und nicht nur ein Programmfehler der Natur.

Ausschließlich den negativen Anteil der Aggression zu sehen, ist aus meiner Sicht falsch. Sie hat durchaus auch positive Aspekte. In der Traditionellen Chinesischen Medizin wird die Aggression mit dem Element Holz in Verbindung gebracht. Es steht unter anderem für Wachstum, und ihm wird die Farbe Grün zuordnet. Auch Hildegard von Bingen sprach schon im Mittelalter von der Aggression als »grüne Kraft« und sah sie als eine vorwärts drängende Energie.

Aggression ist also ein Naturphänomen, das im Gleichgewicht der Kräfte notwendig ist zum Überleben und zur Entwicklung. Krebs zeigt sich oft kriegerisch: Er expandiert aggressiv, es kommt zu Invasionen und Zerstörung. Dann sind manchmal aggressive Therapien medizinisch notwendig, um das Geschehen in Balance zu bringen. Deshalb ist es unausweichlich, das Thema Aggression konstruktiv in Ihr Leben zu integrieren. Unter gesundem Wachstum ist aber nicht Rücksichtslosigkeit gegenüber anderen Menschen zu verstehen. Möchte man den Prozess im übertragenen Sinne betrachten, kann sich die Frage stellen:

Was breitet sich im Organismus so hemmungslos aus, weil es auf seelischer Ebene kein Wachstum erfahren durfte?

Info

Buchtipp: Kuschnik, Lothar: *Lebensmut in schwerer Krankheit.* Kösel 1999
Meinhold, Werner J.: *Krebs, eine mystifizierte Krankheit. Hintergründe und ganzheitliche Aufarbeitung.* Walter 1999
Terzani, Tiziano: *Noch eine Runde auf dem Karussell. Vom Leben und Sterben.* Hoffmann und Campe 2006

Ulrich Kasparick: Die Botschaft der Erkrankung

Ulrich Kasparick, heute parlamentarischer Staatssekretär im Verkehrsministerium, hatte vor einigen Jahren einen Nierentumor, der ihn sehr plötzlich mit der Endlichkeit des Lebens konfrontierte. Der folgende Beitrag ist ein nachdenkliches Zeichen für seinen bewussten und konstruktiven Umgang mit der Erkrankung.

Was ist die Botschaft, die eine Krankheit uns sagen will in dem Lärm, der uns umgibt, in der hektischen Art zu leben, in der wuchernden Art, nach außen zu leben – ich glaube Krebs ist eine Botschaft für unsere Gesellschaft.

Wir leben im Grunde in einer Krebsgesellschaft, die wuchert, die ihren Wert aus dem Wachstum bezieht. Wachstum um jeden Preis. Ich glaube, wir sind gut beraten, wenn wir das Hören wieder lernen. Alle Weltreligionen wissen um diese Zusammenhänge.

Und wenn wir vom Atem sprechen, dann fällt mir natürlich Thich Nath Hanh ein, der große vietnamesische Buddhist, der in Frankreich lebt, der schon oft auf einer großen Tour in Deutschland unterwegs war, und der auf diesen wichtigen Zusammenhang immer wieder hinweist.
Über den Atem des Körpers zurückfinden in den gegenwärtigen Moment.
Das Leben ist jetzt!
Das sagen die Zen-Buddhisten, und das sagen interessanterweise auch Christen, das sagen Mönche in den Klöstern.

Das Leben ist jetzt. Jetzt ereignet sich die Schöpfung.
Deswegen ist die Krankheit nicht etwas, was man bekämpfen müsste.
Ich glaube, es kommt darauf an, zu verstehen, was sie sagen möchte.
Darum geht es.
Es geht nicht um den Kampf gegen die Krankheit, sondern es geht darum, in die Zustimmung einzuschwingen zu dem, was die Seele einem mitteilen möchte.

Es gibt für diese große Zustimmung, die am Ende des Lebens jedes Menschen steht, die große Zustimmung, wenn die Kämpfe durchfochten sind, wenn die letzte Chemotherapie vorbei ist, wenn die letzte Therapiestunde vorbei ist, wenn der Mensch merkt, der Tod wird stärker. Am Ende des Lebens, glaube ich, steht bei jedem Menschen die ganz große Zustimmung, das große Ja, die Antwort des Menschen auf die Zusage Gottes: Du bist geliebt. Du bist angenommen.
Es gibt ein spirituelles Wort für diese Zustimmung.
Im Orient, in Asien sagt man: Om.
Dasselbe Wort gibt es in unserem Kulturkreis. Wir sagen: Amen.
Das Wort: Ja: So wie es ist, ist es gut.

Ist Krebs eine Zeitkrankheit?

Vielleicht wundern Sie sich »Warum soll mich diese Frage interessieren, wo doch meine eigene Krankheit mir genug Sorgen bereitet?«
Mit der Frage möchte ich Sie anregen, Ihre Erkrankung in einem größeren Zusammenhang zu sehen.

Hör nicht, was die anderen schrei'n, wage stets du selbst zu sein.

Ina Seidel

Heutzutage ist einiges in unserer scheinbar so heilen Welt »verkrebst«. Auch im materiellen Äußeren vermehrt sich vieles mit rasanter Geschwindigkeit, Vielseitigkeit, Undifferenziertheit und Nichtsteuerbarkeit, so dass kaum mehr ein Überblick möglich ist und wir es mit der Angst zu tun bekommen. Gerade in unserer modernen westlichen Welt finden sich zahlreiche Merkmale einer Krebserkrankung wieder: Es fehlt an Orientierung, es herrschen Maßlosigkeit und Überfluss. Wenn wir nicht achtsam sind, werden wir mit Reizen vollkommen überflutet und oft vom Zeitgeist unweigerlich beherrscht. Auch wenn der menschliche Organismus pausenlos funktioniert, braucht er Ruhephasen. Wir sind jedoch über Handy und andere Medien andauernd stand-by. Wann und wo gibt es noch die Möglichkeit des Rückzuges?

Einigkeit herrscht im Grunde genommen darüber, dass wir eine Besserung unserer Probleme nur erwarten können, wenn der einzelne mehr Eigenverantwortung in der Gesellschaft übernimmt. Wie die Hemmungslosigkeit und Maßlosigkeit einzelner Individuen die Existenz unserer Zivilisation gefährdet, droht eine Krebszelle mit ihrem Wachstum den Organismus zu zerstören. Es gilt demnach, Methoden zu suchen und zu finden, welche die Krebszelle in einen gesunden und geordneten Prozess im System Mensch zurückführen.

Gegenwärtig sind in unserem Gesundheitswesen Patienten und Ärzte extrem verunsichert. Die Knappheit der Mittel einerseits und die Ansprüche einer verwöhnten und auf ungesunden Egoismus ausgerichteten Gesellschaft auf der anderen Seite bilden ein zunehmend brisantes Spannungsfeld, das wir nur in gemeinsamer Anstrengung entschärfen können.

Die Krebserkrankung gab es nachweislich schon vor Jahrtausenden, und sie betrifft immer wesentlich mehr ältere als jüngere Menschen. Die Lebenserwartung in den Industrienationen ist heute deutlich höher. Die Frage, warum zunehmend mehr junge Menschen von Krebs betroffen sind, lässt sich allerdings mit diesen Fakten nicht hinreichend beantworten. So war beispielsweise die Diagnose Brustkrebs bei einer 20- oder 30-jährigen Frau in den 70er Jahren des 20. Jahrhunderts noch eine Seltenheit. Das Krebsgeschehen ist kein außergewöhnlicher Betriebsunfall, sondern ein alltägliches Geschehen in unserem Organismus: Immer wieder entstehen Tausende von Krebszellen, Tag für Tag. Von einem gut funktionierenden Abwehrsystem werden sie beseitigt, ohne dass sich eine Krebserkrankung manifestiert. Mit zunehmendem Lebensalter treten solche Mutationen aufgrund innerer und äußerer Belastungsfaktoren deutlich öfter auf.

Die medizinische Forschung ist zwar weiterhin guter Dinge, das Krebsproblem in absehbarer Zeit zu lösen. Diese Erwartung besteht aber schon lange und wurde bis heute trotz stark intensivierter Forschung nicht erfüllt, obwohl ständig neue Themenbereiche erschlossen wurden.

Die Krebserkrankung resultiert grundsätzlich aus einer Summe von verschiedenen Belastungsfaktoren, die in einer individuell einzigartigen ungünstigen Konstellation zusammenwirken und schließlich die Steuerungsmechanismen im Organismus blockieren. So wie jeder einzelne Mensch einen persönlichen Entwicklungsprozess durchschreitet, befindet sich auch die Menschheit als Ganzes in einem Entwicklungsprozess. Da die Krebserkrankung neben ihrer organischen Manifestation vor allem eine Aufforderung zur Bewusstseinsänderung darstellt, hege ich die langfristige Hoffnung, dass es nicht nur jedem einzelnen Krebskranken, sondern letztlich allen Menschen zugute kommt, wenn mehr Patienten ihre Erkrankung konstruktiver und besser bewältigen können.

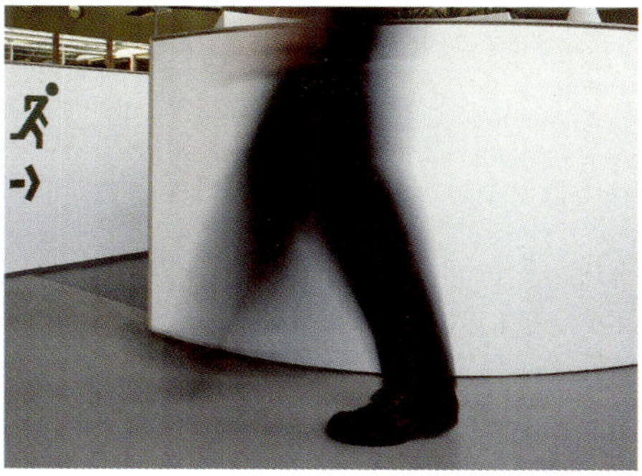

Eine Änderung des Bewusstseins in der Medizin bedeutet, dass Ärzte sich nicht auf einer höheren Ebene befinden als ihre Patienten, und dass beide der Natur im Menschen mit mehr Demut begegnen, um schließlich einen Zugang zu dem natürlichen Heilungspotenzial zu finden, das in jedem von uns angelegt ist.

Salutogenese – wie Gesundheit entsteht

Die zentralen Fragen in unserer heutigen Medizin sind nicht mehr nur: »Was ist krank und warum?« und »Was ist zu beseitigen?«, sondern »Was ist gesund?«, »Was ist zu fördern, und was ist zu stärken?« Der Begriff der Salutogenese steht dem gebräuchlicheren Begriff der Pathogenese gegenüber. Das Konzept der Salutogenese beschreibt Kräfte, die dem einzelnen Menschen helfen, Gesundheit zu entwickeln. Diese Kräfte fördern die Fähigkeit, mit den Belastungen des Lebens erfolgreich und kreativ umzugehen. Die universitäre Medizin sucht Ressourcen für die Heilung nicht beim Patienten, sondern fast ausschließlich in der Anwendung von Medikamenten, der Chirurgie und Medizintechnik. Sie sucht Mittel zur Bekämpfung von Krankheiten und Symptomen, was nicht automatisch dasselbe ist wie Ressourcen zur Gesundung.

Richte deinen Blick nicht immer auf deine kranken Körperteile, auch deine gesunden Organe brauchen deine Aufmerksamkeit.

Ebo Rau

Man sollte sich weniger mit der Frage beschäftigen »Warum bin ich krank geworden?«, sondern sich darauf konzentrieren »Warum will ich gesund werden?«

Helga Schäferling

Am besten nähert man sich dem salutogenetischen Denkansatz mithilfe eines Vergleichs: Vielleicht sind Ihnen Ihre ersten Schuljahre noch lebhaft in Erinnerung, als Sie fleißig Diktate schrieben und die Lehrer Ihre Fehler rot markierten. Neben ein paar unrichtigen Wörtern haben Sie in jedem Diktat sicher Hunderte von Zeichen korrekt geschrieben. Der Lehrer hätte nun alle richtigen Buchstaben mit Grün kennzeichnen können. Stattdessen hat er die falschen rot markiert. Ohne eine pädagogische Diskussion vom Zaun zu brechen, möchten ich mit diesem Beispiel ein Grundproblem unserer Gesellschaft verdeutlichen: Fehler bewerten wir viel intensiver und vor allem nachhaltiger als positive Gegebenheiten.

Es war Aaron Antonovsky, ein israelischer Medizinsoziologe, der in den 70er Jahren der bis dahin weitgehend an der Krankheit orientierten Forschung eine grundlegend andere Perspektive gab und feststellte, dass Belastungen nicht nur nicht schädigend, sondern in gewisser Weise sogar gesundheitsförderlich wirken können! Mit dem Anspruch, eine allgemeine Ressource identifiziert zu haben, entwickelte Antonovsky ein Konzept, dessen Kernstück der von ihm definierte Kohärenzsinn ist. Dieser lässt sich am ehesten als eine generelle positive Grundeinstellung zum Leben beschreiben, die aus drei Komponenten besteht:

Verstehbarkeit, Handhabbarkeit und Bedeutsamkeit. Im Zusammenhang mit Krebs bedeuten sie:

- dass ein Patient seine Erkrankung und die möglichen Therapiemaßnahmen auch als medizinischer Laie verstehen und nachvollziehen kann,
- dass er die innere Überzeugung und das Vertrauen hat oder entwickelt, die Erkrankung und alles, was sie mit sich bringt, bewältigen zu können,
- dass die Krankheit in die persönliche Biographie sinnvoll eingeordnet wird, ohne sich selbst zu beschuldigen oder sich Vorwürfe zu machen.

Eine solche Weltsicht erleichtert die Bewältigung von stark belastenden Situationen und kann vor den gesundheitsschädlichen Auswirkungen lang anhaltender körperlicher und seelischer Stressreaktionen schützen.

Tipp

Es ist nicht ideal, sich zu sagen: »Ich möchte keinen Krebs haben«. Im Sinne der Salutogenese ist es sinnvoller zu affirmieren »Ich habe ein gut funktionierendes und sich selbst regulierendes Abwehrsystem, das Krebszellen rechtzeitig erkennt und aus dem Organismus herausbringt.«

Salutogenese darf nicht mit Prävention gleichgesetzt werden. Mit dem Begriff Prävention ist in der Medizin vor allem eine Strategie gemeint, mit der Krankheiten verhindert und ihnen vorgebeugt werden soll. Es wird dabei kaum eine umfassende Förderung der Gesundheit angestrebt. Da kein Mensch nur krank oder ganz gesund ist, bewegen wir uns auf einem Kontinuum, das an den äußeren Ausprägungen die vollständige Krankheit und die vollständige Gesundheit besitzt. So ist selbst ein Krebspatient niemals nur krank, sondern verfügt immer gleichzeitig über gesunde Anteile. Die Aktivierung der eigenen Heilkräfte im salutogenetischen Sinn ist elementar wichtig für eine sinnvolle, am Individuum orientierte und ganzheitliche Krebsbehandlung. Man kann Patienten besonders gut helfen, wenn man an ihre positiven Möglichkeiten, Eigenarten, Fähigkeiten und Motivationen anknüpft. Damit gestaltet man die Art der Hilfe so, dass der Patient sich während der Therapie auch in seinen Stärken positiv erfahren kann.

- Im Umgang mit Krebs neigen die meisten Menschen dazu, ihre Aufmerksamkeit vor allem auf die Krankheit selbst zu richten, was in Anbetracht der Not und der Probleme, die die Erkrankung mit sich bringt, völlig verständlich ist. Dennoch kann man nur dann neue Wege gehen, wenn die innere Bereitschaft da ist, eine andere Richtung einzuschlagen.

Machen Sie sich bewusst, dass Sie trotz der Krankheit gesunde Anteile haben, und dass Sie auch mit der Erkrankung über förderungswürdige Potenziale verfügen. Das können Hobbys sein oder die Beschäftigung mit Dingen, mit denen man sich schon immer einmal befassen wollte, oder eine sportliche Aktivität. All dies kann Ihnen helfen, sich nicht nur als kranken Menschen zu sehen und zu erleben, und somit zur Verbesserung der Lebensqualität beitragen. Untersuchungen des Kölner Sportmediziners und Immunologen Prof. Dr. Gerhard Uhlenbruck haben gezeigt, dass leichte und regelmäßige sportliche Betätigung das Immunsystem stärkt. Darüber hinaus erhöht jede körperliche Leistung das Selbstwertgefühl. (→ S. 132) Enttäuschungen und Spannungen werden abgebaut. Die Sauerstoffversorgung des ganzen Körpers wird verbessert, die Verdauung und der Lymphfluss werden angeregt und das Herz- und Kreislaufsystem wird aktiviert. Sehr wertvoll sind auch körperorientierte Methoden wie Atemarbeit, Tanztherapie, Qigong oder progressive Muskelentspannung. Künstlerische Therapien (Musik, Malen, Dichten u. v. m.) können wirksam dazu beitragen, sich bewusster mit der Erkrankung auseinanderzusetzen und das seelische Gleichgewicht wiederzufinden.

Am besten in Erinnerung ist mir das Bild einer älteren Patientin aus dem Film von Patch Adams, der die Ärzte ihren Herzenswunsch erfüllen, einmal in einer riesigen Schüssel von Spaghet-

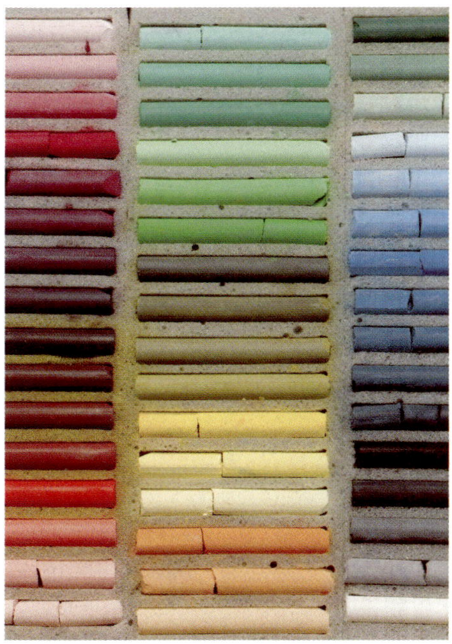

Rationalität und Kreativität ...

ti zu baden. Es geht nicht darum, ob die Patientin durch diese Maßnahme gesund wird. Im besten Fall geschieht das. Wenn nicht, so kann die Frau zumindest glücklich sterben. Allzu häufig verlieren wir durch eine Erkrankung den Blick für positive Aspekte des Lebens, was uns davon abhält wirklich im Hier und Jetzt zu sein. In jedem Stadium der Erkrankung ist es wichtig das Wohlbefinden in den Mittelpunkt der therapeutischen Bemühungen zu stellen:

»Was kann ich tun, um mich wohl zu fühlen? Was ist im Augenblick wichtig für mich? Was tut mir gut?«

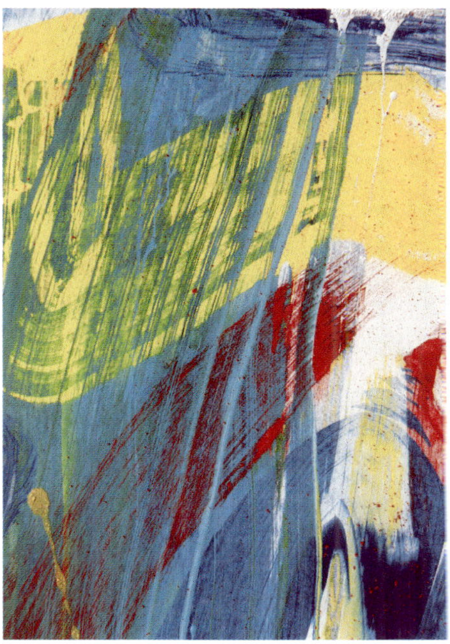

... sollen sich ergänzen.

Nehmen Sie sich Zeit und Muße für die einfachen Freuden des Lebens. Essen und trinken Sie bewusst, langsam und genussvoll. Auch Atmen, Schlafen, Arbeiten, die Begegnung mit Menschen, Zärtlichkeiten und alles, wonach Ihnen sonst der Sinn steht, verdienen ein bewusstes und liebevolles Sich-Einlassen.

Tipp

Schreiben Sie mindestens 30 Dinge auf, die Ihnen Freude bereiten oder Spaß machen, von denen 20 nicht mehr als vier Euro kosten. Für jeden Tag der kommenden Woche nehmen Sie sich vor, einen dieser Punkte in die Tat umzusetzen.

Die übliche Gesundheitsbewertung schließt unser Bewusstsein nicht mit ein, obwohl in ihm unsere größte Kraft liegt. Man spricht nur von Körper und Psyche. Oft lässt sich beobachten, dass körperlich oder psychisch Kranke dennoch ein Leben führen, das sie aufbaut, persönlich reifen lässt und auf eine erstaunliche Weise befriedigt. Es sind Menschen, die sich über ein herrschendes Gesundheitsklischee erheben, da für sie erstaunlicherweise die Normabweichung Krankheit keine krankmachende Bedeutung hat. Ich möchte betonen, dass es bei den salutogenetischen Prinzipien nicht darum geht, oberflächlich zuzureden oder Moralpredigten zu halten. Auch sollen Erscheinungen mit Krankheitswert nicht bagatellisiert werden.

Ich empfehle, die Beantwortung der folgenden Fragen schriftlich festzuhalten, damit diese wertvollen Ansätze für Sie nicht in Vergessenheit geraten. Es ist mitunter wirklich hilfreich, die Themen mit einem guten Freund oder auch mit einem Therapeuten zu besprechen.

Info

Buchtipp: Prof. Dr. Verres, Rolf: *Was uns gesund macht – Ganzheitliche Heilkunde statt seelenloser Medizin.* Herder 2005

Weber, Walter: *Gesundheit aus eigener Kraft – der Schlüssel zur Heilung liegt in Dir selbst.* Herbig 2003

CHECKLISTE

Salutogenese

- ✔ Was kann ich auch ohne Hilfe der Ärzte tun, um mich wohler zu fühlen?
- ✔ Was ist für mich »Lebensfreude«? Wo und in welchen Situationen erlebe ich sie besonders?
- ✔ Wie kann ich mehr Freude in mein Leben bringen?
- ✔ Was tut mir gut, was tut mir nicht gut?
- ✔ Kann ich »nein« sagen, wenn mir offensichtlich etwas nicht gut tut?
- ✔ Was kann ich trotz meiner Erkrankung selbst tun, um mehr Wohlbefinden oder wenigstens eine Linderung meiner Beschwerden zu erreichen?
- ✔ Über welche meiner Eigenschaften, Merkmale, Stärken und Angewohnheiten freue ich mich besonders?
- ✔ Welche persönlichen Bedürfnisse möchte ich weiterentwickeln?
- ✔ Welchen Herzenswunsch möchte und kann ich mir endlich erfüllen?
- ✔ Wie wäre meine Woche gestaltet, wenn ich sie ganz nach meinen Wünschen einrichten dürfte?

ÜBUNG

Bewusst das Schöne suchen

Bei dieser Übung soll man nichts verdrängen oder sich einreden, sondern es geht darum, seine Antennen nach etwas Positivem auszurichten:

Denken Sie zunächst daran, wofür Sie in Ihrem Leben dankbar sind, und was es an Erfreulichem gibt – abseits von der Erkrankung. Sie werden womöglich einwenden: »An meinem Krebs kann ich nichts Positives finden!« Legen Sie die Krankheit mal einfach auf die Seite wie ein Buch, das Ihnen nicht gefällt. Suchen Sie nach Möglichkeiten, die Erkrankung nicht Ihr ganzes Leben bestimmen zu lassen.

Gewöhnen Sie sich beispielsweise an, morgens unter der Dusche danach zu fragen, was es alles Schönes gibt in Ihrem Leben.

Suchen Sie immer wieder im Alltag nach Situationen, in denen Sie Freude erfahren haben, und erleben Sie diese in Gedanken und in Ihrer Vorstellung noch einmal.

Wie intensiv und ausgedehnt oder wo Sie diese kleine Übung machen, bestimmen Sie.

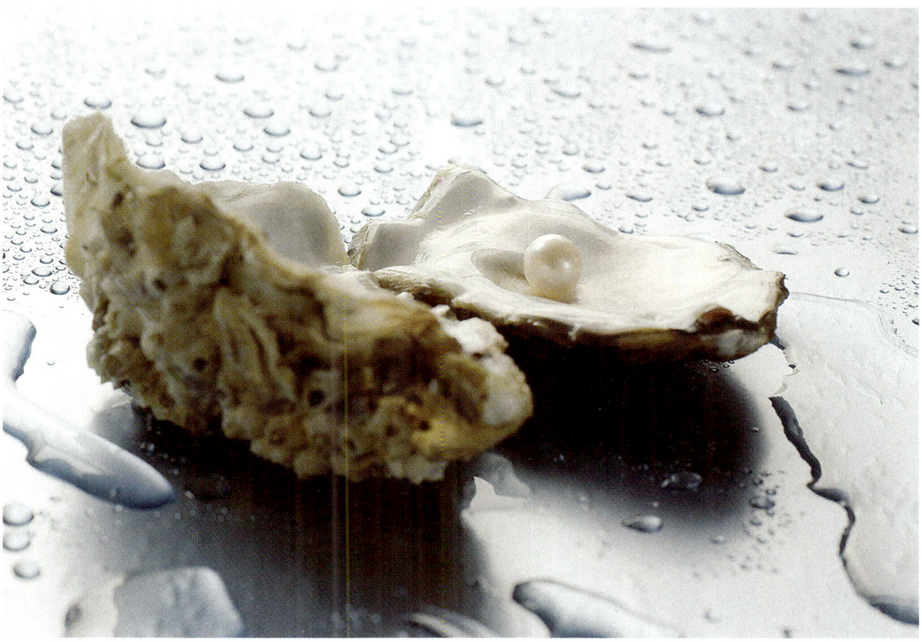

Spontanheilung: Wunder der Genesung

Es gibt kaum sichere Angaben darüber, wie häufig Menschen spontan von einer Krebserkrankung geheilt werden. Geschätzt wird nach den Angaben der konventionellen Medizin eine Zahl von einer Spontanremission pro 80000 bis 100000 Krebserkrankungen. Spontanheilungen oder Rückbildungen von Krebs sind medizinisch definiert als »ein komplettes oder teilweises Verschwinden eines bösartigen Tumors in Abwesenheit aller Behandlungen oder einer als inadäquat eingeschätzten Behandlung«. Spontanheilungen sind sicher nicht alltäglich, doch sie kommen wesentlich häufiger vor als gemeinhin bekannt ist. Die pure Tatsache, dass es sie gibt, ist meines Erachtens Ausdruck der immensen Heilkräfte im Menschen, zu denen Patienten und Ärzte zu selten den Schlüssel suchen und finden.

Es gibt keine unheilbaren Erkrankungen, sondern nur unvorstellbare Heilungen.

Dr. Bodo Köhler

Nach den aerodynamischen Gesetzen der Physik kann eine Hummel aufgrund ihres Gewichtes und ihrer Flügelflächen nicht fliegen. Sie weiß es nur nicht!

Hans Wienrich

Die erste Patientin meiner Arztlaufbahn mit einer Spontanheilung begegnete mir auf der Station einer biologischen Fachklinik vor über zwanzig Jahren: Die Frau war damals knapp über 60 Jahre alt und hatte einen sehr weit fortgeschrittenen Unterleibskrebs mit Tochtergeschwülsten im ganzen Bauchraum. Sie wurde mit dem Krankenwagen liegend zu uns verlegt, konnte überhaupt keine Nahrung mehr zu sich nehmen und musste stärkste Schmerzmittel bekommen. Die Prognose im Arztbrief des überweisenden Krankenhauses ging davon aus, dass sie vielleicht noch einige Tage zu leben hatte. Nach drei Wochen auf meiner Station brauchte sie keine Schmerzmittel mehr, konnte sich wieder gut bewegen und feste Nahrung zu sich nehmen. Vier Wochen später wurde sie nach Hause entlassen. Der Tumormarker CEA (bei ihrer Einweisung 8700 ng/ml) war auf 650 ng/ml gesunken. Das Krebsgeschehen im Bauchraum hatte sich stark zurückgebildet. Sie fragen sich bestimmt, welche Therapie angewandt wurde. Die

Frau bekam Vitamine (→ S. 135), Mineralstoffe, Enzyme, Mistel- und Thymuspräparate (→ S. 154), später auch aktive überwärmende Behandlungen in Form von Fieberanwendungen (→ S. 163). An dieser Stelle muss ich allerdings betonen, dass wir bei der Patientin therapeutisch nicht anders vorgegangen sind als bei vielen anderen und sich nicht oft derart beeindruckende Verläufe gezeigt haben. Entscheidend an der Heilung dieser Frau war meines Erachtens ihre Enkeltochter beteiligt, die ihre Oma täglich besuchte, ihr lustige Geschichten erzählte und die Hand hielt. Seither sind mir noch zahlreiche spontangeheilte Patientinnen und Patienten begegnet, einige davon lernen Sie in diesem Buch kennen.

Eine große Zahl zweifelsfrei nachgewiesener Spontanremissionen geben Ärzten und Patienten Hoffnung und zeigen, dass Selbstheilungskräfte auch bei schlechter Prognose wirksam sein können. Aufzeichnungen über spontane Heilungen von Krebs gehen bis ins 19. Jahrhundert zurück. Erst seit Anfang des 20. Jahrhunderts wurde jedoch das Tumorgewebe untersucht. Meist handelt es sich bei den Berichten über Spontanremissionen um Einzelfalldarstellungen. Systematisch wurde das Phänomen bis heute kaum erforscht. Dankenswerterweise haben die Forscher Brendan O'Regan und Caryle Hirshberg (1993) in einer umfassenden Bibliographie 1 051 Fälle von bemerkenswerten Genesungen in der Literatur eindeutig beschrieben. Caryle Hirshberg resümiert in einem persönlichen Interview nach über 150 Gesprächen mit spontangeheilten Patienten:

- »Auf alle Fälle kann man sagen, dass jeder von ihnen mit etwas in Berührung gekommen ist, was für sie oder ihn ganz wesentlich war, dass sie einen Zugang zum innersten Kern ihrer Persönlichkeit gefunden haben und dann Verhaltensweisen und Lebenseinstellungen entwickelten, die möglichst übereinstimmend mit ihrem innersten Selbst sind.«

Über die Häufigkeit dieser für die Medizin unerklärlichen Heilungsverläufe gibt es immer noch keine sicheren Angaben. Das liegt zum einen daran, dass Patienten, die sich nicht medizinisch behandeln lassen, in der Regel auch keine ausführliche medizinische Diagnostik erleben. Aber auch in der Klinik beobachtete Fälle von spontanen Zurückbildungen eines Krebsgeschehens werden oft nicht veröffentlicht. Ein häufigeres Auftreten ist daher wegen der seltenen Berichterstattung über nicht therapeutisch bedingte Rückbildungen unbedingt anzunehmen.

Selbst bei fortgeschrittenen Krebserkrankungen können biologische Behandlungsmethoden die Selbstheilungskräfte so weit anregen, dass eindrucksvolle Tumorrückbildungen ohne schulmedizinische Maßnahmen möglich sind. Dies belegt eine sogenannte Best-Case-Studie, die in der onkologischen Fachzeitschrift *Integrative Cancer Therapies (Quelle 1)** veröffentlicht wurde. Best-Case heißt, dass ungewöhnlich günstige Krankheitsverläufe eingehend untersucht und wissenschaftlich bewertet werden. Unabhängige Wissenschaftler der Columbia Universität in New York waren sehr positiv überrascht, dass sie unter 3 000 Patienten, die seit 1985 an der Hufeland-Klinik in Bad Mergentheim mit biologischen Verfahren behandelt wurden, fünf eindeutige Spontanheilungen mit langfristigen Tumorrückbildungen fanden. Die Forscher zählten drei Voll- und zwei Teilremissionen. Das entspricht einer Rate von 1:600. Weitere 20 unerklärbare Krankheitsverläufe wurden wegen Formfehlern und unzureichenden Hintergrundinformationen von den Wissenschaftlern nicht anerkannt. Sie würden das Verhältnis sogar auf etwa 1:100 erhöhen.

Wie hoch auch immer die Rate sein mag: Tatsache ist, dass unerklärliche Heilungsprozesse immer wieder auftreten. Sie verdeutlichen, dass die Selbstheilungskräfte des menschlichen Organismus von unserer mechanistisch orientierten Schulmedizin unterschätzt werden. Die wissenschaftliche Medizin zeigt an dem Thema Spontanremission immer noch zu wenig Interesse. Wir kommen weiter, wenn wir endlich ein größeres Augenmerk auf die Erforschung solcher Phänomene legen.

Info

GfBK *Interview zu Spontanheilungen mit Caryle Hirshberg.* www.biokrebs.de Tel: 06221–138020

Buchtipp: Hirshberg, Caryle: *Gesundwerden aus eigener Kraft.* Knaur 1997

Kappauf, Herbert: *Wunder sind möglich – Spontanheilung bei Krebs.* Freiburg 2003

Kuby, Clemens: *Heilung – Das Wunder in uns, Selbstheilungsprozesse entdecken.* Kösel 2005

* Quellenangaben im Anhang S. 194.

Mit Caryle Hirshberg im Gespräch

Es folgt ein kurzer Auszug aus meinem Interview für die Gesellschaft für Biologische Krebsabwehr. Den vollständigen Text können Sie jederzeit anfordern bei: www.biokrebs.de

Manchmal wird behauptet, dass die Forschung über Spontanremissionen in den Patienten falsche Hoffnungen weckt. Wie sehen Sie das?

Falsche Hoffnung ist ein Oxymoron, d. h. dass die beiden Wörter zusammen keinen Sinn ergeben. So etwas wie falsche Hoffnung gibt es nicht. Hoffnung ist per Definition etwas Positives und kann deshalb nicht falsch sein. Wir Menschen brauchen alle Hoffnung in unserem Leben. Wenn wir einen treffenderen Begriff wählen möchten, können wir es »verantwortungsbewusste Hoffnung« oder »ethische Hoffnung« nennen.

Patienten, die Geschichten von Menschen hören oder lesen, die wieder genesen sind, erfahren dadurch automatisch eine Ermutigung und moralische Stärkung, die sie ohne diese Berichte nicht erhalten hätten. Wenn man also befürchtet, mit solchen Berichten in Patienten falsche Hoffnungen zu wecken, will man sich nur nicht eingestehen, dass wir den Prozess nicht verstehen und nicht in der Lage sind, das Ganze in Formeln oder Rezepte zu fassen. Aus diesem Grunde scheuen wir uns manchmal, sie genauer zu betrachten. Wenn der Begriff »falsche Hoffnung« in diesem Sinne gebraucht wird, erstickt man damit jede Möglichkeit im Keim, den großen Wert dieser einzelnen Fallgeschichten herauszufinden oder die Bedeutung des Einzelnen anzuerkennen, der das alles durchlebt hat.

Glauben Sie mithilfe der Psychoneuroimmunologie die Mechanismen von Spontanheilungen zu erklären? Wie denken Sie darüber?

In ihren Anfängen wollte die Psychoneuroimmunologie untersuchen, ob es Zusammenhänge zwischen Emotionen, Gedanken, Gefühlen und dem Immunsystem gibt. Die erste Arbeit in diesem Bereich befasste sich mit der Trauer. Man fand heraus, dass Männer, die ihre Frau verloren hatten und trauerten, ein geschwächtes Immunsystem hatten, was bewies, dass ein Gefühl das Immunsystem beeinflussen kann. Das war damals eine fundamental neue Erkenntnis, denn man ging in der Wissenschaft davon aus, dass das Immunsystem autonom arbeitet.

Wir wissen heute, dass das Immunsystem ein interaktives Boten-Kommunikations-System ist: Es kann sich erinnern, es kann lernen und wiedererkennen, ist also wie ein denkendes System. Die aktuelle Forschung in der Psychoneuroimmunologie zeigt, dass es eine Beziehung zwischen dem Bewusstsein und den Körpersystemen gibt. Wir sind allerdings noch weit davon entfernt, uns mithilfe der Psychoneuroimmunologie die Mechanismen von Spontanremissionen erklären zu können. Die Tatsache, dass eine Wechselwirkung zwischen den genannten Systemen wissenschaftlich nachgewiesen werden konnte, rechtfertigt es andererseits, psychophysiologische Techniken (→ S. 168) anzuwenden, um das Immunsystem zu beeinflussen.

Armin Schütz: Den inneren Frieden gefunden

Mein japanischer Kollege Dr. Hiroshi Oda führte Ende der neunziger Jahre eine umfassende Forschungsarbeit an der Abteilung für Medizinische Psychologie der Universität Heidelberg durch. Sie wurde von dem bekannten Psychoonkologen Prof. Rolf Verres betreut. Man befragte Menschen, die eine Spontanheilung bei ihrer Krebserkrankung erlebt haben. Einer dieser Patienten war Armin Schütz aus Bad Mergentheim. Die konventionelle Behandlung konnte ihm nicht helfen, und er sucht nach Alternativen. Sein Erfolg mit biologischen Therapien gilt als Spontanheilung, da die Maßnahmen von der Medizin in ihrer Wirksamkeit nicht anerkannt sind. Seither hat er bei vielen Kongressen der Gesellschaft für Biologische Krebsabwehr zahlreichen Patienten zu einem konstruktiven Umgang mit ihrer Erkrankung motiviert. Armin Schütz beschreibt seine Erlebnisse so:

Beruflich stand ich im Januar 1991 unter starkem Stress. Ich bin Elektrotechniker, und die Arbeit war nicht immer befriedigend. Auch im Privatleben war nicht alles so, wie ich es mir wünschte. Ich steckte in einer Lebenskrise. Schon vor meinem Arztbesuch wusste ich, dass der Knoten, den ich seit mehreren Tagen beobachtet hatte, Hautkrebs war. Deshalb empfand ich die Diagnose nicht als Schock. Der Hausarzt sagte, dass man bei Hautkrebs gute Heilungschancen hat. Der Tumor wird herausgeschnitten, und anschließend wird bestrahlt. Dann bekommt man das schon in Griff. Die Operation verlief nach Plan.

Ein dreiviertel Jahr später kam der erste Rückfall: ein Tumor in der Lymphe und mehrere kleine auf der Haut. Ich wurde im Februar 1992 zum zweiten Mal erfolgreich operiert. Trotzdem war mir klar, dass es so nicht weitergehen kann. Alles, was die Schulmedizin anzubieten hatte, war die Operation. Doch ich wollte mir nicht Stück für Stück von meinem Körper wegschneiden lassen. Also habe ich nach Alternativen gesucht.

Wie das ein technisch orientierter Mensch so macht, habe ich mir zwei Bücher gekauft: eines, das Krebs schulmedizinisch und wissenschaftlich erklärt, und eines über alternative Heilmethoden. Im Vergleich der beiden Bücher klangen die Methoden der Alternativmedizin für mich viel logischer. Es wurde mir klar, dass der Krebs ein Teil meines Körpers war. Das waren meine eigenen Zellen, die ein Eigenleben begonnen hatten. Also musste ich mein Immunsystem wieder dazu bringen, die Krebszellen zu erkennen. Die Schulmedizin bot mir für diesen Ansatz keine Möglichkeiten. Meinen Körper zu ruinieren, um den Krebs zu bekämpfen, kam für mich nicht in Frage.

Die Ärzte, die mich bis dahin behandelten, zeigten mir keinen Weg, der mein Überleben sicherte. Zuletzt bekam ich von einem Schulmediziner den Rat: »Gehen Sie nach Hause, und regeln Sie ihre Dinge.«

Durch eine Fernsehsendung wurde ich auf eine biologische Fachklinik aufmerksam. Auf eigenen Wunsch habe ich dort eine ganzheitliche Behandlung begonnen. Mit Körperentgiftung, Vitamingaben, Vollwertkost und der aktiven Fiebertherapie wurde das Immunsystem einerseits entlastet, andererseits gestärkt und wieder aufgebaut. Die begleitenden Musik- und Maltherapien sowie Gespräche mit der Psychotherapeutin haben mir sehr geholfen. An der Gestaltung des Behandlungskonzepts war ich aktiv beteiligt. Um meinen Lebenswillen zu zeigen, bleibe ich immer voll berufstätig, außer während den acht Wochen in der Klinik.

Die Metastasen sind anfangs weiter gewachsen. Trotzdem wusste ich, dass ich auf dem richtigen Weg war. Träume haben dabei eine wesentliche Rolle gespielt. Äußerlich sah ich krank aus, innerlich war ich ohne Zweifel. Diese Zeit war für meine Mitmenschen besonders schwierig. Alle sechs Monate bei Auswertung der Computertomographie meinte meine Hausärztin, man müsse etwas anderes unternehmen. Ich habe aber fest auf die ganzheitliche Therapie vertraut und weitere Operationen abgelehnt.

Etwa ein viertel Jahr vor der Remission hatte die Metastase am Oberschenkel die Größe einer Männerhand erreicht, und auch einige Lymphknoten waren befallen und dadurch vergrößert. Damals dachte ich: »Wenn ihr Krebszellen so weiter wachst, bringt ihr meinen Körper um. Da ihr aber von diesem Körper lebt, müsst auch ihr dann sterben. Ein Weiterleben ist nur möglich, wenn ihr euer aggressives Eigenleben einstellt und in den Verband der guten Zellen zurückkehrt.«

Mit diesem Gedanken habe ich meinen inneren Frieden gefunden. Ich wollte den Krebs nie mit Gewalt bekämpfen, denn er war ja ein Teil von mir.

Die Remission setzte im Frühjahr 1993 spontan ein. Eines Morgens bemerkte ich, dass die Metastasen weicher und kleiner wurden. Nach zwei bis drei Monaten hatten sich alle Tochtergeschwülste zurückgebildet. Meine Hausärztin hat mich zwischenzeitlich mehrfach untersucht und bezeichnet mich heute noch als Wunder. Doch ich bin kein Wunder. Ich habe meiner Intuition vertraut.

Oft denke ich, der Krebs war notwendig, damit ich meinen eigenen Lebensweg wiederfinden konnte. Die Auseinandersetzung mit der Krankheit hat mir neue und positive Perspektiven für mein Leben eröffnet.

Medizinische Richtungen im Wettstreit

Wenn Tatsache ist, dass Wunder und unerklärliche Heilungsverläufe tagtäglich geschehen, ist auch für Sie ein gangbarer, individueller Weg zur Heilung möglich. Leider wird in der Krebsmedizin häufig über den Kopf des Patienten hinweg entschieden. Der Aspekt, dass ein informierter und motivierter Patient selbst etwas zur Heilung beitragen kann, wird in den meisten Kliniken und von schulmedizinischen Onkologen leider immer noch vernachlässigt. Zahlreiche Studien belegen jedoch, dass solche Patienten die besseren Heilungschancen haben.

Es gibt keine gute Therapie. Es gibt keine schlechte Therapie. Es gibt aber zu viele Patienten, die mit der unpassenden Therapie in ihrer Individualität nicht angesprochen werden.

Die Fähigkeit, die hilfreichen von den nutzlosen Angeboten zu trennen, kann nur gedeihen auf dem Nährboden geeigneter Daten. Voraussetzung für eine richtige Entscheidung ist daher die Information, und es stellt sich die zentrale Frage: Wo kann ich mich informieren, und wer kann mir brauchbare Informationen geben?

Oft sind Informationsangebote geprägt von Eigeninteresse. Dort, wo am Patienten verdient werden kann, zeigt sich das manchmal sehr deutlich. Da konkurriert die Schulmedizin in trauriger Manier mit den Alternativ-Methoden. Die einen beharren auf dem wissenschaftlich abgesicherten Nachweis der Wirkung eines Medikamentes bis ins letzte Molekül. Die anderen berufen sich auf ihre Erfahrung und behaupten: Wer heilt, hat recht! Dieser Streit mutet zuweilen wie ein Glaubenskrieg an. Dabei sind die Ansätze beider Seiten legitim: Die Schulmedizin beruht ebenfalls zu einem beträchtlichen Teil auf Erfahrung. Kaum ein modernes, wissenschaftlich überprüftes Arzneimittel hat sein Vorbild nicht in der Natur. Und auch die alternativen Methoden der Naturheilkunde müssen sich der Frage stellen, ob und inwieweit sie wirken. Ein Nachweis von Heilerfolgen muss dokumentiert werden und nachvollziehbar sein. Lassen Sie sich von Mythen, die es in allen Bereichen der Medizin gibt, nicht beirren! (→ S. 48)

Während die christliche Kirche langsam von dem Schuld-und-Sühne-Prinzip Abstand nimmt, kann man in der biologisch-alternativen Heilszene manchmal sein blaues Wunder erleben. Ohne Sensibilität oder Rücksicht auf den einzelnen Menschen wird manchmal hart geurteilt oder bigott aufgerechnet, um einen Zusammenhang aus Fehlern, Schuld oder falscher Lebensführung mit der angeblich daraus resultierenden Krankheit zu zimmern. Es ist an der Zeit, dass wir von dem monokausalen Denken wegkommen. Eine bestimmte Ursache führt nicht zwangsläufig zu einer speziellen Wirkung. Die Krebserkrankung wie auch ihre Behandlung sind vielschichtiger und in komplexeren Zusammenhängen zu betrachten.

Im Wettstreit der Parteien besteht für mich ein folgenreiches Missverständnis: Alternative Medizin und Schulmedizin werden in einem Entweder-oder-Verhältnis zueinander gesehen, obgleich es sich doch um eine polare Erscheinung handelt. So wie das Männliche und das Weibliche sich polar gegenüberstehen und ganz unterschiedlich erscheinen. Doch erst in der gemeinsamen Verschmelzung entsteht aus ihnen ein rundes Ganzes, die gegensätzlichen Ausprägungen werden harmonisiert, und neues Leben kann entstehen. So erreicht auch erst die ausgewogene Kombination von beiden Medizinpolen die bestmögliche Therapie für das Individuum. Und im Übrigen ist in beiden Polen ein Quäntchen des jeweiligen anderen Pols enthalten – so wie in jedem Mann auch weibliche Hormone zu finden sind und bei der Frau männliche.

- Die Substanz des Menschen lässt sich zwar bis in die letzte Kleinigkeit chemisch definieren, aber sie ist in ihrer Summe mehr als das! Sie ergibt ein offenes System, einen autonom funktionierenden Organismus, der sich selbst reguliert und darüber hinaus noch beseelt ist.

Fast alle medizinischen Systeme wollen dem Menschen dabei helfen, seiner Erkrankung zu entfliehen oder sie zu bekämpfen wie einen Feind. Eine ganzheitliche Medizin vertritt den Standpunkt, dass die Krankheit so lange in unterschiedlichen Varianten wiederkommt, bis der Mensch sie nicht mehr für sein inneres Wachstum braucht und sie ihren Sinn erfüllt hat. Es geht nicht darum, mit allen Mitteln einen bestimmten als Gesundheit definierten Zustand zu erreichen. Letztendlich setzt die Natur sich durch – dieses Wissen wollen wir nur oft nicht zur Kenntnis nehmen.

In meiner Beratungspraxis gilt die Maxime »Schulmedizin wenn nötig, biologische Verfahren, Naturheilkunde und

Homöopathie wenn möglich«, wobei die Notwendigkeit von meinen Kollegen unter anderen Gesichtspunkten durchaus unterschiedlich bewertet werden kann.

Der Kranke will geheilt werden, welche Therapien dabei zum Einsatz kommen, ist für ihn oft nachrangig.

Die folgenden Zeilen über einen weisen Hund möchten Ihnen humorvoll die Problematik dieses Kapitels darstellen:
Ein weiser Hund begegnete einst einem Rudel von Katzen. Die Katzen sammelten sich gerade zum ehrfürchtigen Gebet: Aus ihrer Mitte erhob sich ein großer, ernster schwarzer Kater und sprach: »Betet, Brüder, betet! Und wenn ihr alle wirklich ehrfürchtig und mit Hingabe gebetet habt, wird es wahrlich Mäuse von Himmel regnen.« Der Hund lachte, wartete das Ende der Zeremonie nicht ab und schlich sich davon. Schmunzelnd dachte er bei sich: »Oh, ihr dummen mit blindem Aberglauben geschlagenen Katzen! Ist es denn nicht seit Urväters Zeiten bekannt und steht in jeder Hundebibel geschrieben, dass es zum Lohn für ehrfürchtiges Gebet nicht Mäuse, sondern Knochen vom Himmel regnet?«

- Ob Schulmediziner oder Naturheilkundler: Unser Ziel muss sein, dem kranken Menschen die Hilfe zu geben, die er sucht.

Und auch wenn das nicht für jeden in der gewünschten Form möglich ist, will ein Patient doch wenigstens soweit von Schmerz und anderen Beeinträchtigungen befreit werden, dass er ein lebenswertes Leben führen kann.

Info

Wissenschaft und Krebs:
www.krebsinformationsdienst.de

Ganzheitliche Krebsmedizin:
www.biokrebs.de

Orientierung im Internet:
www.krebs-webweiser.de

Sozialfragen bei Krebs:
www.betanet.de

Buchtipp: Irmey, György: *110 wirksame Behandlungsmöglichkeiten bei Krebs.* Haug 2005

Offen für andere Perspektiven

Die Ärzte glauben immer noch an die Physiker, während die Physiker schon längst wieder an den lieben Gott glauben.

Thure von Uexküll

Naturwissenschaft ist der Versuch, bei der Erklärung der Welt ohne Wunder auszukommen.

Wilma Castrian

Das Thema Objektivität und Subjektivität in der Medizin wird recht einseitig diskutiert. Die Protagonisten einer wissenschaftlich orientierten und auf Evidenz basierten Medizin sehen nur ihr eigenes Weltbild als objektiv wahr und richtig an. Kritiker sprechen nicht zu Unrecht von einer »Eminenzbasierten Medizin«. Ein systemorientiertes Denken, das dem subjektiven Anteil in uns einen angemessenen Stellenwert gibt und der Tatsache Rechnung trägt, dass jede objektive Wahrheit eine subjektive Färbung hat, wird als irrational oder beschränkt abgetan. Wenn die Offenheit für andere Perspektiven fehlt, ordnet man Ansätze, die von der eigenen Sichtweise abweichen gerne der Scharlatanerie zu.

Die konventionelle Medizin scheint den Ansprüchen der Objektivität vollständig zu genügen, während die naturheilkundlich orientierten Verfahren eher dem subjektiven Lager zugeschrieben werden. Diese an sich fragwürdige Kategorisierung hat zur Folge, dass die objektiven Verfahren als die wirksamen und guten Methoden gelten, während die subjektiven den wirkungslosen und unbrauchbaren Ansätzen zugerechnet werden.

Nur weil wir noch keine Messmethoden haben, um neue Dimensionen, feinstoffliche Energien und andere Phänomene zu erfassen, wäre es gleichsam ignorant und falsch zu behaupten, dass es sie nicht gibt. Seriöse Physiker und Mathematiker gehen davon aus, dass die drei bekannten Dimensionen des Raumes und die vierte Dimension der Zeit mindestens noch um sechs weitere Dimensionen zu ergänzen sind *(Quelle 2)*. Mein Kollege Lawrence Le Shan sagt zu Recht: »Absence of evidence does not constitute evidence of absence.«, was bedeutet »Dass man etwas nicht beweisen kann, beweist nicht, dass es nicht existiert« oder bildhaft ausgedrückt: Wenn man im Wald keine Pilze findet, heißt das nicht, dass es dort keine gibt!

Die Stiftung Warentest schrieb in ihrem Ende 2005 erschienenen Buch *Die andere Medizin*: »Bei den Hochpotenzen der Homöopathie ist eine Wirksamkeit mit den heutigen naturwissenschaftlichen Vorstellungen nicht zu begründen (...)« *(Quelle 3)*. Der Wissenschaftsjournalist Christian Ullmann kam in seinem sorgfältig dokumentierten Buch mit dem Titel *Fakten über die andere Medizin* als Gegendarstellung zu deutlich anderen Ergebnissen. Die Verunsicherung der Patienten kann man damit nicht ungeschehen machen. Von einer renommierten Institution wie die Stiftung Warentest ist eigentlich zu erwarten, dass sie mit Autoren arbeitet, an denen die Erkenntnisse aus Wissenschaft und Forschung der letzten hundert Jahre nicht spurlos vorübergegangen sind. Elektromagnetismus und Quantenphysik sind allseits anerkannte Beispiele dafür, dass es nicht immer nur um stoffliche Wirkungen geht. Schon eine Ultraschall-Untersuchung zeigt anschaulich, welche Möglichkeiten die nichtstoffliche Medizin heute bietet. Den Verantwortlichen bei der Stiftung Warentest empfehle ich, sich mit nichtstofflichen Verfahren anzufreunden, indem sie sich ein Telefon oder Radiogerät zulegen. Willkommen im 21. Jahrhundert! Mit Quantenphysikern kann man sich übrigens sehr gut über Homöopathie unterhalten, da ihnen sogenannte Resonanzphänomene oder auf Flüssigkeiten übertragene Informationen keineswegs fremd sind.

Der bekannte Atomphysiker Niels Bohr sagte 1927 wörtlich: »Eine Erscheinung ist nur dann eine Erscheinung, wenn sie eine beobachtete Erscheinung ist.« Er drückte damit damals schon aus, dass die Descartes'sche substanzielle Trennung von Subjekt und Objekt in der modernen Naturwissenschaft nicht aufrechterhalten werden kann. Die Identität von Objekten ist immer von einem Beobachtungsvorgang abhängig. Die erlebbare Wirklichkeit ergibt sich aus einem Dialog zwischen Beobachter und dem, was beobachtet wird, zwischen einer Welt des Geistes und einer Materiewelt. Objektivität und Subjektivität sind daher stets zu relativierende Begriffe. Eine wissenschaftlich geprägte Medizin meint auf ihren Absolutheitsansprüchen der objektiven Beweisführung beharren zu müssen, obwohl sie selbst diesen Anforderungen nicht gerecht werden kann.

- Keine medizinische Studie kann den komplexen Zusammenhängen unseres Wesens gerecht werden, sondern wird immer nur Teilaspekte erfassen. Sie muss daher bei der Interpretation ihrer Ergebnisse vorsichtig sein.

In jedes Experiment fließt der Beobachter als eine schwer berechenbare Größe mit ein. Zwei wissenschaftliche Versuche machen mich in diesem Zusammenhang besonders nachdenklich:

Robert Ader, einer der Väter der berühmten Wissenschaft mit dem Bandwurmnamen Psychoneuroimmunologie, begann unter anderem wegen des folgenden Experiments, sich für diesen Zweig der Medizin zu interessieren. Zwei Gruppen von Mäusen wurden mit Hauttumorzellen geimpft. Beide Gruppen bekamen täglich die gleiche Nahrung mit einem Unterschied: Der einen Gruppe wurde das Fressen lediglich in den Stall gestellt, während bei der Vergleichsgruppe jede Maus bei der Fütterung gestreichelt und mit liebevollen Worten bedacht wurde. Nach vier Wochen zeigte sich in der ersten Gruppe bei ca. 80 % der Tiere ein Hauttumor, in der zweiten nur bei 17 %. Mit diesem Experiment wurde also bewiesen, dass Streicheleinheiten gesund sind.

Ein neueres und ebenso trauriges Tierexperiment des kanadischen Psychologen Jeffrey Mogil wurde 2006 in *Sience* veröffentlicht. Es beschäftigt sich mit den sogenannten Spiegelneuronen. Bei diesem Versuch wurde Mäusen eine schmerzauslösende Substanz injiziert. In der Folge erhöhten sich Anspannung, Adrenalinausschüttung, Pulsschlag u. v. m. Interessant war festzustellen, dass die Reaktion des Tiers stärker war, wenn eine andere ihm vertraute Maus ebenfalls Schmerzen litt. Und umgekehrt hatte der Nager weniger Schmerzen trotz hoch dosierter Spritze, wenn eine andere Maus zuvor eine geringere Dosis erhielt. Damit ist nun glorreich wissenschaftlich belegt, dass Empathie nicht ein von Psychologen erfundenes oder eingebildetes Gefühl ist, sondern körperlich nachweisbare Wirkungen hat.

Diese beiden Experimente werfen zwangsläufig die Frage auf, ob es notwendig ist, Phänomene zu testen und Thesen zu verifizieren, die sich zwar nicht durch den Blickwinkel moderner Wissenschaft, aber aus der Beobachtung oder Erfahrung schon längst bewiesen haben. Obgleich unser Verstand nur einen kleinen Ausschnitt der Realität erfasst, versuchen wir ständig, alles gemäß dieser Instanz zu ordnen. Zu diesem Zweck müssen unzählige Tiere

Tipp

Auch als »nicht-approbierter Arzt« dürfen Sie sich der ärztlichen Autorität widersetzen. Es geht um Sie und Ihren Körper. Wenn Sie krankheitsbedingt keine Kraft dazu haben, bitten Sie Ihren Partner oder einen guten Freund, Sie zu dem entscheidenden Gespräch mit dem Arzt zu begleiten.

und Menschen leiden. Ich befürworte ausdrücklich das menschliche Streben nach Erkenntnis, aber ich plädiere mit Nachdruck dafür, dass wir mit der Natur bewusster und feinfühliger umgehen als es gegenwärtig geschieht.

Was haben diese Gedanken mit der Bewältigung der Krebserkrankung zu tun? Warten Sie nicht nur auf die Wissenschaft, dass Sie Ihnen Lösungen vermittelt! Vertrauen Sie der Ihnen innewohnenden Heilkraft und Ihrer Intuition, die Ihnen in vielen Situationen mehr helfen können. (→ S. 71) Bei Tumorerkrankungen kann man selten genaue Vorhersagen oder Versprechen machen, daher muss dem Einzelnen das Recht und die Möglichkeit zugestanden werden, sich gegen die Standardtherapie zu entscheiden und eigene Wege zu gehen. Natürlich braucht niemand aus Prinzip eine vorgeschlagene Therapie abzulehnen!

Info

Buchtipp: Simonton, O. Carl: *Auf dem Wege der Besserung. Schritte zur körperlichen und spirituellen Heilung.* Rowohlt 2003

Mit O. Carl Simonton im Gespräch

Es folgt ein kurzer Auszug aus meinem Interview mit O. Carl Simonton für die Gesellschaft für Biologische Krebsabwehr. Den vollständigen Text können Sie jederzeit anfordern bei: www.biokrebs.de

Wie kann ein Patient herausfinden, ob eine bestimmte gefühlsmäßige oder gedankliche Einstellung schädlich oder belastend ist und dem Krebs eine mögliche Angriffsfläche bietet?

Ich lasse meine Patienten in Bezug darauf jeweils folgende fünf Fragen, die von dem Verhaltentherapeuten Maultsby stammen, beantworten:

- Basiert diese Überzeugung auf Tatsachen?
- Schützt sie mein Leben und meine Gesundheit?
- Nützt sie mir, um meine kurz- und langfristigen Ziele zu verwirklichen?
- Lassen sich durch sie meine unerwünschten Konflikte vermeiden?
- Hilft sie mir, mich so zu fühlen, wie ich mich fühlen möchte?

Der Patient soll ständig einen Zettel mit diesen Fragen bei sich tragen, bis sie fester Bestandteil seines Denkens geworden sind. Wenn er zu einem bestimmten Thema mindestens dreimal mit Ja antworten kann, ist es eindeutig akzeptiert. Doch oft kann nicht ein einziges Mal mit Ja geantwortet werden, denn die meisten kulturellen Überzeugungen sind ungesund. Viele von uns kennen Menschen, die erst angesichts einer lebensbedrohenden Krankheit gewagt haben, ihr Leben zu verändern, und die daraufhin so glücklich und ausgeglichen wurden, dass sie sich von ihrer Krankheit endgültig verabschieden konnten oder die Krankheit sich von ihnen... Wenn der Patient mithilfe der fünf Fragen eine Einstellung herausgefunden hat, die er gern loswerden möchte, wie etwa: »Mein Körper wird mit dem Krebs nicht fertig.«, überlegt er sich, wie eine neue, gesunde Einstellung formuliert werden kann, beispielsweise: »Mein Körper kann leicht mit dem Krebs fertig werden.« Dann arbeitet er mit dieser neuen Einstellung: Dreimal täglich stellt er sich in völlig entspanntem Zustand bildlich vor, wie sein Körper und/oder die Therapie den Krebs besiegen. Nach meinen Erfahrungen treten bereits nach drei bis vier Wochen konsequenter Arbeit spürbare und messbare Veränderungen auf.

Wie kann ein Krebskranker zu seiner inneren Weisheit finden?

Der erste Schritt ist, die Überzeugung zu entwickeln oder zu stärken, dass wir eine innere Führung haben. Genauer betrachtet ist es vielleicht eine Kombination von innerer und äußerer Führung, die uns im Leben zur Verfügung steht. Man kann diesen Glauben stärken, indem man dazu ein Ritual entwickelt. Rituale sind Handlungsabfolgen, die man mit gewisser Regelmäßigkeit ausführt; und die getan werden, um einer bestimmten Überzeugung mehr Gewicht zu verleihen. Das ist in diesem Fall der Glaube, dass für uns alle Hilfe und Führung verfügbar ist. In dem Maße, wie diese Überzeugung wächst, werden wir die Fähigkeit entfalten, uns selbst zu beruhigen und uns wirksamer Hilfe von innen und außen öffnen.

Die sogenannte Objektivität – Studien und Statistik

Bei allem Respekt vor dem Wunsch, objektive Aussagen über Mensch, Krankheit und Therapie zu treffen, müssen wir uns stets vor Augen halten, dass jeder Patient ein Individuum ist, das immer wieder neue Entscheidungen, neue Vorgehensweisen fordert. Statistiken messen Häufigkeiten, der einzelne Kranke bedarf immer wieder einer eigenen Bewertung. Statistiken können ausgesprochen unterschiedlich interpretiert werden. Studienergebnisse zeigen lediglich, mit welcher Wahrscheinlichkeit eine Besserung erzielt werden kann, zeigen aber nie, für welchen Kranken konkret dieses Ergebnis anwendbar ist. Daher ist jede Therapie trotz aller ihr zugrunde liegenden Studien im Einzelfall des konkreten Menschen doch immer wieder ein Experiment.

Die Medizin des 20. Jahrhunderts hat den Geist aus sich ausgetrieben. Es wird höchste Zeit, dass sie ihn wieder hereinbittet!

Thure von Uexküll

Wenn es eingebildete Kranke gibt, dann muss es auch eingebildete Gesunde geben.

C. W. Hufeland

Dass wir auf charakteristische Merkmale stoßen, und dass es typische Vorgehensweisen gibt, stellt die Notwendigkeit einer Individualisierung nicht in Frage. Das ist ein wesentliches Element der Erfahrung, dass sie sich immer wieder an dem einzelnen Patienten erneuert und sättigt. Eine Medizin, die die subjektive Befindlichkeit als »Befindlichkeitsstörungen« diskriminiert und nicht zum Gegenstand einer Wissenschaftsmedizin machen will, geht eindeutig an der Wirklichkeit des Menschen vorbei. Prof. Volker Fintelmann führt an: »Ich habe es als Arzt nie anders erlebt, als dass ein Mensch in seiner Krankheit vor allem erleben möchte, dass es ihm wieder gut geht, und dass die Korrektur pathologischer Befunde durchaus sekundär ist. Und ich kann Ihnen versichern, dass auch sehr ausgeprägte Wissenschaftsärzte in dem Augenblick, wo sie krank und meine Patienten wurden, auch dieses Anliegen hatten; sie wurden in diesem Augenblick einfach Mensch!« *(Quelle 4)*.

- Der Trend in der modernen Medizin, für jede Krankheit das gleiche Patentrezept zu suchen, verstößt gegen das Gesetz der Vielfalt und der subtilen Übereinstimmungen, das in der ganzen lebendigen Natur herrscht.

Ein Mittel, das einmal gewirkt hat, kann beim nächsten Mal durchaus ohne erkennbaren Effekt bleiben. Wir sind unzähligen verborgenen Einflüssen unterworfen, die das automatische Einhalten fester Regeln nur in begrenztem Umfang erlauben. Gerade bei schwierigen und komplexen gesundheitlichen Problemen wie der Krebserkrankung muss immer wieder nach einem neuen, den Umständen angemessenen Weg gesucht werden.

Es reicht nicht, wenn an einer Stelle massiv eingegriffen und etwas verändert wird. Das funktioniert schon bei scheinbar optimal geplanten Arzneimittelstudien nicht, es geht auch bei bereits zugelassenen Arzneimitteln viel zu häufig schief – insbesondere in der Onkologie: Nebenwirkungen treten auf, wie beispielsweise bei den jahrelang als harmlos geltenden Bisphosphonaten. Das sind synthetische Phosphorverbindungen, die häufig in der Behandlung von Knochenmetastasen eingesetzt werden. Seit kurzem ist bekannt, dass sie Knochenentzündungen und -defekte im Kieferbereich hervorrufen können. Über Jahrzehnte bekam jede Frau mit Eintritt in die Wechseljahre unkritisch Hormonpräparate verordnet. Heute stellt man die Indikation wesentlich strenger, da erst dreißig Jahre nach Beginn der ersten Studien weitreichende negative Wirkungen belegt wurden.

Die öffentlichen Mittel für medizinische Projekte sind begrenzt, und die Budgets werden weiter reduziert. Die klinische Forschung wandert wegen hoher Kosten bei geringer staatlicher bzw. gemeinnütziger Förderung zunehmend in die Domäne der pharmazeutischen Industrie ab, wo sie Zulassungs- und Marketingsinteressen gehorcht. Die Dominanz der Pharmakonzerne hat Konsequenzen für Qualität und Themenwahl von Forschungsaktivitäten. Die Folge ist, dass nur Therapien erforscht werden, die gewinnversprechend sind. Gemeinhin investiert die pharmazeutische Industrie ausschließlich in Medikamente, deren geschätzter Umsatz bei über 800 Millionen EUR pro Jahr liegt. Andere erfolgversprechende Behandlungen werden deshalb nur unzureichend oder nie überprüft, besonders wenn sie sich nicht durch Patente schützen lassen.

In der konventionellen Medizin gewinnen Leitlinien für die Therapie zunehmend an Bedeutung. Sie können als mögliche Variante der Behandlungsstrategie für Ärzte und Therapeuten in der Praxis hilfreich sein. Doch sie sind vor allem problematisch, weil sie nicht unabhängig, sondern mit einseitiger Orientierung in Richtung schulmedizinischer Methoden erstellt werden. Das medizinische Establishment, Politik und Krankenkassen setzen nicht leitlinienwillige Ärzte massiv unter Druck. Von 100 Autoren, die an insgesamt 37 Leitlinien beteiligt waren, bestätigten in einer kanadischen Untersuchung 87 % Beziehungen zur pharmazeutischen Industrie *(Quelle 5)*. In derselben Ausgabe des Arzneitelegramms können Sie lesen: »Griechische Autoren haben soeben bei den meist zitierten Studien der Jahre 1994 bis 2003 überprüft, welche Geldgeber dahinter stehen. Bei 77 der 289 ausgewerteten Arbeiten

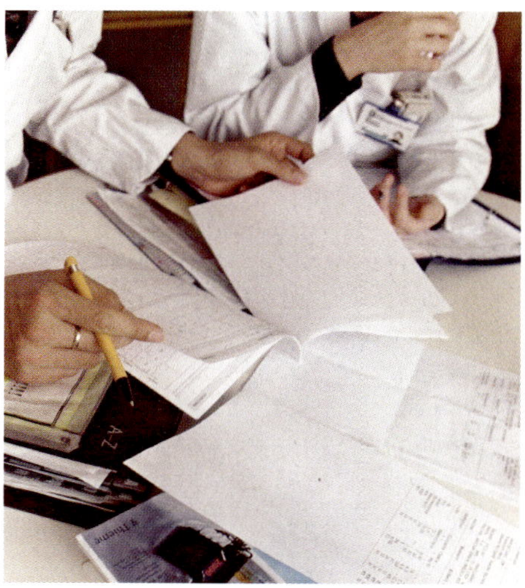

▲ Auch für Ärzte sind die vielen Studien schwer durchschaubar.

handelt es sich um therapiebezogene randomisierte klinische Studien. 84 % davon (65 von 77) entstanden mit Firmengeldern. Werden nur die jüngeren Studien des Fünfjahreszeitraumes ab 1999 berücksichtigt, steigt das Firmensponsoring auf 97 % (31 von 32) *(Quelle 6)*.

Hier ein paar weitere Fakten, die Sie bedenken sollten, wenn Sie sich mit klinischen Studien befassen:

- Firmenfinanzierte Studien fallen viermal so häufig zu Gunsten des Prüfpräparates aus wie Studien mit anderen Geldgebern *(Quelle 7)*.
- Studienergebnisse, die ein positives Resultat zeigen, werden doppelt so oft veröffentlicht wie Studien mit Negativergebnissen *(Quelle 8)*.
- Eine Veröffentlichung von Negativergebnissen unterbleibt überhaupt häufig, hingegen werden für den Sponsor positive Daten durch Mehrfachveröffentlichung in verschiedenen Zeitschriften überbetont.

Gegenwärtig herrscht in der Pharmabranche eine regelrechte Goldgräberstimmung, insbesondere in der Onkologie. Nach Berechnungen von Krankenkassen können sich mit den neuen sogenannten zielgerichteten Therapien (→ S. 113) die Kosten der Behandlung verhundertfachen! Dabei werden Präparate auf den Markt gebracht, die zu einer Verbesserung der Überlebenszeit von 23 % führen sollen. Bei genauer Betrachtung wird leider deutlich, dass hinter dieser Aussage eine absolute Zahl von 13 Tagen steht *(Quelle 9)*.

Zweifelsohne sind Studien für die Entwicklung in der Medizin in gewissem Maß notwendig. Aus den genannten Gründen empfehle ich Ihnen, diese aber in jedem Fall kritisch zu hinterfragen. (Beispiel: Chemotherapie pro und contra → S. 97)

Wenn Sie erwägen, an einer Studie teilzunehmen, können Sie sich selbst und dem Studienarzt als Grundlage für Ihre Entscheidung die Fragen aus der Checkliste stellen. Nehmen Sie zu den Gesprächen mit dem Studienarzt eine Person Ihres Vertrauens mit. Vier Ohren hören bekanntlich mehr als zwei. Oft hilft das Nachgespräch dabei zu ergründen, was Sie selbst wirklich wollen.

Info

www.transparency.de
www.vfa.de/studienregister

CHECKLISTE

Studien

- ✔ Was kann ich mir von der Studie versprechen?
- ✔ Welche Vorteile kann die neue Behandlung für mich haben, und worauf beruhen diese?
- ✔ Welche Risiken gehe ich mit dieser neuen Behandlungsform ein?
- ✔ Mit welchen Nebenwirkungen muss ich nach den bisherigen Erkenntnissen rechnen?
- ✔ Welche Behandlungsmöglichkeiten gibt es sonst noch?
- ✔ Werde ich wissen, welche Behandlung ich bekomme?
- ✔ Woran merke ich, ob die Behandlung anschlägt?
- ✔ Wo findet die Studie statt? Wie und durch wen wird die Behandlung überwacht?
- ✔ Ist ein Krankenhausaufenthalt nötig?
- ✔ Ist eine längere Nachsorge vorgesehen?
- ✔ Wer wird mich während der Studie betreuen?
- ✔ Kann ich jederzeit aus der Studie aussteigen, wenn ich das Gefühl habe, das neue Mittel tut mir nicht gut?
- ✔ Kann ich ergänzende Mittel zur Stärkung meiner Immunkräfte weiter einnehmen?
- ✔ An wen kann ich mich wenden, wenn ich noch Fragen habe?

Mythen in der Medizin

> *Nicht Tatsachen beeinflussen den Menschen, sondern die Meinung, die er von den Tatsachen hat.*
>
> Epiktet

Alle Bereiche der Medizin sind durchsetzt von Mythen – diese Tatsache mag sich niemand richtig eingestehen. Mit Sicherheit beeinflussen in jedem Augenblick mehr Mythen unser Leben als wir zugeben. In der Schwarz-Weiß-Malerei stehen sich die verschiedenen medizinischen Richtungen beim Umgang mit der Krebserkrankung in nichts nach. Leidtragende sind die Patienten. Jeder Mensch hat das Recht auf seine Überzeugungen, doch ist gerade der Krebskranke oft ein äußerst sensibler Mensch, den die Vehemenz, mit der diese Überzeugungen vertreten werden, unter Druck setzt.

In jedem Mythos liegt meist auch ein Körnchen Wahrheit, doch ist es angebracht, verunsichernde Aussagen und Verallgemeinerung zu hinterfragen, vor allem, wenn sie ins Dogmatische abzuschweifen drohen.

Manche Naturheilapostel behaupten, man könne den Krebs aushungern, vergessen dabei allerdings die Tatsache, dass der Patient leider vor dem Tumor verhungern kann. Die Krebserkrankung wird zuerst alle Ressourcen des Organismus nutzen, bevor sie aufgibt. Zu viele Anhänger einer biologischen Richtung behaupten, dass die klinische Medizin nur mit den Körper zerstörenden, unsensiblen oder sogar unsinnigen Therapien arbeitet, während sie selbst nur gute, aufbauende, sanfte und selbstheilende Methoden benutzen. Doch die wissenschaftliche Medizin ist ebenfalls nicht frei von Mythen. Unter Klinikärzten ist das Märchen verbreitet, man dürfe während einer Strahlen- oder Chemotherapie keine Vitamine oder Mineralstoffe einnehmen, weil diese den Krebs ernähren. Tatsächlich aber werden die meisten Vitamine und Mineralstoffe normalerweise wie im Rahmen der Ernährung im Organismus verstoffwechselt und gelangen niemals in Reinform zur einzelnen Zelle. Dieselben Fachleute sagen andererseits, dass sie Vitamin- oder Mineralstoffgaben beispielsweise in der Nachsorge für unnötig oder herausgeworfenes Geld halten, da sie keine nachgewiesene Wirkung hätten (→ S. 135). Sicher ist es sinnvoll, solche Vitalstoffe hochdosiert nur unter Anleitung eines Fachmannes einzunehmen. Denn sie können nicht unbegrenzt vom Organismus abgebaut werden, und eventuell treten ungewünschte Nebenwirkungen auf. Es ist aber nicht angebracht, Patienten von Maßnahmen abzuhalten, die sie nachweislich entlasten oder unterstützen. Schon Paracelsus sagte:

»Die Dosis macht das Gift.«

Gefühlte Sicherheit und innere Stimme

In der zivilen Luftfahrt hat aus vielerlei Gründen, auf die hier nicht eingegangen werden soll, bislang keine einzige Schwimmweste je ein Leben gerettet. Dennoch besteht im Pilotenverband weltweit Übereinstimmung, an den Schwimmwesten als Teil der Flugsicherheit festzuhalten *(Quelle 10)*. Die gefühlte Sicherheit der Passagiere ist allen Beteiligten wichtiger als die objektive Sicherheit, die durch diese Westen tatsächlich gegeben ist.

Generell treffen wir Entscheidungen in unserem Leben aufgrund einer gefühlten Sicherheit. Die vielfältigen realen Aspekte können wir mit unserem Verstand gar nicht umfassend und im Detail abwägen. Auch therapeutische Entscheidungen werden entsprechend der subjektiven Empfindung gefällt. Daher halte ich es für unabdingbar, Patienten Wege zu ermöglichen, die ihre innere Sicherheit stärken. Spüren Sie bewusst dem Gefühl der Sicherheit nach, ohne einen Absolutheitsanspruch zu erheben. Gerade bei der gefühlten Sicherheit zeigt sich, wie unterschiedlich das Weltbild der Menschen ist.

Tipp

Folgen Sie Ihren eigenen Überzeugungen, und leben Sie für diese, so lange Sie das Gefühl haben, dass es wirklich gut für Sie ist. Horchen Sie dabei aufmerksam in sich hinein, und gehen Sie mit dem so Erspürten ehrlich um.

Info

Buchtipp: Dr. Ebert, Jenö: *Gefahr Arzt – trotz Behandlung gesund werden und auch bleiben.* VAK 2005

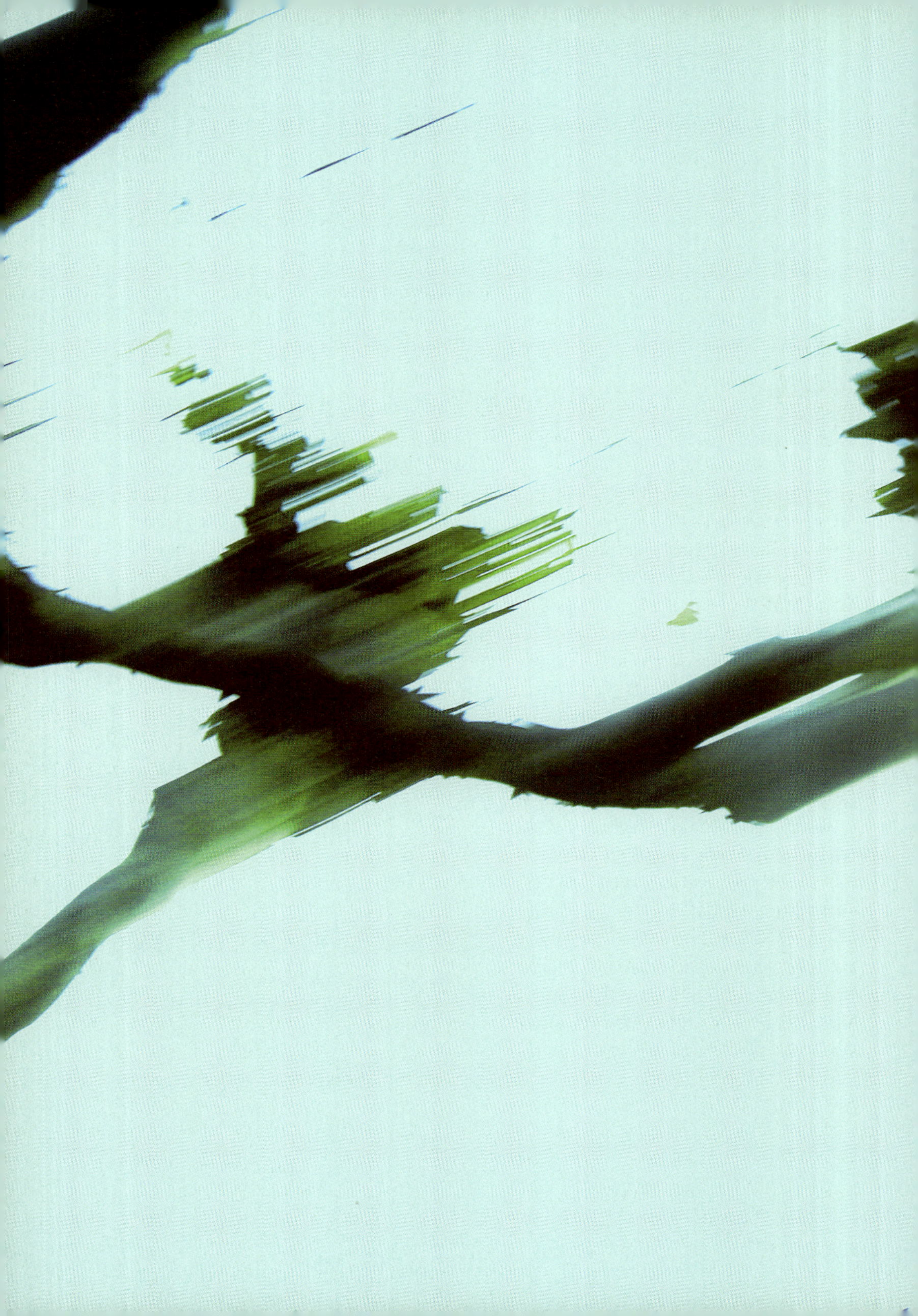

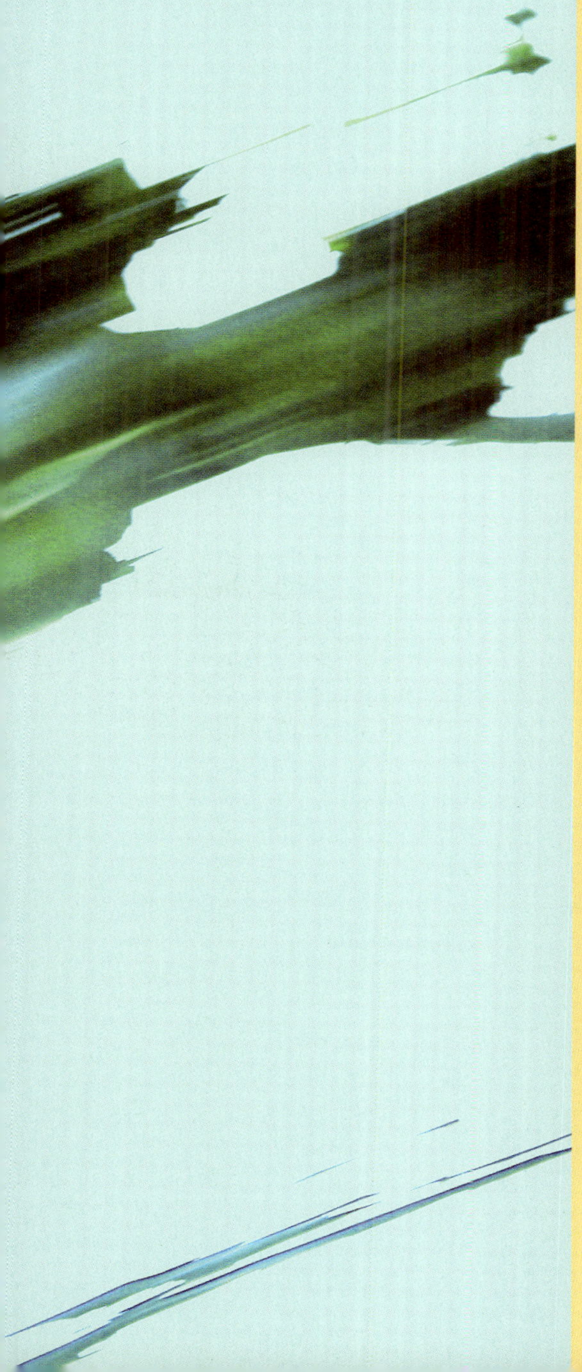

Entscheiden Sie über Ihren Weg

Schwere Krankheit wird zuweilen als Versagen der Organe betrachtet, viele Patienten verlieren das Vertrauen zu ihrem Körper. Glaube versetzt nicht nur die sprichwörtlichen Berge, er beeinflusst auch Heilungsprozesse im Organismus. Darum ist es so wichtig, verlorenes Vertrauen wiederzugewinnen, seine Intuition zu finden und auf die innere Stimme zu hören.

Bei der Gestaltung eines persönlichen Behandlungskonzepts braucht man von seinen Therapeuten nicht nur fachliche Kompetenz, sondern auch moralische Rückendeckung. Auch viele Ärzte haben Angst und üben aus dieser Emotion heraus häufig Druck auf den Patienten aus. Wie man diesem Druck standhält, seinen eigenen Weg findet und souverän beschreitet, davon handeln die folgenden Seiten.

Intuition: die innere Weisheit

Im Meyers großem Universallexikon kann man lesen: »Intuition, das unmittelbare, ganzheitliche Erkennen und Erfahren von Sachverhalten im Gegensatz zu der u. a. durch Beweis, Erklärung und Definition vermittelten diskursiven Erkenntnis.« Eine andere Beschreibung aus dem Wahrig Wörterbuch lautet: »das Erkennen eines Zusammenhanges ohne verstandesmäßige Überlegung«.

Wissenschaft und Intuition sind keine Gegensätze, sondern bilden ein unverzichtbares Miteinander, das vom Arzt gegenüber der Welt offensiv vertreten werden sollte.

Prof. Hans Schäfer

Deutlich wird aus diesen Definitionen, dass Intuition nicht auf logischen, verstandesmäßigen Prozessen beruht. In unserer westlichen Gesellschaft wird ihr in Zusammenhang mit künstlerischem Schaffen eine besondere Rolle zugedacht, nicht aber im wissenschaftlichen Kontext. Die wissenschaftliche Logik entspringt dem Verstand, dagegen scheint Intuition aus einer Wissensquelle zu kommen, die Verstehen und Empfinden miteinander vereint. Einiges von dem, was heute als wissenschaftliche Erkenntnis gefeiert wird, beruht auf intuitiven Einsichten der Forscher. Die Bedeutung der Intuition rückt langsam immer mehr ins Bewusstsein der Öffentlichkeit. Sogar das kritische Magazin *Spiegel* widmete im Jahr 2006 dem Thema »Intuition – gefühlte Weisheit« einen Leitartikel.

Unser Unbewusstes ist in allen Lebenslagen und unentwegt aktiv: Selbst auf jemanden, der nur dösend im Sessel sitzt, wirken pro Sekunde elf Millionen Sinneseindrücke, die von ungefähr ebenso vielen Sinneszellen im Körper ans Gehirn gemeldet werden. Dazu gehören der Druck des Sessels auf Rücken und Gesäß, das Rauschen eines Luftzuges durch ein offenes Fenster, der Klang einer Autohupe irgendwo auf der Straße oder das leise Ticken einer Uhr ebenso wie der Nachgeschmack einer Pizza, der noch eine Stunde nach dem Verzehr auf der Zunge liegt.

Viele dieser Wahrnehmungen sind unbewusst, einige verlangen nach raschen Entscheidungen oder bewussten Reaktionen, wie beispielsweise das Schließen des Fensters oder das Trinken von einem Glas Wasser. Unser Bewusstsein schafft es, 35 bis 40 Sinneseindrücke gleichzeitig zu verwalten, der Rest wird im Organismus sozusagen von einem Autopiloten betreut.

Endlich anerkennen wir auch auf wissenschaftlicher Ebene, dass der Verstand in seinen Möglichkeiten begrenzt ist. Natürlich gibt es Momente im Leben, in denen dem Verstand eine wesentliche Bedeutung zukommt! Durch die rationale Prägung unserer Zeit widmen wir aber der inneren Stimme gerade im Zusammenhang mit unserer Gesundheit zu wenig Aufmerksamkeit. Durch die Krankheit und ihre Begleitumstände kann es durchaus sein, dass Sie Ihrer Intuition nicht mehr vertrauen. Dabei ist es gerade jetzt besonders wichtig der inneren Stimme zu lauschen. Immer wieder höre ich in meinem Beratungsalltag den Satz: »Hätte ich doch auf mein Gefühl gehört, dann (...)«.

- Bauen Sie wieder Vertrauen zu Ihrem Bauchgefühl auf. Es ist oft hilfreicher als alle Ratschläge, die Sie von wohlmeinenden Menschen bekommen.

Info

Affirmationen und Sinnsprüche:
Dr. Rau, Ebo und Dr. Irmey, György: *Impulse von Mensch zu Mensch.* GfBK 2.Aufl.2006
Dr. Rau, Ebo und Dr. Irmey, György: *Bewusste Gesundung.* GfBK 2006

Buchtipp: Obermayr-Breitfuß, Regina: *Intuition – Theorie und praktische Anwendung*, 2005 Books on Demand

ÜBUNG

Übung zur Unterstützung der Intuition

Schreiben Sie sich einige Sinnsprüche oder Affirmationen, die Ihnen besonders gefallen, auf Karten. Anregungen hierzu finden Sie beispielsweise in den immerwährenden Kalendern, die ich gemeinsam mit meinem Kollegen Ebo Rau herausgegeben habe. Wählen Sie Texte, die Sie persönlich ansprechen und einen für Sie aufbauenden Charakter haben.

Mischen Sie diese Karten, und ziehen Sie eine davon heraus, ohne auf den Text zu sehen. Halten Sie die Karte mit geschlossenen Augen an Ihre Brust, und versuchen Sie, den Inhalt zu erspüren. Welche Gefühle entstehen in Ihnen? Es ist auch in Ordnung, wenn Sie nichts spüren. Dann probieren Sie es einfach später noch einmal. Nach einigen Augenblicken öffnen Sie die Augen, schauen den Text an und spüren noch einmal nach.

Glaube, Hoffnung, Zuversicht – Placebo in neuem Kontext

Glaube ist der Vogel, der singt, wenn die Nacht noch dunkel ist.

Rabindranath Tagore

Hoffnungslosigkeit ist der vergebliche Versuch zu sein, wer du nicht bist.

Lawrence Le Shan

Damit Sie glauben, müssen Sie vielleicht erst glauben lernen.

Klaus Dieter Ritter

Kein Thema scheint mir von größerer Bedeutung im Umgang mit diesem hochkomplexen Krankheitsbild wie Hoffnung, Glauben und Zuversicht. Auch wenn es sich nicht um messbare Größe handelt, sind diese Faktoren zweifelsohne die wichtigsten für den Erfolg einer Behandlung oder einen passenden Umgang mit der Herausforderung dieser Erkrankung.

Glauben bedeutet nicht, sich an Wünsche und Illusionen zu klammern oder die Zukunft absichern zu wollen, sondern zu wissen, dass es eine Kraft gibt, die über allem Menschlichen steht. Diese Kraft wirkt in jedem von uns wie auch in allem für uns Erkennbaren. Wer in diesem Sinne glaubt, hat zu seiner irrationalen oder transzendenten Seite eine Beziehung und kann die Beschränktheit aller menschlichen Logik und Rationalität nachempfinden. Vor wenigen Jahren erst haben Neurowissenschaftler herausgefunden, wie kognitive Prozesse im Gehirn in heilsame Köperreaktionen umgewandelt werden können.

Placebo heißt wörtlich aus dem Lateinischen übersetzt »ich werde gefallen« und ist mehr als nur eine wirkstofflose Pille. Der Ausdruck Placeboeffekt wird für die scheinbare Wirkung von Arzneimitteln oder ärztlichen Methoden gebraucht, die im Rahmen von Untersuchungen eingesetzt werden, mit denen man wirksame und unwirksame Substanzen voneinander abzugrenzen sucht. 1955 erschien die erste wissenschaftliche Arbeit des amerikanischen Anästhesisten Henry Beecher, der im Krieg mit simpler Kochsalzlösung ähnliche Effekte erzielen konnte wie mit Morphinspritzen. Im Grunde genommen ist das ein wirklich logischer und sinnvoller Prüfansatz, der allerdings zu einseitig und dogmatisch genutzt wird. In Blindstudien (der Patient weiß nicht, was er bekommt) oder Doppelblindstudien (der Arzt weiß nicht, was er gibt, und auch der Patient ist nicht informiert) bekommen manche Patienten das »richtige« Medikament oder werden mit der »wirksamen« Methode therapiert, während die Vergleichsgruppe eine Scheinbehandlung erhält. Die Placebowirkung kann dabei laut übereinstimmenden Aussagen von Experten bis zu 40 Prozent betragen, und zwar nicht nur bei funktionellen Beschwerden, wie beispielsweise Rückenschmerzen, sondern auch bei organischen Erkrankungen wie Krebs.

In der Psychoonkologie war die Untersuchung des Krebsmittels Krebiozen in den 50er Jahren eines der ersten gut dokumentierten Beispiele für die immense Kraft der Vorstellung *(Quelle 11)*. Ein Mann mit weit fortgeschrittenem Lymphdrüsenkrebs, bei dem es damals laut Lehrmeinung keine Heilungschancen gab, erfuhr von einem Testprogramm mit Krebiozen. Obwohl eigentlich kein Patient mehr für die Studie zugelassen werden sollte, konnte er die Ärzte überreden, dieses Medikament versuchsweise bei ihm einzusetzen. Sehr schnell kam es zu einer Rückbildung des Krebsgeschehens, und es ging dem Patienten zunehmend besser. Leider erlebte er nach einem halben Jahr einen Rückfall. Zu diesem Zeitpunkt wussten die Ärzte bereits, dass das Mittel nicht wirksam ist. Dennoch drängte der Patient mit so großer Verzweiflung, dass sie schließlich nachgaben. Da Krebiozen nicht mehr verfügbar war, gaben sie ihm als Placebo eine Kochsalzlösung. Zur Überraschung der Behandler stellte sich abermals innerhalb kürzester Zeit eine Besserung ein. Nach einigen Monaten wurden die vernichtenden Ergebnisse der Studien mit Krebiozen der breiten Öffentlichkeit zugänglich gemacht. Der Patient erfuhr davon, bekam bald darauf einen Rückfall und starb nach wenigen Wochen. Die Medizin hat sich leider bis zum heutigen Tage mit den positiven Aspekten des Placebophänomens für die Patientenmotivation viel zu wenig beschäftigt.

Nicht nur bei Arzneimitteln, selbst in der Chirurgie lassen sich derartige Untersuchungen durchführen. Eine chirurgische Blindstudie wurde am Houston Veterans Affairs Medical Center bei Patienten mit degenerativen Veränderungen am Knie und Kniegelenkschmerzen durchgeführt und in einer renommierten englischen Fachzeitschrift für Ärzte veröffentlicht *(Quelle 12)*. Zwei Drittel der Probanden wurden tatsächlich operativ behandelt, beim Rest hingegen wurde der Eingriff am Kniegelenk – eine sogenannte Arthroskopie – nur vorgetäuscht. Das Knie war abgedeckt, und der Eingriff wurde nach einer lokalen Betäubung für alle Patienten in gleicher Ausführung am Bildschirm übertragen. Was die Qualität der Schmerzverbesserung beim Gehen und Treppensteigen nach der tatsächlichen oder der vermeintlichen Operation anging, ließ sich auch nach zwei Jahren kein Unterschied zwischen beiden Gruppen feststellen.

Prof. Franz Porzsolt von der Universität Ulm hat eine vergleichende Studie mit Medikamenten durchgeführt, wobei diese einmal von einem Automaten und das andere Mal von einem Arzt dem Patienten gegeben wurden. Dabei konnte er belegen, dass die Wirksamkeit im zweiten Fall signifikant höher war. Der geistige Einfluss geht sogar noch weiter, wie seine Placeboforschungen beweisen: In Einzelfällen konnte er sogar bis zu 80 % Wirksamkeit belegen.

- Ich empfehle Ihnen, an Ihre Medikamente zu glauben, weil ich fest davon überzeugt bin, dass die Arznei nur zusammen mit Ihrem Glauben ihre optimale Wirkung entfaltet.

Das bedeutet weder Aberglauben noch Einbildung, wie manche Menschen behaupten, die ein mechanisches und materielles Weltbild besitzen und nur anerkennen, was mess-, sicht- und beweisbar ist. Die Medizin kann sich die Wirkung des Placeboeffektes nur ansatzweise über die Erkenntnisse der Psychoneuroimmunologie erklären. Warum Frauen besser auf Placebogaben ansprechen als Männer oder weshalb die Persönlichkeit des Arztes maßgeblich das Ausmaß der Placebowirkung bestimmt, ist noch ungeklärt, weil man sich mit dem Phänomen noch viel zu wenig auseinandersetzt.

Die Parabel von Ebo Rau auf den folgenden Seiten zeigt sehr schön die Bedeutung der Faktoren Glaube, Mut, Zuversicht und Hoffnung.

Krebs als psychosomatische Erkrankung

Im Jahre 1945 entstand ein Haus, welches man Ebo nannte. Darin wohnten zwei Geschwister, die ältere genannt die *Liebe* mit ihrem jüngeren Bruder dem *Mut*. Sie lebten anfangs glücklich und zufrieden in dem schönen Hause Ebo. Das Haus wuchs langsam aber sicher unter der Betreuung und Überwachung des strengen Bauherrenvaters Rolf und der liebevollen Umsorgung der Bauherrenmutter Marlene zu einem größeren Palast. Außen sah der Palast großartig aus. Viele Leute hatten beim Innen- und Außenausbau mitgeholfen und ihre »Kratzspuren« hinterlassen. Manch' schlimmen Sturm und Erschütterung musste das Haus Ebo überstehen.

Doch nach 50 Jahren veränderte sich allmählich und fast unmerkbar im Inneren des Hauses manches. In den Räumen nisteten sich wilde Gesellen ein. Die Gesellen nannten sich *Furcht*, *Angst*, *Zorn*, *Ärger*, *Groll*, *Minderwertigkeit*, *Ehrgeiz*, *Stolz*, *Geld* und *Pessimismus*, um nur einige zu nennen. Manchmal feierten diese Gesellen richtige Orgien. Irgendwie erschreckten sie die Geschwister *Liebe* und *Mut* und verbannten sie in dunkle Kellerräume. Immer seltener kamen die Geschwister ans Tageslicht. Die liebsten Freunde der Geschwister, welche *Lachen*, *Freude*, *Genuss*, *Innerer Frieden*, *Optimismus* unter anderem hießen, besuchten sie immer seltener. Von außen sah man da nur wenig, da das Haus feste und dicke Mauern hatte und auch jederzeit Geld zur Außenreparatur zur Verfügung stand.

Eigentlich hätte es auch im Inneren des Hauses an nichts fehlen dürfen, und nicht einmal dem Ebo fiel auf, dass die wilden Gesellen die Geschwister *Liebe* und *Mut* in die Kellerräume verdrängt hatten.

Eines Tages geschah im tiefen Inneren des Hauses Ebo etwas Sonderbares. Ein ganz bösartiges Tier, genannt Krebs, wurde im tiefsten Inneren – ganz in der Nähe der Grundmauern – entdeckt. Wahrscheinlich hauste dieses Tier schon einige Zeit in diesem Kellerloch, ohne entdeckt zu werden, da in diesem Bereich der Grundmauer – genannt die Seele – sehr wenig geputzt, verschönert oder beleuchtet wurde. Sicherlich haben auch die wilden Gesellen das Krebstier kräftig gefüttert und als ihr Haustier gehalten. Gleich nach der Entdeckung des Krebses feierten die wilden Gesellen eine riesige Orgie. Es war zu befürchten, dass das Haustier der wilden Gesellen zu einem Raubtier wird und dann das gesamte Gebäude einstürzt.

Doch ein Wunder geschah! Der *Mut* nimmt sein Herz in beide Hände, seine Schwester *Liebe* an die Hand und beginnt zu kämpfen und sich zu wehren. Beide riefen nach allen Seiten um Hilfe und tatsächlich kommen immer mehr gute Freunde und Freundinnen hinzu. Die Hoffnung auf Rettung und der Glaube aller zeigen einen Lichtstrahl ins tiefe Kellerverlies. Zuerst beginnt der kleine *Mut* das Krebstier zu studieren, wie es bekämpft bzw. gezähmt werden kann. Er liest viele Bücher und lernt zum Teil für ihn völlig unbekannte Methoden kennen. Er muss insofern andere Methoden erlernen, da der Krebs so fest auf wichtigen Hausleitungen verankert sitzt und zudem noch zwei Ableger in Richtung Leber gesteckt hat, dass nicht einmal die eiligst herbeigerufenen Krebsspezialisten sich an die Entfernung dieses Ungeheuers herantrauen. Vor dem geplanten Herausschneiden des Tieres wollen sie erst den Krebs mit einer Giftflüssigkeit – genannt Chemotherapie – und härtesten Strahlen betäuben. Falls dies gelingen sollte, würden sie drei Monate später wieder einen Versuch – genannt Operation – starten. Natürlich wird bei dieser Behandlung – genannt Chemo-Strahlen-Therapie – manche Hauseinrichtung beschädigt.

In so einer lebenswichtigen Notlage schreitet der kleine *Mut* zusammen mit seiner größeren Schwester *Liebe* zur Tat. Zuerst werfen sie kurzerhand die rauen, wilden Gesellen, vor allem die *Angst* und die *Furcht* wie auch die *Trauer* und den *Ärger*, einfach aus dem Haus Ebo hinaus, putzen die Fenster und öffnen die Türen, um Licht und Luft bis ins tiefste Kellerloch hineinzulassen. Durch tiefe Gefühle und gute Gedanken versuchen die Geschwister und ihre Freunde, das Haus innen und außen zu säubern. Sie geben dem Krebs einfach keine Nahrung mehr, ja sie versuchen sogar, den Krebs liebevoll zu überzeugen, das Haus zu verlassen oder wieder zu einem wirklich annehmbaren Haustier zu werden. Doch ganz so einfach geht es bei einem Tier dieser Größenordnung auch nicht mehr! Die Geschwister *Liebe* und *Mut* müssen Geduld zeigen. Sie reden mehrmals täglich mit dem Krebs, arbeiten fleißig mit Besen, Schaufel, Pickel und Spaten – genannt die Abwehrkörper –, säubern die Wände mit allerlei Kräutern und Teesorten, reparieren alle elektrischen Leitungen mit modernen asiatischen Methoden, wie Akupunkturmassage, Reiki, Qigong, Yoga oder deutschen Methoden wie Kneipp, bewusstes Spazierengehen, Gymnastik oder Fahrradfahren, so gut sie es eben als völlige Laien können. Auch müssen sie dauernd die Löcher und Risse im Mauerwerk zustopfen und kitten, welche durch die harten Strahlen und die Chemotherapie entstanden sind. Manches Abwehrwerkzeug geht kaputt und muss neu ersetzt werden. Es ist härteste Arbeit im Hause Ebo, und man weiß nie, ob das Mauerwerk hält.

Nachdem sie schon am Renovieren sind, versuchen sie auch gleich die Teile zu finden, welche beim Bau des Hauses nicht ganz richtig gemacht wurden – man nennt diese Art von Renovierung Psychotherapie. Einige Baufehler werden erkannt und fürs Erste notdürftig gekittet. Solche Baufehler sind z. B. übertriebenes Pflichtbewusstsein, welches in Konflikt mit Lebensfreude steht, oder zu starke Schuldgefühle, welche zu einem Gewissenskonflikt führen, oder das Nicht-Verdauen bzw. -Loslassen von zu vielen verschluckten Problemen anderer Leute mit häufigem Erkennen einer Machtlosigkeit gegenüber Erkrankungen.

Die Geschwister *Liebe* und *Mut* rackerten wirklich bis zur Erschöpfung und Schmerzgrenze. Zum Glück hatten sie viele Freunde, z. B. den Freund *das Lachen*, welches sich allerdings in Zukunft noch wesentlich steigern sollte, oder den Freund *den Humor*, der von sich behauptet »Humortherapie ist Tumortherapie«, oder die Freundin *die*

Freude, welche sich angeblich auch über kleinste Dinge freuen kann. Am wichtigsten jedoch waren für die Geschwister *Liebe* und *Mut* der *Glaube* und die *Hoffnung*. Diese zwei wichtigsten Freunde waren und sind gar nicht so leicht zu bekommen und zu behalten. Alle Freunde zusammen suchten fieberhaft nach der verschollenen Seele des Hauses. Jeder wusste, dass die Seele im tiefsten Inneren des Hauses – im Bereich des Raubtieres Krebs – zu finden sein musste und jederzeit von diesem Untier in den Kosmos vertrieben werden konnte.

Eines Nachts, nach härtester Arbeit – verbunden mit tiefen Gedanken und Gefühlen – erspürten die *Liebe* und der *Mut* zusammen mit ihrem Freund dem *Glauben* tatsächlich auf etwas mystische Weise die Anwesenheit der Seele in der Nähe des Krebses. Es war ein Glücksgefühl unheimlicher Art und Stärke.

Nun wussten alle, dass es sich lohnt, für die unsterbliche, göttliche Seele, welche sich in jeder Wohnung befindet und alle Informationen des Kosmos besitzt, zu kämpfen und ein schönes Zuhause zu schaffen. Allein die Erkenntnis des Vorhandenseins einer Freundin, der unsterblichen Seele und des wiedergefundenen Freundes *Glaube* ist der unheimliche und langwierige Kampf gegen den Krebs wert gewesen. Tatsächlich herrschten trotz Anwesenheit des Krebses ein innerer Friede und gute Gefühle im Hause Ebo. Die Geschwister *Liebe* und *Mut* fühlten sich wieder wohl. Das Haus Ebo erstrahlt nun auch innen im neuen Glanz und der Krebs gibt vorerst Ruhe. Und wenn die Geschwister mit ihren Freunden nicht aufgeben und die göttliche Weisheit es zulässt, dann wird die Seele des Hauses Ebo noch lange in hellem Licht erstrahlen, bevor die Seele wieder ihren von Zeit und Dimension völlig unabhängigen Lebensweg durch den Kosmos weitergeht.

Auszug aus: Dr. Rau, Eberhard: *Krebs! Was nun Ebo?* Tagebuch einer Krebserkrankung. 8. Auflage 2006, Eigenverlag, zu beziehen über www.biokrebs.de

Patientenkompetenz: Experte in eigener Sache

Der Begriff Patientenkompetenz wurde erst im 21. Jahrhundert geprägt. Er umfasst die Vorstellungen des informierten, mündigen, autonomen Patienten, und beinhaltet darüber hinaus noch weitere Aspekte: Die Beziehung zwischen Arzt und Patient ist einem Wandel unterworfen. Während bis vor einiger Zeit der Arzt allein im Besitz von Heilungswissen war, gibt es heute zunehmend mündige Patienten, die sich informieren, und die zum Erhalt und zur Wiederherstellung ihrer Gesundheit selbst etwas beitragen möchten. Gerade Krebskranke, für deren Behandlung es selten eine eindeutige medizinische Strategie gibt, möchten zunehmend kompetent und autonom am therapeutischen Entscheidungsprozess beteiligt sein.

Das Wesen der Medizin wird von ihren humanen Zielen bestimmt, nicht von ihren naturwissenschaftlichen Methoden.

Wissenschaftliche Gesellschaft zur Förderung der Patientenkompetenz

Folge deinem Instinkt wie einem Pfad der Weisheit und lass Hoffnung deine Ängste vertreiben.

Sergio Bambaren

Ärzte sind es gewohnt, auf medizinische Fragen zu reagieren, wenn sie vom Patienten gestellt werden. Ungefragt ausreichend Informationen zu geben, die für den medizinischen Laien verstehbar sind, gehört allerdings nicht selbstverständlich zur ärztlichen Praxis ebenso wenig wie mit den psychischen und sozialpsychischen Begleiterscheinungen eines Krankheits- bzw. Therapieverlaufs zurechtzukommen. Es wäre ein Missverständnis zu meinen, dass dabei viel gesprochen werden muss. Nicht um die Quantität der Informationen geht es, sondern um die Intensität und Authentizität der Beziehung. Für den Patienten ist es wichtig, beharrlich nachzufragen, bis alle Unklarheiten beseitigt sind.

»Der Arzt wendete mir den Rücken zu und betrachtete die ganze Zeit nur das Mammografiebild, während er mir die Diagnose mitteilte.« Diese Erfahrung einer Patientin aus meiner Beratung ist genauso traurig und erschreckend wie die Reaktion des Arztes auf die Frage einer anderen Patientin, was sie selbst denn tun könne, die lediglich zur Antwort bekam: »Sie selbst? Nichts!« Leider sind das keine seltenen Ausnahmen im medizinischen Alltag. Natürlich ist nicht jeder Therapeut für alle Menschen gleich gut. Während der eine Patient sich bei einem bestimmten Arzt wohl und sicher fühlt – muss das für eine andere Person nicht in gleichem Maße zutreffen. **Jede Arzt-Patienten-Beziehung ist individuell.**

Was Patientenkompetenz meint, ist aus folgenden Fragen ersichtlich, die Patienten sich und den betreuenden Ärzten und Therapeuten immer häufiger stellen:

- Wer gibt mir im Informationsdschungel des modernen Gesundheitswesens und der verschiedenen medizinischen Auffassungen Orientierung, damit ich erkennen kann, was das für mich Richtige und Wesentliche ist?
- Wie schaffe ich es, mit und trotz meiner Erkrankung mein Leben bestmöglich weiterzuführen?
- Was kann ich selbst noch tun, um zur Bewältigung meiner Erkrankung beizutragen?

Prof. Dr. Gerd Nagel, ehemaliger Vorsitzender der Deutschen Krebsgesellschaft, langjährig leitender Arzt und selbst vor vielen Jahren von der Krankheit Krebs Betroffener, definiert Patientenkompetenz so:

»Patientenkompetenz ist die Fähigkeit des Patienten, sich den Herausforderungen der Erkrankung zu stellen, sich auf die eigenen und fremden Ressourcen zur Bewältigung der Erkrankung zu besinnen, diese Ressourcen zu nutzen, dabei auch persönliche Bedürfnisse zu berücksichtigen, eigene Zielvorstellungen zu verfolgen und Autonomie zu bewahren.«

- Wie eine Krankheit verläuft, entscheidet nicht nur der richtige Einsatz der technischen Möglichkeiten der modernen Medizin, sondern ebenso die Natur des betroffenen Menschen selbst, seine Abwehrkräfte sowie seine Fähigkeit zur Regeneration und Selbstheilung.

Es geht bei den von vielen Patienten beklagten Mängeln unserer modernen Medizin weniger um das Versagen einzelner Ärzte, als um einige globale Fehler in dem medizinischen System. Im Studium der Humanmedizin wird kaum gelehrt, einfühlend auf den Patienten einzugehen. Die Hektik und der enorme Druck im Klinikalltag erschweren zusätzlich die Situation. Zum Teil am grünen Tisch erdachte Leitlinien zur Behandlung, die tägliche Auseinandersetzung mit der Krankenkasse und der kassenärztlichen Vereinigung, die immer knapper werdenden finanziellen Ressourcen unseres Gesundheitssystems und eine Überbürokratisierung des Arbeitsalltags verderben vielen Ärzten die Freude am Beruf. So kommt es zu Situationen, wie sie von einer meiner Patientinnen geschildert wurden: »Bisher hatte ich im Laufe meiner Krankheitsbewältigung mit annähernd fünfzig verschiedenen Ärzten an der Universitätsfrauenklinik zu tun. Jeder von ihnen war nur daran interessiert: Gehen die Tumormarker rauf oder runter, ist der Befund noch sichtbar, tastbar, nachweisbar, etc.? Aber keiner hat je gefragt, wie es mir eigentlich geht.«

Suchen Sie sich daher Ärzte Ihres Vertrauens. Haben Sie aber auch Verständnis, wenn nicht jeder Arzt alle Wünsche erfüllen kann. Die Checkliste Arztwahl unterstützt Sie dabei.

Info

www.patientenkompetenz.org
Buchtipp: Nagel, Gerd & Delia und Bopp, Anette: *Was kann ich selbst für mich tun – Patientenkompetenz in der modernen Medizin.* Rüffer & Rub 2005

CHECKLISTE

Arztwahl

Für einen für Sie geeigneten Arzt sprechen diese Aspekte:

- ✔ Er nimmt sich genügend Zeit, auf Ihre Probleme und Ängste einzugehen und Ihnen ein Gefühl der Geborgenheit zu vermitteln.
- ✔ Er nimmt Ihre Fragen und Sorgen ernst und reagiert nicht ungeduldig.
- ✔ Er akzeptiert es, wenn Sie eine zweite Meinung oder weitere Informationen einholen möchten.
- ✔ Er nimmt nicht nur die Befunde Ihrer Krankheit wahr, sondern auch Ihr Befinden und Ihre Lebensumstände.
- ✔ Er begründet privatärztliche Leistungen oder ungewöhnliche Therapien ausführlich und klärt Sie schon im Vorfeld genau über die Höhe der Kosten auf.
- ✔ Er kennt seine fachlichen Grenzen und überweist Sie gegebenenfalls an Kollegen.
- ✔ Er gibt Ihnen Hoffnung und stärkt Ihr Selbstbewusstsein und Ihre Selbstheilungskräfte.
- ✔ Seine Mitarbeiter sind freundlich, engagiert und kompetent.

Prüfen Sie kritisch, ob Sie den richtigen Behandler gewählt haben, in folgenden Fällen:

- ✔ Sie haben den Eindruck, dass er die Behandlung schematisch durchführt oder dass auch finanzielle Interessen eine Rolle spielen.
- ✔ Er gibt vor, er habe schon Viele geheilt. Nur er könne Ihnen helfen, besser als andere.
- ✔ Er bewertet alle bisherigen Maßnahmen undifferenziert negativ und abwertend.
- ✔ Er will bei Ihnen ein besonders wirksames, neues »Heilmittel« anwenden.
- ✔ Er verordnet besonders viel privat und gegen Vorauszahlung.

Zwischen-Menschliches in der ärztlichen Praxis

Mitfühlende Kommunikation ist unverzichtbar für jeden Heilungsprozess. Ärzte benötigen für den Umgang mit lebensbedrohlich erkrankten Patienten deshalb neben fachlicher auch menschlich-kommunikative Kompetenz. Ist der Arzt fähig, sich in die Lage des Krebskranken einzufühlen, und lässt er dem Patienten genügend Raum, seine Gedanken zu äußern, trägt dies zu einem günstigen Verlauf der Behandlung bei. Krebspatienten befinden sich in einer psychischen Ausnahmesituation. Ihre Diagnose konfrontiert sie mit Tod, Ausweglosigkeit, Schmerzen und Trauer. Aus medizinischer Sicht benötigen die Patienten natürlich zunächst bestmögliche organbezogene Maßnahmen gegen das Tumorwachstum.

Menschliche Zuwendung ist ein Zaubermittel, das aus einem chemischen Nichts einen biologischen Vorgang macht.

Prof. Dietrich Grönemeyer

Kranke sehen selten die Grenzen medizinischen Könnens und vergessen manchmal, dass nicht die Ärzte die Gegner sind, sondern das Problem die Krankheit, der Krebs darstellt.

Sybille Herbert

Die Verbindung zwischen Körper, Geist und Seele fordert jedoch mehr als nur eine klinische Behandlung. Darum gehört zu einer Krebstherapie immer auch eine intensive Kommunikation zwischen Arzt und Patient über das Krankheitsbild, die geplante Therapie, und vor allem über die emotionale Situation des Betroffenen. Mitfühlende Gespräche haben heilendes Potenzial, sie helfen dem Krebskranken, Ängste zu erkennen und zu verarbeiten.

Es ist eine in der modernen Medizin weit verbreitete Anmaßung, wenn Therapeuten meinen, alleine nach den Befunden urteilen zu können. Ohne Zweifel hat der Mediziner das größere Fach-Know-how; doch oft weiß der Patient mehr als der Arzt, weil er in der Regel besser beurteilen kann, was ihm gut tut. Es ist bedauerlich, dass hier eine wertvolle Möglichkeit im ärztlichen Alltag verschenkt wird, denn Einfühlungsvermögen, kommunikative Fähigkeiten sowie persönliches Engagement der Behandler stehen für eine verbesserte Lebensqualität und Überlebenszeit von Krebspatienten. Bedenken Sie aber auch, dass nicht der Therapeut schuld ist an der Wirkungslosigkeit einer Therapie und nicht er allein die Verantwortung für Unzulänglichkeiten unserer heutigen Medizin trägt.

- Die Bewertung eines Arztes oder Therapeuten hängt nicht nur von medizinisch messbaren Größen ab, sondern auch von Ihren subjektiven Wünschen, Bedürfnissen und Wertvorstellungen.

Bei Arzt-Patienten-Kontakten spielen die zwischenmenschlichen Beziehungen eine ebenso große Rolle wie die fachliche Kompetenz des Behandlers.

Tipp

Lassen Sie ein Tonband oder anderes Aufnahmemedium beim Arzt mitlaufen, und schreiben Sie sich vorher Ihre Fragen zu dem Gespräch auf. Nehmen Sie ggf. einen Menschen Ihres Vertrauens mit, der Sie unterstützt.

Offene Fragen sollten auf jeden Fall mit den behandelnden Ärzten geklärt werden. Sie beginnen ansonsten, Ihre Gedanken zu beherrschen. Unklarheit erzeugt meist Angst, und diese Angst raubt Ihnen die für die Therapie notwendige Energie. Sehr oft wird zu Unrecht der schlimmste Fall befürchtet. Schonen Sie Ihren Energiehaushalt, und klären Sie Unsicherheiten so rasch wie möglich! Sie werden feststellen, dass es ein gutes Gefühl ist, selbst Verantwortung zu tragen und Ihr Leben in die Hand zu nehmen.

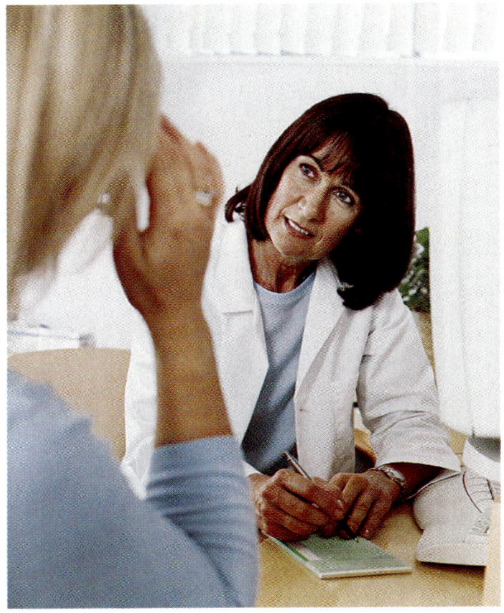

▲ Die persönliche Beratung ist sehr maßgebend.

Ärzte, die in der Krebstherapie naturheilkundliche Ansätze vertreten, haben in der Regel eine andere Sichtweise als viele Kliniker oder Fachärzte. Sie bemühen sich um einen intensiveren Kontakt zum Kranken. Sie haben gelernt oder erfahren, wie hilfreich es ist, nicht nur die Krankheit zu sehen, sondern den kranken Menschen. Das führt zu einer ganzheitlicheren Medizin.

Die Macht des Wortes

Gerade ein Arzt sollte wissen, wie Worte verletzen können, aber noch viel mehr, wie Worte zu heilen vermögen. Der Heilungsprozess braucht mehr als nur die Wissenschaft. Ich kenne nur wenige Heilmittel, die mächtiger sind und kostengünstiger als ein sorgsam gewähltes Wort. Kranke Menschen bedürfen der Anteilnahme, die in erster Linie durch Worte vermittelt wird. Das Gespräch mit dem Patienten, das stets auch eine therapeutische Wirksamkeit hat, wird oft als Werkzeug in der Ausrüstung eines Arztes unterschätzt. Im Praxisalltag erleben wir immer wieder Beispiele für die heilende Kraft von Worten. Das Übermitteln von Zuversicht, das Entdecken eines Silberstreifens am Horizont auch in finsterer Situation, ist ärztliches Tun. Dies hat wenig mit Wahrheit oder Irrtum zu tun. Es rührt aus dem tiefsten Bestreben her, wirklich Arzt zu sein und dem Patienten zu helfen, mit einer scheinbar hoffnungslosen Lage fertig zu werden und zu gesunden, wann immer es möglich ist. Faszinierende Erkenntnisse der Neuro-Psycho-Physiologie beweisen, dass sich gesprochene Worte dauernd in Form von neurophysiologischen elektrischen, biochemischen oder hormonellen Entsprechungen materialisieren.

Man sieht nur mit dem Herzen gut, das Wesentliche ist für die Augen unsichtbar.
Antoine de Saint-Exupéry

Häufig verstehen Ärzte die Welt des Patienten nicht und gehen sehr unbedacht mit dem Gebrauch der Worte um. Schalten Sie daher auf Durchzug, oder hinterfragen Sie wenigstens kritisch, wenn Sie folgende Sätze von Ärzten – egal in welchem Kontext – hören:

- »Wir können nichts mehr für Sie tun.«
- »Das ist alles Quatsch!«
- »Mit diesem Tumor können Sie höchstens noch so viel Zeit, Monate oder Jahre überleben.«
- »Das ist überhaupt nicht bewiesen!«
- »Das ist ja nur Wasser ohne Inhalt.«
- »Sie sind besonders gefährdet.«

Damit Sie die Sprechstunde für sich optimal nutzen, beachten Sie möglichst vor und während dem Gespräch mit Ihrem Arzt die Punkte der Checkliste auf folgender Seite.

Tipp

Finden Sie Ärzte, die Ihnen trotz Ihrer Erkrankung positive Botschaften zu vermitteln suchen und nicht einer Schwarz-Weiß-Malerei verfallen.

CHECKLISTE

Arzt-Patienten-Gespräch

- ✔ Notieren Sie sich schriftlich vor Ihrem Besuch, was Sie fragen und ansprechen wollen.
- ✔ Falls Sie sich schwach oder hilflos fühlen, nehmen Sie unbedingt einen Angehörigen oder Freund mit zu den entscheidenden Gesprächen, der Sie in Ihrem Anliegen wirksam unterstützen kann.
- ✔ Schildern Sie Ihre Krankheitsgeschichte oder Beschwerden möglichst im Detail und konkret.
- ✔ Orientieren Sie Ihren Arzt nach Möglichkeit über alle Verschreibungen anderer Therapeuten, auch über eventuelle Selbstmedikationen.
- ✔ Berichten Sie ihm den Behandlungsverlauf und die Verträglichkeit von Medikamenten.
- ✔ Fragen Sie ihn ruhig nach verschiedenen Möglichkeiten der Behandlung, auch wenn er sie gegebenenfalls an weitere Ärzte verweist.
- ✔ Trotz Zeitknappheit: Stellen Sie wirklich alle Ihre Fragen an den Arzt, und lassen Sie sich nicht vorzeitig abwimmeln. Vereinbaren Sie gegebenenfalls einen weiteren Beratungstermin für Ihre Therapieplanung
- ✔ Berücksichtigen Sie, dass Ihr Arzt aus zeitlichen oder anderen Gründen eventuell manchmal nicht so auf Sie eingeht, wie Sie es gewohnt sind.
- ✔ Hoffen Sie auf Heilung, aber erwarten Sie vom Arzt oder Therapeuten keine Wunder.

Info

GfBK-Infoblatt *Der mündige Krebspatient*. Tel. 06221 138020, www.biokrebs.de

Buchtipp: Herbert, Sybille: *Überleben Glückssache*. Scherz 2005

Angst und Druck

Am wichtigsten und hilfreichsten war für mich die Aussage einer Freundin: Ich bin für dich da.

Anette Rexrodt von Fircks

Sobald ein Optimist ein Licht erblickt, das es gar nicht gibt, findet sich ein Pessimist, der es sofort wieder ausbläst.

Guarechi

Angst ist eine natürliche und lebensnotwendige Reaktion auf tatsächliche Bedrohungen, die Angst vor der Angst aber ist zu einem der drückendsten Probleme unserer Zeit geworden. Die immer perfideren Formen des Terrors, unser Bewusstsein darum und die Unfähigkeit der Menschheit, diesem adäquat zu begegnen, erzeugen zunehmend Angst und Furcht. Ungern setzen wir uns wirklich mit diesen Gefühlen auseinander, wir verdrängen sie lieber ins Unbewusste.

Die Erkrankung Krebs wird bei jedem Betroffenen verschiedene negative Gefühle in unterschiedlicher Intensität auslösen. Verzweiflung, Panik, Depression, Wut, Sorgen, Teilnahme- oder Interesselosigkeit sind Gefühle, mit denen Krebskranke häufig zu kämpfen haben. Die meines Erachtens bedeutendste und komplexe Emotion ist die Angst: Angst vor dem Tod, aber auch Angst vor dem, was diese Erkrankung an Unwägbarem beinhaltet. Es ist vollkommen natürlich, dass der Mensch auf eine solche existenzielle Bedrohung mit Angst reagiert.

Dennoch ist Angst eine Begleiterscheinung von Krebs, die im Umgang mit der Erkrankung viel zu wenig beachtet wird. Im Zusammenhang mit therapeutischen Entscheidungen oder der Einschätzung des Krankheitsprozesses ist diese im Hintergrund ständig anwesende Emotion häufig ausgeklammert und wird verdrängt. Eine oft quälende Ungewissheit und die überwältigende Last von offenen Fragen, die die Krebserkrankung für die meisten Menschen mit sich bringt, werden in der Medizin und Öffentlichkeit genutzt, um massiv Druck auszuüben, und missbraucht, um mancherlei unseriöse Geschäfte zu machen. Eine repräsentative Umfrage der österreichischen Zeitschrift *Freie Presse* aus dem Jahr 1995 zur den häufigsten Krankheitsbildern in den Industrienationen zeigte, dass 13-mal mehr Bürger vor einer Krebserkrankung Angst haben (65 %) als vor den mindestens genauso oft auftretenden Herz-Kreislauf-Erkrankungen (5 %). Angst ist bekanntermaßen einer der stärksten Motoren für Aggression, und bei der Krebserkrankung steht die Aggression sowohl beim krankhaften Prozess wie auch bei einigen therapeutischen Ansätzen im Vordergrund.

Der Patient Reinhard Judith, der trotz nachhaltiger ärztlicher Empfehlung eine Operation seines Prostatakarzinoms ablehnte und sich mit anderen Methoden insbesondere der Komplementärmedizin behandeln ließ, sagt:

- »Man darf sich von niemandem Angst machen lassen bei dieser Krankheit, denn Angst ist das Schlimmste dabei. Ich glaube, dass der Krebs in der Angst wächst.«

Angst ist nicht nur bei dem Patienten vorhanden, sondern auch beim Arzt. Er gesteht sie sich leider nur seltener ein. In meinem Beratungsalltag erlebe ich, dass gerade Krebskranke oft besonders sensible Menschen sind. Sie nehmen feinfühlig auch die Empfindungen ihrer Umgebung wahr. Indem sie sich mit vielen Gedanken der Umfeldes unbewusst assoziieren, verschlimmern sie manchmal noch zusätzlich ihre Symptomatik. Eine Patientin zitierte ihren Arzt mit den Worten: »Ja, wollen Sie sich auf dem Friedhof wiederfinden?!« Solche Sätze schüren natürlich die Ängste der Krebskranken und erschüttern sie aufs heftigste. Es sind immer mehr Patienten, denen es gelingt, trotz großem Druck und Panikmache ihren eigenen Weg zu gehen und dabei über sich selbst hinauszuwachsen.

Die Stichpunkte der Checkliste Angstbewältigung können Ihnen helfen, Ihren Ängsten besser zu begegnen.

Eine einfache Übung, um mit alltäglichen Ängsten und Ärgernissen besser fertig zu werden, ist der Emotionale Stressabbau aus der angewandten Kinesiologie (→ S. 70). Die Übung kann eine gewisse Erleichterung bewirken, ist aber keinesfalls als Patentlösung für alle Ängste gedacht!

Info

Buchtipp: Diamantidis, Tanja: *Den Krebs bewältigen und einfach wieder leben – Angst zurücklassen.* Trias 2004

CHECKLISTE

Angstbewältigung

- Sie dürfen sich Ihrer Angst stellen, denn sie ist eine normale seelische Reaktion.
- Versuchen Sie, Ihre Ängste möglichst zu konkretisieren. Wovor genau haben Sie Angst? Indem Sie Ihre Ängste benennen und sie beispielsweise aufschreiben, können Sie genauer zwischen ihren persönlichen Ängsten, den Ängsten der familiären Umgebung und den subjektiven Ängsten der behandelnden Ärzte unterscheiden.
- Wenn Sie sich über Ihre Krankheit umfassend informieren, tragen Sie schon viel dazu bei, aktiv Ihrer Angst zu begegnen.
- Aktivität nicht Aktionismus vermindert Angst.
- Sprechen Sie mit Menschen, denen Sie vertrauen, über Ihre Ängste.
- Sinnvolle Aktivitäten wie soziale Kontakte, Entspannungsverfahren, Einnahme pflanzlicher Präparate oder meditative Übungen können Sie bei Ängsten ebenfalls unterstützen.
- Sie dürfen sich entsprechend Ihrer persönlichen Vorlieben ablenken: Lesen Sie ein spannendes Buch, schauen Sie sich einen Fernsehkrimi an, hören Sie Ihre Lieblingsmusik, oder stürzen Sie sich in Gartenarbeit.
- Stellen Sie sich Ihre Angst als eines Ihrer Kinder vor, mit dem Sie wie eine liebevoll besorgte Mutter oder ein liebevoll besorgter Vater direkt zu sprechen suchen.
- Holen Sie sich Hilfe. Ehepartner, Freunde und vertraute Menschen sind meist mehr bereit Ihnen tatkräftig unter die Arme zu greifen oder Sie moralisch zu unterstützen als Sie glauben. Sie wissen aber oft nicht, was sie konkret für Sie tun können. Formulieren Sie genau Ihre Bedürfnisse, damit die anderen wissen, wie Sie Ihnen helfen können.

ÜBUNG

Emotionaler Stressabbau (ESA)

Sie können diese Übung morgens im Bett liegend bereits anwenden. Schließen Sie die Augen und halten jeweils Ihre drei mittleren Finger auf die beiden Stirnbeinhöcker, zwei wichtige Reflexpunkte, die in der angewandten Kinesiologie auch Stressreduzierungspunkte genannt werden. Sie liegen 2–3 Fingerbreit oberhalb der Mitte unserer Augenbrauen. Stellen Sie sich bildhaft eine problematische Situation vor. Lassen Sie Ihre Finger so lange liegen, wie es Ihnen angenehm ist. Das Bild mit der unguten Szene verschwindet allmählich. Auch wenn es wieder auftaucht, haben Sie einigen Stress dieses Bildes sozusagen abgeleitet. Wiederholen Sie diesen Vorgang ruhig einige Male.

Vielleicht entspannen Sie auf diese Art lediglich, ohne dabei an ein Problem zu denken. Oder Sie nützen die Gelegenheit, eine Stresssituation, die bald auf Sie zukommen wird, bereits im Vorfeld zu entschärfen.

Sie erreichen einen ähnlichen Effekt, wenn Sie die Augen schließen, eine Hand flach auf die Stirn legen und die andere Hand in den Nacken. Halten Sie diese Position für einige Minuten, bis Sie sich entspannt fühlen. Nützlich und angenehm kann es auch sein, wenn Ihr Partner diese Übung mit Ihnen macht.

Abends angewendet hilft die ESA-Technik ein belastendes Erlebnis des Tages zu verarbeiten oder sich auf bevorstehenden Stress mental vorzubereiten. Um erlebte Belastungen möglichst wirkungsvoll abzubauen, kreisen Sie beim Gedanken an das Problem zusätzlich mit den Augen. Sie denken also an die Stresssituation, berühren weiterhin die Stirnbeinhöcker und kreisen dabei gleichzeitig mit beiden Augen mindestens dreimal im Uhrzeigersinn und dreimal entgegengesetzt.

Vertrauen und Resonanz

Von elementarer Bedeutung für das Gelingen einer Therapie ist es, dass Sie Vertrauen in Ihren behandelnden Arzt und seine Methoden aufbauen, falls es nicht bereits vorhanden ist. Genauso wichtig ist die hoffnungsvolle Zuversicht, mit der Sie die empfohlenen Heilmittel anwenden.

Sobald wir lernen uns selbst zu vertrauen, fangen wir an zu leben.
Johann Wolfgang von Goethe

Das Vertrauen in die Methode ist ein Teil ihrer Wirkung.
Diese Tatsache wird kein seriöser Wissenschaftler leugnen, lediglich die ideale Messmethode für die Quantifizierung fehlt noch (→ Gefühlte Sicherheit und innere Stimme S. 49).

Man kann auch davon sprechen, mit einem Mittel oder Verfahren »in Resonanz zu gehen«.

Schon, wenn es um die Operation (→ Operation – bessere Heilungschancen durch gute Vorbereitung S. 88) geht, können Sie mit verschiedenen Standards konfrontiert werden. In diesem Zusammenhang werden Sie sich fragen: »Was ist das Beste für mich?« und »Wer ist der beste Operateur?« Sind da tatsächlich die Listen der Zeitschrift Focus maßgebend? Oder zählt vielleicht für Sie mehr die Erfahrung einer Betroffenen in der Selbsthilfegruppe, die sich von ihrem Operateur phantastisch behandelt fühlt?

Nicht nur Vertrauen in den Arzt und das Heilmittel, auch Selbstvertrauen ist gefragt; wobei eins mit dem anderen eng zusammenhängt. Das Verhältnis und der Umgang der Betroffenen mit sich selbst ist ein fundamentaler Faktor für Erfolge in der Krebsbehandlung.

- Solange Patienten sich ablehnend gegenüber sich selbst verhalten, kann auch die beste Therapie nur bedingt erfolgreich sein.

Wenn jemand sich und seinen Körper mit den gegenwärtig vielleicht versagenden Organen nicht besonders mag, wird er sich kaum etwas gönnen, das ihn aufbaut. Ein gesundes Maß an Selbstliebe ist deshalb ein therapieunterstützendes Ziel. Suchen Sie nach Möglichkeiten, Kränkungen zu überwinden. Lernen Sie, sich selbst nicht abzulehnen und auch nicht zu etwas zu zwingen.

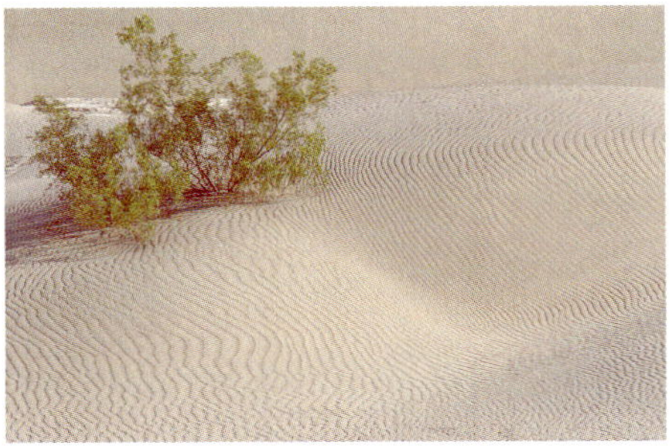

Vertrauen ist eine Oase im Herzen, die von der Karawane des Denkens nie erreicht wird. Khalil Gibran

Sie können jederzeit einen wertvollen Beitrag zu Ihrer Genesung leisten, wenn Sie sich liebevoll trösten und Ihren inneren Heiler persönlich ansprechen. Selbstredend ist, dass mit dieser Aussage die Unterstützung durch andere Menschen keinesfalls in Frage gestellt werden soll – im Gegenteil: Die Zuwendung von außen wird mit dem besseren Zugang zum inneren Heiler sicher intensiver erlebt.

Verfolgen Sie einmal den Ursprung des Wortes beobachten, und zerlegen Sie das Wort in seine Bestandteile »be« und –»obacht«. Während das Wörtchen »be« im althochdeutschen Sinne von »bei« gebraucht wird, um einen Beziehungszusammenhang auszudrücken, steht das Wort »Obacht« für Aufmerksamkeit. Wie viel Aufmerksamkeit widmen wir in unserer hektischen Welt uns selbst, mit wie viel Obacht sind Ärzte heute beim Patienten als geistig-körperlich-seelische Einheit?

Tipp

Legen Sie mehr Gewicht auf den Aufbau von Resonanz zu Ihrer Therapie als auf die Suche nach immer neuen oder vielfältigeren Möglichkeiten der Behandlung. Ohne den Sonnenstrahl von innen, kann kein therapeutischer Samen wachsen.

Info

Buchtipp: Derbolowsky, Udo und Derbolowsky, Jakob: *Liebenswert bist Du immer.* Junfermann 2003

ÜBUNG

Achtsamkeitsübung

Mit dieser einfachen Übung können Sie immer und fast überall – natürlich in unterschiedlicher Intensität – Ihre Achtsamkeit schulen, indem Sie im Körper hinfühlen, wo etwas angespannt ist oder schmerzt:

Setzen oder legen Sie sich bequem für kurze Zeit hin, schließen Sie die Augen, und atmen Sie dreimal tief durch die Nase ein und durch den Mund aus. Wenn möglich legen Sie einfach Ihre Hand auf die betroffene Stelle, und fühlen Sie, was unter der Hand geschieht. Bleiben Sie mit Ihrer Aufmerksamkeit an diesem Punkt. Lenken Sie Ihren Atem ganz bewusst dahin. Sie können an diesen Ort einfach hinatmen; Ihre Hand dient lediglich als Lotse. Bleiben Sie mit Ihrer Aufmerksamkeit einige Augenblicke bis Minuten dort, und spüren Sie, was sich allein durch das Wahrnehmen und Ihre bewusste Hinwendung verändert. Es kann sein, dass es kribbelt, dass es wärmer wird, dass auch unangenehme Gefühle auftauchen. Lassen Sie es geschehen, und kehren Sie immer wieder zum Atem zurück, den Sie dorthin lenken. Wenn Ihnen keine Stelle einfällt, legen Sie Ihre Hand auf den Solarplexus, das Sonnengeflecht ungefähr eine Handbreit unterhalb Ihres Brustbeins.

Nach einiger Zeit wird sich etwas verändern. Vielleicht ist der Schmerz nicht mehr da, oder es löst sich eine Anspannung. Wenn Ihnen die Übung gut tut, wiederholen Sie sie so oft wie möglich. Möchten Sie die Übung unter Anleitung ganz entspannt genießen, finden Sie sie auch auf der CD im Kalender *Bewusste Gesundung* von Ebo Rau und mir, zu beziehen über die Gesellschaft für Biologische Krebsabwehr, www.biokrebs.de

Ebo Rau: Frontenwechsel vom Arzt zum Patienten

Mein Kollege Ebo Rau ist einer der wenigen Menschen, die mit der Krankheit Krebs nicht nur als Arzt, sondern auch als Betroffener konfrontiert waren. Die Erkrankung mit einer damals sehr schlechten Prognose änderte sein Leben von einem Tag auf den anderen vollkommen. Im November 1997 ereilte ihn aus heiterem Himmel die Diagnose eines Bauchspeicheldrüsenkrebses (Pankreaskopfkarzinom T3). Die Heilungschancen waren minimal. Heute wirkt er als Botschafter und Vorstandsmitglied für die Gesellschaft für Biologische Krebsabwehr, hält Vorträge und motiviert zahlreiche Menschen mit seinen wundervollen Kalendern, von denen ich zwei mit ihm gestalten durfte.

Was hat die Diagnose in Ihnen ausgelöst? Wie haben Sie reagiert?

Ebenso wie viele andere Krebspatienten: mit einem Schockzustand, anfänglicher Hilflosigkeit und Todesangst. Zu meinem eigenen Erstaunen resignierte ich jedoch nicht. Ich begann bereits am zweiten Tag meiner Erkrankung mit Eigenaktivität: Ich schrieb ein Tagebuch für mich, meine Familie und meine engsten Freunde.

Ich äußerte meine Gefühle wie nie zuvor in meinem Leben. Ich durfte weinen und ebenso herzlich lachen, schwach und hilflos, traurig und glücklich sein, innig umarmen, aber auch nein sagen, wenn es notwendig war. Ich konnte meine Ängste zeigen, ohne die Hoffnung und den Mut zum Leben zu verlieren.

Ich setzte mich mit dem drohenden Tod auseinander. Auch wenn es mir sehr schwer fiel, akzeptierte ich die Diagnose – nicht die Prognose – und die Möglichkeit, dass mein Leben zu Ende ging. Ich überließ den Zeitpunkt des Todes einer Höheren Macht. Dadurch wurde ich überraschenderweise weitgehend angstfrei. Mein Motto lautete: »Ich tue alles, was in meiner Macht und in meinen Möglichkeiten steht, um wieder gesund zu werden, und überlasse alles, was ich nicht beeinflussen kann einer Höheren Macht.«

Mein Leben änderte sich innerhalb von Sekunden. Ich musste meine geliebte, allerdings auch überfordernde Allgemeinpraxis aufgeben und mich auf ein Leben mit Krebs, mit der Möglichkeit des Todes und mit vielen körperlichen Einschränkungen einstellen. Ich hatte die Fronten gewechselt: vom Arzt zum Patienten!

Welche schulmedizinischen Therapien oder komplementären Behandlungen haben Ihnen bei Ihrem Heilungsprozess am meisten geholfen?

Ich verschlang jede Literatur, die mir einen sinnvollen Hinweis zur Aktivierung meiner Selbstheilungskräfte gab. Bereits am zweiten Tag meiner Erkrankung fiel mir das Buch *Wieder gesund werden* von Carl Simonton zu. Seine Therapie der bildhaften Vorstellung, das Visualisieren, war ein ganz entscheidender Faktor auf meinem Gesundungsweg. Ich visualisierte täglich – völlig laienhaft, ohne jede Ausbildung und nur mithilfe der Meditationskassette, die zu dem Buch gehört. Das Wichtigste für mich war das gute Gefühl, selbst etwas zu meiner Gesundung beitragen zu können. Da mein Tumor anfangs wegen der Größe und Lage für vorläufig inoperabel erklärt wurde, konnte ich die für mich sinnvolle Chemo- und Strahlentherapie mit der Kraft meiner Gedanken und Bildervorstellung unterstützen und mich mental auf die hoffentlich kurative (heilende) Operation einstellen.

Wie haben Sie selbst aktiv zu Ihrem Heilungsprozess beigetragen?

Im Laufe der Zeit lernte ich »zufällig« Dutzende von sogenannten Zusatz- oder Alternativverfahren auf biologischer Basis kennen und schätzen, z. B. Qigong, die Krebs/Windatmung, Reiki, Tai Chi, Yoga, Atemtherapie, Geistiges Heilen, Fernheilung, natürlich auch Misteltherapie, Kräuter-, Nahrungsergänzung-, homöopathische Therapie, Hyperthermie und das Autonomie-Training.

Mein Grundsatz lautete: »Erprobe möglichst viele Therapiemethoden.« Sie sollten jedoch folgende Merkmale erfüllen:

- ... nachgewiesenermaßen keine bleibenden Nebenwirkungen haben.
- ... nichts Unmögliches versprechen.
- ... den Geldbeutel nicht ausrauben.
- ... bei mir gutes Gefühl und Vertrauen zu der Therapie und dem Therapeuten auslösen.
- Schließlich musste ich jederzeit mit gutem Gewissen wieder aufhören können, wenn ich diese Therapie meinem Gefühl nach nicht mehr benötigte.

Ich werde oft gefragt, welche von den vielen Behandlungsmethoden mir am meisten geholfen hat und antworte immer darauf, dass jede Methode zu ihrem jeweiligen Zeitpunkt sinnvoll war. In meinem Fall haben Schulmedizin und Biologische Krebsabwehr wunderbar zusammengearbeitet, Arzt und Patient waren eine Einheit mit gegenseitigem Vertrauen. Vor allem fühlte ich mich wohl dabei. Ich war ein aktiver Patient und nicht ein hilfloses Opfer! Ja, und dann kam als Geschenk noch die Gnade »von oben« dazu: meine Heilung!

Auch neun Jahre nach der Diagnose mache ich jeden Morgen meine sogenannte »Morgentoilette«. Sie besteht aus meinen Lieblingsübungen aus dem Yoga, Qigong und den 5-Tibetern und ist beschrieben in dem Kalendarium *Impulse von Mensch zu Mensch*. Zusätzlich nehme ich allmorgendlich die »Zwanzig verbundenen Atemzüge«. Diese Übung finden Sie in dem immerwährenden Kalender *Bewusste Gesundung*. Täglich versuche ich aufs Neue, autonom (selbstständig) und positiv zu leben. Dabei beobachte ich mich selbst, bei welchem Verhalten ich mich wohl bzw. unwohl fühle. Ich höre jetzt häufiger auf meine Innere Stimme und sage manchmal nein, wenn ich das Gefühl habe, dass mir etwas nicht gut tut. Hierzu habe ich durch das Autonomie-Training nach Dr. Ronald Grossarth-Maticek wertvolle Anregungen erhalten.

Würden Sie sagen, dass die Erkrankung etwas Positives in Ihrem Leben bewirkt hat?
Ja, die Krankheit hat auch ihre positiven Seiten. Sie schenkte mir einen Zugang zu mir selbst, weitgehende Angstfreiheit insbesondere vor dem Tod, mein Vertrauen in die Höhere Macht und tägliche Dankbarkeit für mein Leben. Wäre es nicht schön, wenn wir diese Eigenschaften ohne Krankheit – in gesundem Zustand – finden könnten?

Welchen ganz persönlichen Rat möchten Sie anderen Krebspatienten mit auf den Weg geben?
Mein Tipp an Mitbetroffene und deren Angehörige: Seien Sie ehrlich und liebevoll zu sich und anderen. Suchen Sie intuitiv Ihren eigenen Krankheits- bzw. Gesundungsweg, mit dem Sie einig sind, und auf dem Sie sich wohl fühlen – so gut es eben möglich ist.

»Das Bewusste Heute«*

Ich freue mich auf heute, denn
...Heute liebe ich mich selbst
...Heute kann ich Last loswerden
... Heute lebe ich noch und bin dankbar dafür
... Heute fasse ich wieder neuen Mut, eigenständig zu sein
... Heute kann ich manchen Gefühlsschmerz wirksam auflösen
... Heute kann ich mich auch allein und in der Stille wohl fühlen
... Heute werde ich zwanghaftes Festhalten wirkungsvoll angehen
... Heute kann ich meine Krankheit akzeptieren und mit ihr umgehen
... Heute werde ich mir nur positive Bilder – Visualisation – vorstellen
... Heute kann ich meinen Energiehaushalt durch Eigenaktivität verbessern
... Heute lese ich gute Bücher, die mir Hinweise auf meine Gesundung geben
... Heute nehme ich die Vitamine »L« Liebe, Lust, Lachen und Loslassen ein
... Heute werde ich ambivalente Probleme lösen, indem ich mich entscheide
... Heute kann ich glauben, dass jedes Ereignis seine tiefe Bedeutung hat
... Heute beobachte ich mich selbst und ändere das, was mir nicht gut tut
... Heute werde ich meine intuitive Weisheit immer wieder befragen
... Heute kann ich neue Hoffnung für meine Gesundung schöpfen
... Heute kann ich alte Freunde treffen oder neue kennen lernen
... Heute werde ich nein sagen, wenn mir etwas nicht wohl tut
... Heute werde ich mir helfen lassen und bin dafür dankbar
...Heute kann ich mir und anderen endlich verzeihen
...Heute bin ich glücklich, weil es ein Heute gibt
Glaube
(De)Mut
Vertrauen
Seele, Liebe
Dankbarkeit
Zufriedenheit
Leben(digkeit)

Dieser »Heute-Baum« lässt sich endlos fortsetzen. Jeder kann seinen eigenen Baum pflanzen und schmücken. (Ebo Rau)

* aus : Immerwährender Kalender von Ebo Rau/György Irmey: Bewusste Gesundung, www.biokrebs.de

Selbsthilfe in der Gruppe

Selbsthilfegruppen sind Ausdruck für die Bereitschaft von krebskranken Patienten, die Verantwortung für ihre Erkrankung nicht nur dem Arzt oder Therapeuten zu überlassen, sondern sich selbst aktiv mit den Möglichkeiten der Gesundung auseinanderzusetzen. In den Gruppen können die Betroffenen sich gegenseitig Anregungen für einen konstruktiven Umgang mit der Erkrankung geben. Hier findet man Zeit füreinander, die der Arzt sich häufig nicht nehmen kann. Die Gruppen dienen dem Erfahrungsaustausch über Wirkungen und Nebenwirkungen verschiedener Medikamente sowie über behandelnde Therapeuten, Ärzte und Klinken. Die Kranken haben Verständnis für das Leid des anderen, insbesondere für Aspekte, die Nicht-Betroffene schwer nachvollziehen können. Der rasante Anstieg der Zahl von Selbsthilfegruppen macht deutlich, dass die Patienten bei der Bewältigung ihrer Erkrankung mitreden möchten. Auch wenn einzelne Selbsthilfegruppen durch ihre Kontakte zur pharmazeutischen Industrie ins Zwielicht geraten sind, halte ich sie prinzipiell für eine der besten Anlaufstellen, um aussagekräftige Informationen über die Krankheit zu erhalten.

Einfache Menschen haben die Arche Noah gebaut, Fachleute die Titanic.

Sergio Bambaren

Nach Schätzungen des Robert-Koch-Institutes engagieren sich im Jahr 2006 deutschlandweit rund drei Millionen Menschen in 70 000 bis 100 000 Selbsthilfegruppen. Zu fast allen gesundheitlichen, psychosozialen und sozialen Themen gibt es solche Zusammenschlüsse. Selbsthilfegruppen, -organisationen und -kontaktstellen zählen mittlerweile zu anerkannten Partnern im Gesundheitswesen und sind mit wenigen Vertretern sogar im gemeinsamen Bundesausschuss von Ärzten und Krankenkassen vertreten. In repräsentativen Umfragen geben drei Viertel der Bevölkerung an, dass sie sich im Krankheitsfalle einer Selbsthilfegruppe zuwenden würden. In den 80er und 90er Jahren des 20. Jahrhunderts erfuhr die organisierte Selbsthilfe einen massiven Aufschwung. Ohne Zweifel kann man sagen, dass gerade die zur Bewältigung der Krebserkrankung gegründeten Gruppen – allen voran die Frauenselbsthilfe nach Krebs e. V. – Pioniere und Wegbereiter einer engagierten

Selbsthilfegruppenarbeit waren. Aus einer kleinen Gruppe Mannheimer Frauen ist ein deutschlandweites Netzwerk mit einem Bundesverband, zwölf Landesverbänden und 442 Gruppen geworden, in denen zur Zeit etwa 50 000 Menschen Rat und Hilfe finden.

Wie allgemein bekannt ist, sind die Mittel im Gesundheitswesen knapper denn je. Daher ist es nicht verwunderlich, dass die pharmazeutische Industrie den direkten Kontakt zu den Patienten sucht und nicht an den Arzt herantritt, der zahlreiche Arzneimittel ohnehin nicht mehr zu Lasten der gesetzlichen Krankenversicherung verschreiben kann. Erschrocken war ich persönlich anlässlich eines Vortrages bei einer Selbsthilfegruppe, bei dem die Leiterin eine Veranstaltung mit einem Kollegen von mir ankündigte und schon im Vorfeld eine spezifische in dem Vortrag dargestellte Laboruntersuchung mit 20 % Rabatt für alle Gruppenmitglieder anbot. Die Frage, die sich aufdrängt: Bringt diese Untersuchung eine aufschlussreiche Aussage für den Einzelnen? Bedeutet sie vielleicht für einige wenige in der Gruppe eine Hilfe, und beschert sie allen anderen nur vermeidbare Zweifel, Ängste oder Sorgen? Dieses Beispiel lässt sich übertragen auf Methoden und Medikamente, die in der Gruppe empfohlen werden. Die Gefahr besteht, dass nicht mehr nach sorgfältigem Abwägen der individuellen Situation, sondern aus anderen Motiven heraus Entscheidungen gefällt und Therapien in Angriff genommen werden.

Jedes zehnte Pharmaunternehmen pflegt Kontakte zu Selbsthilfegruppen. Diese Kooperation hat durchaus auch positive Seiten. Wichtig ist es im Sinne der Transparenz, alle Aspekte der Zusammenarbeit deutlich offenzulegen. So kann der Einzelne, der durch seine Krankheit schon mehr als genug zu tragen hat, vermeiden, dass er durch gezielte Manipulation in die Irre geleitet wird. Wer um sein Leben ringt, greift dankbar nach jedem Strohhalm – dies darf nicht ausgenutzt werden. Und nicht immer sind die neuesten und teuersten Entwicklungen auch die besten! (→ S. 113)

- Je besser Sie sich informieren, desto größer ist Ihre Chance, sich trotz der vielfältigen Einflüsse von allen Seiten Ihre eigene Meinung zu bilden und herauszufinden, was für Sie das Richtige ist.

Mehr Selbstverantwortung und Mündigkeit im Umgang mit der Erkrankung können sehr wirksame Faktoren eines bewussten Heilungsweges sein. Die Checkliste unterstützt Sie bei der Suche nach einer geeigneten Gruppe.

Info

www.nakos.de
www.frauenselbsthilfe.de

Selbsthilfegruppen

CHECKLISTE

- ✔ Fühle ich mich in der Gruppe mit meiner Krankheit und meinen Problemen wirklich angenommen?
- ✔ Diskutiert die Gruppe ernsthaft verschiedene Aspekte meiner Krankheit, oder ist der Informationsaustausch eher oberflächlich?
- ✔ Sind zu Veranstaltungen der Gruppe Referenten unterschiedlicher medizinischer Richtungen eingeladen, oder spiegeln die Vorträge nur eine bestimmte Fachmeinung wider?
- ✔ Erhält man Informationsschriften verschiedener Institutionen und Firmen, oder zeigt das Angebot eher eine einseitige Auswahl?
- ✔ Beschränken sich die Empfehlungen in der Gruppe auf die immer gleichen Standardlösungen, oder bleibt Raum für individuelle Ansätze?
- ✔ Bekommen Mitglieder der Gruppe Reisekosten zu Veranstaltungen spezieller Firmen oder zu Kongressen, bei denen diese Firmen vertreten sind, auffallend großzügig erstattet?
- ✔ Kommt das Logo einer Firma häufig in den Druckerzeugnissen der Selbsthilfegruppe vor?
- ✔ Werde ich in der Gruppe akzeptiert, wenn ich mir die Freiheit nehme, im Umgang mit meiner Erkrankung einen ganz anderen Weg einzuschlagen als die Mehrzahl der Mitglieder?

Der Krankheit individuell begegnen

Die Aufmerksamkeit in der Auseinandersetzung mit der Krebserkrankung liegt zu sehr auf dem Streit zwischen den verschiedenen Richtungen in der Medizin. Die moderne Schulmedizin bietet schon unüberschaubar viele Therapiemöglichkeiten mit unterschiedlichen Risiken – bei den biologischen Verfahren können Sie nach Aussagen des Wiener Onkologen Wrba allein im deutschsprachigen Raum unter 500 Mitteln und Methoden wählen. Natürlich ist es nicht sinnvoll, alle in Frage kommenden Verfahren anzuwenden.

Tue alles, was in Deinen Möglichkeiten steht und Dir gut tut, ohne anderen zu schaden. Überlasse alles, was Du nicht beeinflussen kannst, getrost einer Höheren Macht. Verliere den Glauben und die Hoffnung nicht. Unterstütze jede sinnvolle Therapie!

Ebo Rau

- Neben den Empfehlungen Ihres Arztes und der medizinischen Fachmeinung kommt es letztendlich nicht nur darauf an, **was** Sie tun, sondern vor allem **wie** Sie es tun.

Wir alle sind Menschen mit einem eigenen Weltbild, das viele Gemeinsamkeiten, aber auch Unterschiede aufweist. Ärzte und Therapeuten schauen mit ihrem persönlichen Blickwinkel auf die Realität, genauso wie alle Ihre Angehörigen, Freunde oder Berufskollegen. Gerade bei Ärzten, die sich intensiv um Krebskranke kümmern, ist die Perspektive durch die alltägliche Erfahrung von Angst, Leid und Sorge gekennzeichnet, weil diese das Krankheitsbild oft prägen.

Manchmal ist es notwendig, sich mithilfe von Freunden oder mit der Unterstützung eines Therapeuten zu verdeutlichen, inwieweit sich die sogenannte objektive Realität von der individuellen Wirklichkeit unterscheidet. Krebs ist zunächst eine medizinisch klar definierte und messbare Organveränderung. Die persönlich empfundene Wirklichkeit hingegen ist für jeden Menschen anders und nimmt die Realität durch einige Filter wahr. Ich meine, man muss nicht alles quantifizieren, um die Wirklichkeit zu erfahren. Beschränkt man sich zu sehr auf das Messbare, entsteht eine Fixierung auf die körperliche Seite der Beschwerden. Von Heilung spricht man in der Medizin dann, wenn die Beschwerden verschwunden sind, der Tumor beseitigt ist, oder wenn eine festgelegte Norm erreicht wird.

- Die Krebserkrankung mit all ihren unterschiedlichen Aspekten kann für den einen Patienten das Ende, für den anderen einen Neuanfang bedeuten.

Nachdem Sie die Erkrankung für sich bewertet haben, ist der nächste Schritt herauszufinden, welcher Weg, ihr zu begegnen, für Sie am besten geeignet ist, um dann in diese Richtung mit innerer Überzeugung zu gehen. Dabei können und dürfen Sie durchaus auch einmal vom gewählten Pfad abweichen oder Umwege einschlagen. Je klarer jedoch Ihr Ziel ist, desto eher können Sie es erreichen bzw. wieder auf den Weg zurückfinden.

Vergleichen Sie eine anstehende therapeutische Entscheidung mit einer Bergwanderung:
Sie möchten einen hohen Gipfel erklimmen, den Sie vor Augen haben. Es fängt damit an, das richtige Schuhwerk auszusuchen. Sie nehmen sich entsprechend Proviant mit nach Ihren Bedürfnissen und den Erfordernissen Ihres Vorhabens. Und Sie müssen sich dem Wetter entsprechend kleiden. Es wird Momente geben, da ist der Gipfel im Nebel und nicht sichtbar. Dennoch ist er zumindest wie das Ziel einer Heilung in Ihrer Vorstellung immer da. Sie können natürlich von vielen verschiedenen Seiten mit ganz unterschiedlichen Steigungen und Hindernissen den Berg erklimmen, je nach Kondition mit unterschiedlichem Tempo der Bergspitze entgegengehen und zwischendurch die Zahl an Pausen einlegen, die Sie brauchen. Wenn Ihnen das Wetter einen Strich durch die Rechnung macht, müssen Sie vielleicht umkehren und später von einer anderen Seite den Weg zum Gipfel einschlagen. Sie merken, wie vielfältig der Weg sich darstellen kann.

Es ist wichtig, dass Sie eine Richtung finden, in die Sie gehen. Der Weg liegt dann zwar immer noch vor Ihnen, aber Sie haben eine Vorstellung davon, wo es für Sie lang geht.

Sobald Sie eine für sich wichtige und richtige Entscheidung gefällt haben, kann es geschehen, dass eine überaus geschätzte Person die Entscheidung vollkommen in Frage stellt. In dieser Situation ist es außerordentlich wichtig, nach innen zu horchen und sich nicht verunsichern zu lassen. Es ist mir bewusst, dass diese Empfehlung einfach klingt und in Anbetracht der Komplexität Ihrer Erkrankung nicht immer leicht umsetzbar ist. Häufig ist in so entscheidenden Momenten ein naives Gottvertrauen hilfreicher als eine rationale Überlegung, die Ihnen auch keine

Garantien vermitteln kann. Die bekannte Schweizer Forscherin und Nahtodexpertin Elisabeth Kübler Ross war fest davon überzeugt, dass die Menschen selbst ihr Leben in groben Zügen vorausplanen und Schicksalsschläge wie eine Krebserkrankung selbst gewählte Lernsituationen darstellen, die den Menschen helfen, ihre Lektionen zu durchlaufen. Diese Aussage kann nicht bedeuten, den Kopf in den Sand zu stecken, sondern impliziert, dass Lösungsmöglichkeiten vorhanden sind und der einzelne sie »nur« finden muss.

Jede Entscheidung – egal in welche Richtung sie geht- bringt Befürworter und Gegner mit sich. Diskussionen über den geeigneten therapeutischen Weg werden bei allen Krebserkrankungen oft kontrovers und manchmal äußerst emotional geführt. Eventuell sind Sie am Ende ganz verunsichert. Entscheiden Sie sich beispielsweise wie Irmhild Harbach-Dietz, die Leiterin der Beratungsstelle der Gesellschaft für Biologische Krebsabwehr in Berlin, dafür, ihren Brusttumor zunächst nicht operieren zu lassen, dann schlagen nicht nur die Ärzte die Hände über den Kopf zusammen (→ S. 129). »Wie kann jemand sich einbilden, einem Tumor nur mit Homöopathie und Gedankenkraft beikommen zu wollen?« Sie hat es anfangs mit beachtlichem Erfolg so gemacht und sich erst nach vielen Jahren aus nachvollziehbaren Gründen für eine Operation entschieden. Betrachtet man die rein statistischen Prognosen der Medizin, hätte sie zu diesem Zeitpunkt gar nicht mehr leben dürfen.

Umgekehrt kann es sein, dass Sie sich zu einer Chemotherapie als Nachbehandlung Ihres Tumors entschließen und Ihre auf Natur- und Alternativmedizin eingestellte Umgebung Ihnen mehr Angst vor dieser Therapie macht als nötig. Wenn aber Ihre innere Überzeugung und nicht der Druck der Ärzte Sie zu einer Chemotherapie bewegt, dann kann diese für Sie ein mächtiger Verbündeter sein!

- Es ist höchste Zeit, die Schwarz-Weiß-Malerei und den Dogmatismus in der Bewertung von Therapien und Methoden zu überwinden. Was für Sie zu einem gegebenen Zeitpunkt gut und richtig ist, kann für einen anderen Patienten mit demselben Krankheitsbild sich völlig anders darstellen!

Ein schlimmer innerer Spannungszustand (Distress) entsteht, wenn man sich zwischen zwei Möglichkeiten nicht entscheiden kann. Beide Varianten haben ihre positiven Seiten, doch die Situation wird problematisch, wenn man keine gedankliche Klarheit erlangt und keinen der zwei Wege gehen kann. Krebskranke befinden sich häufig in Entscheidungszwickmühlen, vor allem hinsichtlich belastender Therapien. Dabei gibt es grundsätzlich zwei Strategien, von denen Sie diejenige wählen, die besser zu Ihnen passt:

- Sie entscheiden sich für eine bestimmte aggressive und/oder belastende Behandlung und stellen sich die Frage: »Bin ich bereit, trotz fehlender Erfolgsgarantie, die zu erwartenden Nebenwirkungen einer Maßnahme in Kauf zu nehmen, und akzeptiere ich für den Fall, dass die Therapie scheitert, dass ich alles versucht habe?«
- Oder Sie entscheiden sich gegen eine bestimmte aggressive und/oder belastende Behandlung und fragen sich: »Mache ich mir später im Falle eines Fortschreitens der Erkrankung Vorwürfe, nicht alle Möglichkeiten ausgeschöpft zu haben, auch wenn diese Therapien meine Chancen nur geringfügig beeinflusst hätten?«

Um der Rationalitätsfalle zu entkommen und einen gefühlsmäßigen Zugang zu den Gründen unseres Herzens zu finden, gibt es eine hilfreiche Übung, die etwas abgewandelt aus der Arbeit von Phyllis Krystal *(Quelle 13)* stammt. Sie ist besonders dann sinnvoll, wenn Sie die Wahl zwischen zwei Varianten haben und nicht wissen, welche für Sie die »bessere« ist.

ÜBUNG

Die Waage

Schließen Sie die Augen, und entspannen Sie sich, indem Sie mehrmals tief ein- und ausatmen.

Visualisieren Sie (→ Die Kraft der inneren Bilder: Visualisieren S. 168) eine klassische Waage mit zwei Waagschalen. Legen Sie in die rechte Waagschale ein Symbol für die eine Variante. Geht es zum Beispiel um die Frage, welches von zwei Therapieangeboten Sie annehmen sollen, stellen Sie sich verkleinert den Chirurgen, das Bestrahlungsgerät, eine Infusionsflasche oder die Arzneipackung eines Präparates vor. In die zweite Waagschale legen Sie ein Symbol für die andere Behandlungsform, die zur Diskussion steht. Wenden Sie sich dann innerlich von der Waage ab. Nach einem kurzen Moment schauen Sie wieder hin. Die Möglichkeit, deren Waagschale nun tiefer liegt, hat für Ihre Seele mehr Gewicht. Das heißt, sie ist wohl eher ratsam als die andere.

Anette Rexrodt von Fircks: Entscheiden Sie sich für das Leben

Anette Rexrodt von Fircks steht beispielhaft für das Thema diese Kapitels. Nachdem ich schon über ihre sehr ansprechenden Bücher einiges von ihr erfahren hatte, begegnete ich ihr zum ersten Mal persönlich bei einer Vortragsveranstaltung der Sonnenbergklinik, zu der wir beide als Referenten eingeladen waren. Ihr Vortrag beeindruckte mich durch seine Authentizität und Natürlichkeit. Sie war fünfunddreißig Jahre alt, als sie erfuhr, dass sie Brustkrebs hatte. Bei einer Kur wurde ein ausgedehnter, tennisballgroßer Tumor in ihrer rechten Brust entdeckt, der bereits in die Lymphknoten gestreut hatte. Ihre Prognose war denkbar schlecht. Innerhalb von vierzehn Tagen unterzog sie sich zwei Operationen, verlor beide Brüste und bekam anschließend Chemo- und Strahlentherapie. Seit acht Jahren führt sie eine Antihormontherapie durch. Vor kurzem hat sie eine Stiftung gegründet, die vor allem krebskranken Müttern und ihren Kindern hilft. Die erste Mutter-Kind-Klinik wurde im November 2006 an der Ostsee eröffnet.

Was hat die Diagnose in Ihnen ausgelöst? Wie haben Sie reagiert?

Ich hatte niemals damit gerechnet, in so jungen Jahren an Brustkrebs zu erkranken. Aber »Leben ist wohl«, wie John Lennon einmal sagte, »das, was dir widerfährt, während du andere Pläne schmiedest.« Als die Diagnose gestellt wurde, war ich wie paralysiert, konnte nicht mehr denken, nicht fühlen, weder schreien, noch weinen. Ich habe mich gefühlt wie ein Ball, der durch die Luft fliegt. Meine drei Kinder waren erst drei, fünf und sieben Jahre alt. Niemand konnte mir zunächst helfen, meine Familie war, genauso wie ich, völlig entsetzt und sprachlos. Es war der kurze Satz einer Psychologin, die ich völlig verzweifelt um Rat gebeten hatte, der mich schließlich wachrüttelte: »Entscheiden Sie sich für das Leben!« Ein Allerweltssatz, der aber in die Stille meiner Verzweiflung treten und seinen Platz finden konnte. »Vielleicht schaffst du es ja doch«, flüsterte mir ein Gedanke. Diesen Satz wollte ich häufiger hören und »stellte« den Gedanken immer lauter, bis das Gefühl der Hoffnung aus jeder meiner Zellen echote. Ich entschied mich für das Leben, wurde aktiv und suchte mir ein kompetentes Zentrum, in dem ich mich behandeln ließ.

Welche schulmedizinischen Therapien oder komplementären Behandlungen haben Ihnen bei Ihrem Heilungsprozess am meisten geholfen?

Ich denke, dass viele Faktoren dazu beigetragen haben, dass ich heute noch lebe. Zum einen sicherlich das Können der Ärzte, zum anderen meine Familie und meine Freunde, die mich über einen sehr langen Zeitraum unterstützt und getragen haben, aber gewiss in hohem Maße auch meine Entscheidung nach ganz eigenen Wegen zu suchen. Und dann gibt es – so glaube ich – noch all die Faktoren, die uns völlig unbekannt und unvorstellbar sind.

Wie haben Sie selbst aktiv zu Ihrem Heilungsprozess beigetragen?

Der Wunsch zu leben, zu hoffen, Mut zu haben und Eigenverantwortung zu übernehmen, waren wohl meine ersten Schritte, mir selber etwas Gutes zu tun. Der Wunsch zu leben? Da stutzen viele. Ist das nicht selbstverständlich? Sicherlich, wie bei den meisten auch bei mir. Wir müssen aber an diesem Wunsch arbeiten, um einen Stein ins Rollen zu bringen, um etwas zu verändern, innerlich freier zu werden, Leben intensiver zu empfinden und Heilung zu unterstützen. Ich denke, dass es gerade in einer Krise wichtig ist, eine Bestandsaufnahme vom Leben zu machen – das sollten auch Gesunde hin und wieder tun! – um zu erkennen, was für ein Mensch ich bin, was mich einzigartig macht, mich am Leben hält, welche meine Ziele waren und sind. Mit wem will ich leben? Für wen und wofür lohnt es sich, wieder gesund zu werden, Operationen, Chemo- und Strahlentherapie auf sich zu nehmen?

In der monatelangen Zeit der Therapie mit zwei Operationen, Chemo- und Strahlentherapie begann ich, stapelweise Bücher zu lesen. Ich las von Betroffenen, die es geschafft hatten, studierte Berichte von Ärzten über ihre Erfahrungen mit krebskranken Patienten, über Krebs und das Immunsystem. Ganz besonders faszinierten mich Bücher von den Psychoonkologen, die alles Unsichtbare enthüllten und sichtbar machten. Durch sie erfuhr ich, dass Körper und Geist eine Einheit bilden, einander beeinflussen und auch im Heilungsprozess untrennbar miteinander verbunden sind. Ich lernte in einer Geschwindigkeit, wie noch nie zuvor und war regelrecht gierig nach mehr. Ich erlangte aber nicht nur neues Wissen, sondern konnte auch einiges sofort umsetzen. Mit Meditationen, Atemübungen, Vorstellungsbildern und im Bewusstsein, meine Erwartungen nicht auf der Stelle erfüllt zu sehen, begab ich mich auf meinen Weg. In mir breitete sich allmählich das Gefühl aus, vieles im Griff zu haben. Meine Hoffnung, dass ich es schaffen kann, wurde immer größer und ich spürte, dass ich lebte.

Würden Sie sagen, dass die Erkrankung etwas Positives in Ihrem Leben bewirkt hat?

Noch nie in meinem Leben war mir so klar geworden, wie kostbar der Augenblick ist, dass er das Einzige ist, was wir Menschen wirklich *haben*, und dass ich ihn für ein zufriedenes, erfülltes Leben wahrhaftig leben sollte. Und jeden Tag wünsche ich mir einmal mehr, gelassener zu werden, die Dinge nicht so ernst zu nehmen. Ich möchte mehr lachen, mehr spielen, mich noch mehr freuen können und mir immer wieder bewusst werden, dass einzig die Gegenwart wahr und wirklich ist und der heutige Tag nur einmal kommt und dann nimmermehr.

Welchen ganz persönlichen Rat möchten Sie anderen Krebspatienten mit auf den Weg geben?

Zu meinem besten Freund habe ich meine Innere Stimme gemacht. Das war alles andere als einfach, denn ich musste sie manchmal suchen. Wann immer ich wirklich den Zugang zu ihr gesucht habe, hat sie mir weitergeholfen. Schließlich möchte ich Betroffenen den Satz mit auf den Weg geben, den mir einst die Psychologin gesagt hatte: »Entscheiden Sie sich für das Leben!«

Buchtipp: Rexrodt von Fircks, Anette: *Und flüstere mir vom Leben.* Heyne 2001
Rexrodt von Fircks, Anette: *Und tanze durch die Tränen.* Ullstein 2002

Die konventionelle Medizin und ihre Grenzen

Jeder Krebspatient setzt sich mit den vielfältigen Möglichkeiten der konventionellen Medizin auseinander. Hier wurden in den letzten Jahren Fortschritte erzielt, neue Verfahren entwickelt und innovative Ansätze verfolgt. Ist das therapeutisch Machbare für den Einzelnen sinnvoll? Es gilt gewissenhaft abzuwägen, welche Behandlungen in Frage kommen, welche Chancen auf Besserung zu erwarten sind und zu welchem Preis. Lernen Sie die verschiedenen Optionen der Schulmedizin kennen und gewinnen Sie einen ersten Einblick in naturheilkundliche Maßnahmen zur Abmilderung der Nebenwirkungen aggressiver Therapien. Dabei kann sehr nützlich sein, sich mehrere Fachmeinungen anzuhören.

Operation – bessere Heilungschancen durch gute Vorbereitung

Nicht weil Dinge schwierig sind, wagen wir sie nicht, sondern weil wir sie nicht wagen, sind sie schwierig.
Seneca

Die Operation ist bei den meisten soliden Krebsarten die erste im wahrsten Sinne des Wortes einschneidende Maßnahme. Seit den Anfängen der Medizin gilt die operative Entfernung einer Krebsgeschwulst als Hauptpfeiler einer Krebsbehandlung. Die Statistiken weisen den operativen Eingriff als die wirksamste und hinsichtlich der Prognose langfristig günstigste Methode der konventionellen Medizin aus. Viele Ärzte üben auf die Betroffenen starken Druck aus, denn je eher eine Geschwulst entfernt wird, desto besser soll die Prognose der Erkrankung sein.

- Als Patient ist es Ihr Recht, die Notwendigkeit eines bevorstehenden Eingriffs zu hinterfragen, auch wenn Sie in den meisten Fällen um die Operation selbst nicht umhin kommen werden. Lassen Sie sich nicht drängen, und nehmen Sie sich Ihre Zeit zur Entscheidungsfindung.

Wenn es sich nicht gerade um einen Darmverschluss handelt, muss der Eingriff nicht gleich am Tag der Diagnosestellung erfolgen. Die Entscheidungsfindung darf natürlich nicht Wochen oder Monate beanspruchen.

Der Hausarzt, der niedergelassene Facharzt, besondere Spezialisten, Selbsthilfegruppen, Freunde und Bekannte können zu Rate gezogen und befragt werden. Kein Arzt darf es übel nehmen, wenn man sich darum bemüht, eine zweite Meinung einzuholen (→ S. 121). Bei der Behandlung bösartiger Tumoren gewinnt die sogenannte minimal-invasive Chirurgie zunehmend an Bedeutung. Man spricht von der Schlüssellochchirurgie. Im Gegensatz zu den klassischen Eingriffen macht der Chirurg dabei sehr kleine Schnitte und operiert durch ein Laparoskop oder ein Endoskop. So entsteht deutliche weniger Narbengewebe, die Patienten regenerieren schneller, und können die Klinik früher verlassen. Diese minimal-chirurgischen Eingriffe setzen sich zunehmend bei Operationen im Magen-Darm-Trakt und im Bereich des Unterleibs durch. Wenn Sie gut informiert und gestärkt in die Operation gehen, haben Sie bessere

Chancen auf einen nachhaltigen Erfolg dieser Maßnahme. Die Argumente sind individuell und für den einzelnen Menschen genau abzuwägen: Ist bei einer jungen Frau mit einem aggressiven Brustkrebs dieser Schritt durchaus notwendig, wird ein älterer Mann mit einem wenig bösartigen Prostatakarzinom zu Recht überlegen, ob er nicht andere Wege geht.

Grundsätzlich gilt, dass jede Operation mit einem Risiko behaftet ist ebenso wie jede Narkose. Allerdings haben sich Operations- und Narkosetechniken in den letzten Jahren stark entwickelt. Durch optimierte Vorbereitung und verfeinerte Techniken sind Operationen heute ungleich schonender durchzuführen als früher, und die Heilungserfolge sind deutlich besser. Operationsverfahren, die vor zwei oder drei Jahrzehnten noch undenkbar waren, sind inzwischen zu Routineeingriffen geworden.

CHECKLISTE

Klinikaufenthalt und Operation

- ✔ Was muss ich vorher klären? Welche Fragen stelle ich dem Arzt? Welche Themen nehme ich zur Klärung in die Klinik mit?
- ✔ Habe ich mir – trotz der Not und dem Schock der Diagnose – die für mich notwendige Zeit zur Vorbereitung des Eingriffs genommen?
- ✔ Ist der Zeitpunkt der Operation gut gewählt?
- ✔ Sind für mich die Art und das Ausmaß des Eingriffs und die möglichen Folgen wirklich klar?
- ✔ Gibt es alternative Arten der Operation, beispielsweise der minimal-invasiven Chirurgie, die weniger radikal sind?
- ✔ Sind andere Behandlungsmöglichkeiten wie eine Strahlentherapie vielleicht ähnlich Erfolg versprechend?
- ✔ Konnte ich dem Operateur alle Fragen stellen, die mir wichtig sind?
- ✔ Soll bei dem Eingriff Material für eine Tumorimpfung entnommen werden?
- ✔ Habe ich mich mit den möglichen Folgebehandlungen nach der Operation schon auseinandergesetzt, oder möchte ich mir dafür nach dem Eingriff Zeit nehmen?
- ✔ Habe ich gerinnungshemmende Medikamente, zu denen auch Aspirin oder Enzyme zählen, rechtzeitig einige Tage vor der Operation abgesetzt?
- ✔ Wen möchte ich am Tag der Operation an meiner Seite wissen, der mich nicht nur in Gedanken, sondern vor Ort in dem für mich notwendigen Maße unterstützt?
- ✔ Wer soll mich im Krankenhaus besuchen, auf wessen Anwesenheit möchte ich lieber verzichten?
- ✔ Mit welchen Maßnahmen der biologisch-komplementären Medizin kann ich mich schon im Vorfeld der Operation stärken?

Margit Berg: Die Todesangst erweckte meinen Kampfgeist

Im Zentrum der klinischen Maßnahmen stand bei Margit Berg ein umfangreicher operativer Eingriff. Nachdem sie im September 1998 noch bei der Krebsvorsorge war und alles in Ordnung zu sein schien, schickte ihre Heilpraktikerin sie im Frühjahr 1999 noch einmal zum Gynäkologen, denn sie ist hellsichtig und sah in der Aura verdächtige Schatten. Dann ging alles sehr schnell. Sie wurde wegen eines derben Tumors am rechten Eierstock operiert. Während der Operation fand der Arzt dann ein zirka viereinhalb Zentimeter großes Ovarialkarzinom (Eierstockkrebs) sowie eine mit zahlreichen knotigen Veränderungen und zum Teil bösartigen Wucherungen durchsetzte Gebärmutter. Frau Berg wurden beide Eierstöcke, die Gebärmutter, der Blinddarm und zahlreiche Lymphknoten aus dem Beckenraum entfernt.

Was hat die Diagnose in Ihnen ausgelöst? Wie haben Sie reagiert?

Erst nach der Operation stand definitiv fest, dass ich Krebs hatte. Fast gleichzeitig hörte ich die Worte des Arztes, als er zu meinem Mann sagte: »Sie ist noch jung, sie schafft das!« Mein Verstand nahm diesen letzten Satz viel mehr wahr als die Diagnose, und so war ich erstaunlich optimistisch. Die Ernsthaftigkeit meiner Erkrankung wurde mir mit der Verordnung der Chemotherapie erst richtig bewusst. Ich bekam furchtbare Angst, dass mein Leben schon bald zu Ende sein könnte und war traurig darüber, dass ich es bisher wenig so gelebt hatte, wie es mir Freude gemacht hätte! Ich hatte mehr danach geschaut, was andere von mir erwarteten. Aber ich wollte leben und selbst alles dafür tun, was mir sinnvoll erschien. So weckte die Todesangst meinen Kampfgeist.

Welche medizinischen Maßnahmen wurden Ihnen empfohlen? Welche schulmedizinischen Therapien oder komplementären Behandlungen haben Ihnen bei Ihrem Heilungsprozess am meisten geholfen?

Die Ärzte im Krankenhaus rieten mir eindringlich zur Chemotherapie. Sätze wie »Sonst wollen Sie nicht leben!« oder »Sonst ist die Wahrscheinlichkeit groß, dass sie in zwei Jahren wieder hier sind, und ich weiß nicht, ob ich Ihnen dann noch helfen kann!« schürten meine Angst. Doch nach vielen Überlegungen und Gesprächen mit anderen Therapeuten blieb ich dabei, dass die Chemotherapie für mich nicht infrage kam.

Meine Heilpraktikerin testete kinesiologisch für mich verbundenes Atmen und prozessorientierte Homöopathie aus. Beides begeisterte mich, weil man hierbei nicht bloß die Symptome behandelt, sondern ich werde als ganzer Mensch gesehen und darin unterstützt, meinen eigenen Weg zu gehen. Als perfekte Ergänzung erlebte ich Seminare über energetisches Heilen, systemisches Familienstellen (→ S. 179) und – für mich ganz besonders wichtig – die Musik!

Ich lernte durch meine Atemtherapeutin Chanting kennen und lieben: Man singt im Kreis miteinander verbunden heilsame und kraftvolle Lieder mit einprägsamen Texten und Melodien. Durch das häufige Wiederholen können die Lieder ihre Kraft entfalten und bewirken Heilung. Endlich spürte ich meine Lebenskraft und Lebensfreude! Ich war so beflügelt, dass ich begann, Gitarre zu lernen, und bald schrieb ich meine eigenen Lieder. Auch die Idee des Fastens begeistert mich, so dass ich in Absprache mit meinem Arzt eine gute Weile nach der Operation begann, für einige Wochen zu fasten. Ich ernährte mich eine Zeit lang von Zwiebelsuppenbrühe, speziellem Gemüsesaft und verschiedenen Tees, was ich auch sehr gut vertragen habe.

Wie haben Sie selbst aktiv zu Ihrem Heilungsprozess beigetragen?

Ich las die Bücher von Bernie Siegel und Dr. Simonton (→ S. 168) und arbeitete damit. Zum Beispiel malte ich Bilder, die meine Angst ausdrückten. Außerdem ließ ich unser Haus auf geopathische Belastungen und Elektrosmog untersuchen, und wir verstellten unser Bett so, dass wir »ungestört« schlafen konnten. Gesund ernähren wollte ich mich auch, aber da sich in der Literatur so einiges widersprach, hörte ich auch hier darauf, was mein Körper braucht, und was er ablehnt. Überhaupt lernte ich immer mehr, darauf zu achten, was und wer mir gut tut, und handelte ohne Kompromisse danach. Denn ich wollte und will unbedingt leben!

Ich beschäftigte mich intensiv mit spirituellen Themen, meditierte und betete. So lernte ich unter anderem, meine Sorgen und Ängste an Gott abzugeben und mein Leben Ihm anzuvertrauen. Schon während der Operation und im folgenden Jahr wurde ich regelmäßig von einer Heilerin behandelt.

Gute Gespräche mit Freunden und auch ganz bodenständiger Spaß mit ihnen halfen mir sehr. Mein Mann unterstützte mich, indem er für mich da war und mir Mut machte, meinen eigenen Weg zu gehen. Mich im Wald aufzuhalten, gab mir Kraft und so legte ich einen Tag in der Woche fest, der auf jeden Fall frei blieb, um in eine schöne Landschaft zu fahren und sie zu genießen. Und ich nahm jede Gelegenheit wahr zu chanten! Für mich ist Begeisterung ein ganz wichtiger Wegweiser geworden.

Bei der Bewältigung von Krebs erlebt man häufig Phasen, die körperlich und seelisch sehr schmerzhaft sind. Würden Sie dennoch sagen, dass die Erkrankung etwas Positives in Ihrem Leben bewirkt hat?

Ich bin so beglückt von den positiven Auswirkungen meiner Krebserkrankung, dass ich ein ganzes Buch darüber geschrieben habe. Aber kurz zusammengefasst kann ich sagen, dass ich mir über die Endlichkeit und den Wert meines Lebens bewusster bin. Ich traue mich jetzt, mich selbst zu lieben, für mich einzustehen und gut für mein Wohl zu sorgen. Mir ist es wichtig geworden, meinen eigenen Weg zu gehen, und ich mache mir immer wieder bewusst, dass auch die anderen Menschen für sich selbst die Verantwortung tragen. Wenn mich etwas ärgert, ändere ich es oder meine Einstellung dazu und fühle mich nicht mehr als Opfer. Komme ich alleine nicht klar, hole ich mir Unterstützung. Ich trage bewusst die Verantwortung für mein Leben und genieße es in vollen Zügen!

Welchen ganz persönlichen Rat möchten Sie anderen Krebspatienten mit auf den Weg geben?

Heute ist meine Wahrheit: Verirre Dich nicht in Deinen Sorgen, sondern öffne Dich für die Möglichkeit, dass in Dir eine Quelle unendlicher bedingungsloser Liebe für Dich ist. Höre auf diese Liebe, und dann gehe Deinen eigenen Weg. Mache möglichst das, was Dich begeistert! Dankbarkeit! Fast habe ich vergessen, die Dankbarkeit zu nennen. Sie ist für mich so selbstverständlich, aber für manche sicher nicht! Ich bin so dankbar für mein Leben, seitdem ich erfahren habe, dass es nicht selbstverständlich ist, sondern ein großes Geschenk! Und ich glaube, dass Dankbarkeit eine große heilende Kraft ist!

Buchtipp: Berg, Margit: *Jetzt ist es leicht – mein Leben mit Krebs und mit der Freude.* Mein Buch 2006, www.margitberg.de

Strahlentherapie: Notwendigkeit und Optionen

Mehr als die Hälfte aller Krebskranken erhält heute eine Behandlung mit energiereichen Strahlen. Sie wirken in der Regel von außen durch die Haut. Strahlen werden ganz gezielt und lokal begrenzt angewendet, so dass keine Belastung für den ganzen Körper in Kauf genommen werden muss wie bei der systemischen Behandlung mit Zytostatika. Dank der technischen Entwicklung ist Strahlentherapie heute wesentlich zielgenauer und weniger belastend als früher. Für eine Strahlentherapie ist normalerweise kein stationärer Aufenthalt in der Klinik erforderlich. An vier oder fünf Tagen in der Woche muss der Patient in die Ambulanz, um letztlich 25- bis 35-mal bestrahlt zu werden. Die Phasen zwischen den Anwendungen sind wichtig als Regenerationszeit für das gesunde Gewebe. Man setzt die Bestrahlung sinnvoll gezielt bei Knochenmetastasen ein, um die Gefahr von Knochenbrüchen – insbesondere der Wirbelkörper – zu reduzieren. Häufig wird aber auch nach Operationen bestrahlt, wodurch Rezidive und Metastasen vermieden werden sollen. Selbst wenn durch moderne Techniken die Nebenwirkungen in den letzten Jahren erheblich gemildert werden konnten, ist die vorbeugende Strahlentherapie kritisch zu hinterfragen. Andere Möglichkeiten der Prophylaxe können bei bestimmten Tumorarten oder Stadien ähnlich wirkungsvoll und deutlich weniger aggressiv sein. Fällt die Entscheidung für eine Bestrahlung, kann zwischen vielfältigen Methoden gewählt werden:

Schatten, die auf unser Leben fallen, sind nichts anderes, als ein sicheres Zeichen dafür, dass es irgendwo ein Licht geben muss, dass es sich zu suchen lohnt.

E-Mail einer Betroffenen

Eine der innovativsten Entwicklungen ist die technisch hochkomplexe **intensitätsmodulierte Radiotherapie (IMRT)**. Ihr Ziel ist die optimale Verteilung der Strahlendosis im Tumor. Im Gegensatz zu herkömmlichen Verfahren werden hierbei die Strahlen dem Tumorgewebe angepasst. Eine exakte Steuerung ermöglicht den Einsatz von höheren Dosen und reduziert gleichzeitig das Risiko für das gesunde Gewebe. Sie hat sich besonders bei Tumoren an der Wirbelsäule und im Kopf-Hals-Bereich bewährt.

Eine weitere Optimierung versprechen die **Protonen- und Schwerionentherapie**. Die Idee einer noch gezielteren Bestrahlung und geringeren Schädigung des umgebenden Gewebes ist zwar bestechend und durch diese Verfahren zweifelsohne präziser möglich. Bislang ist die Überlegenheit der Protonentherapie allerdings nur bei Tumoren des Rückenmarkes, Knorpeltumoren der Schädelbasis, bösartigen Veränderungen der mittleren Augenhaut und bei Blutgefäßfehlbildungen im Gehirn gesichert. Noch umstritten ist der Einsatz der neuen Methoden bei den häufigen Krebsarten wie Brustkrebs und Prostatakarzinom, da sie nach Meinung der Fachleute enorme Mehrkosten verursachen, ohne therapeutische Vorteile gegenüber den bisherigen Verfahren zu zeigen.

Bei der **stereotaktischen Konvergenzbestrahlung** lenkt man Strahlen aus verschiedenen Richtungen zum Punkt der Behandlung. So kann man mit niedrigen Einzeldosen im Schnittpunkt der Strahlen eine sehr hohe Energie erzeugen. Das gesunde Gewebe bleibt weitgehend unberührt. Die so erreichte maximale Präzision durch die computerunterstützte Bestrahlung ist insbesondere bei Gehirntumoren wertvoll.

Das stereotaktisches Bestrahlen findet an mehreren aufeinanderfolgenden Tagen statt. Die sogenannte **Radiochirurgie** ist eine einmalige Behandlung, bei der eine extrem große Strahlenmenge zum Einsatz kommt. In diesem Zusammenhang ist auch die **Gamma-Knife**-Methode zu nennen, von der man sicher in Zukunft noch weitere positive Ergebnisse erwarten darf.

Info

www.hirntumorhilfe.de,
www.krebsinformation.de.

Eine der Möglichkeiten radioaktive Substanzen in einen unmittelbaren Kontakt mit dem Tumor zu bringen ist die **Brachytherapie,** die bei gewissen Tumoren im Hals-Nasen-Ohren-Bereich, im Gewebe oder bei Prostatakrebs zur Anwendung kommen kann. Wird das strahlende Material direkt in den Tumor eingebracht oder in seiner unmittelbaren Nähe platziert, kann man über längere Zeit mit geringer Strahlenmenge therapieren. Bei Schilddrüsenkrebs injiziert der Arzt die strahlende Substanz in ein Blutgefäß, die Strahlen erreichen den Tumor also auf dem Blutweg. Fortgeschrittene Knochenmetastasen können durch Injektion von **radioaktivem Samarium** ambulant behandelt werden. Das führt meist rasch zu einer Schmerzlinderung.

Info

www.akh-wien.ac.at

Bei der **SIR-Spheres®-Therapie** werden winzige mit radioaktivem Yttrium-90 markierte Kügelchen in die Leberarterie gespritzt und erreichen so den Tumor. Die Geschwulst wird damit praktisch von innen heraus zerstört oder zumindest verkleinert. Das umliegende gesunde Lebergewebe regeneriert normalerweise sehr schnell Diese Methode nutzt man ausschließlich bei fortgeschrittenen Lebertumoren, die nicht operiert werden können. SIR-Spheres® ergänzt die Therapie mit Zytostatika oder kann als alleinige Behandlung angewendet werden. Speziell bei Brust- oder Darmkrebs, der häufig Metastasen in der Leber bildet, besteht Hoffnung, dass man mit dieser innovativen Technik die Heilungschancen erhöhen kann.

Info

www.gesundheit.com,
www.sirtex-europe.com,
www.cirse.org

Bei der **intraoperativen Strahlentherapie** wird direkt nach dem Entfernen des Tumors das umliegende Gewebe mit einer relativ hohen Dosis (bis zu 20 Gray) bestrahlt.

Die **photodynamische Lasertherapie** nutzt Photosensibilisatoren – das sind Farbstoffe, die durch Licht aktivierbar sind. Sie werden in die Blutbahn injiziert und reichern sich im Tumorgewebe an. Die Strahlen sind schwächer als Röntgenstrahlen, so dass gesundes Gewebe nicht in Mitleidenschaft gezogen wird. Mittels Lasertechnik wird es zu einem therapeutisch nutzbaren Strahl gebündelt. Mit Endoskopen und lichtleitenden Glasfasern leitet man das Licht zum Tumor. Das Licht dringt bis zu maximal 6 mm ins Gewebe ein, weshalb die photodynamische Lasertherapie ausschließlich bei kleinen und oberflächlichen Tumoren angewandt werden kann und nur im Frühstadium nutzbar ist. Lymphknotenmetastasen kann man mit dieser Technik nicht entfernen. Laufende Studien bei Krebs an Haut und Schleimhäuten sind vielversprechend, besonders im Bereich von Mund und Zunge.

Informationen zur Hilfe bei Nebenwirkungen der Strahlentherapie aus der Sicht der Komplementärmedizin finden Sie im Kapitel *Was tun bei Nebenwirkungen belastender Therapien?* (→ S. 106)

CHECKLISTE

Strahlentherapie

Fragen an den Arzt vor der Entscheidung über die Bestrahlung:

- ✔ Mit welcher Zielsetzung wird die Strahlentherapie bei meiner Tumorart durchgeführt: Ist die Bestrahlung geplant, um ein konkretes Krebsgeschehen in Form einer Tochtergeschwulst oder eines Krankheitsherdes zu bestrahlen oder als vorbeugende Maßnahme?
- ✔ Gibt es mögliche Alternativen zur Strahlentherapie wie beispielsweise die Laserinduzierte Thermotherapie (LITT), Radiofrequenzablation (RFA), Chemoembolisation oder Antikörperbehandlung?
- ✔ Was genau besagen die klinischen Studien: Wird nur das Rückfallrisiko bei meiner Erkrankung gemindert oder tatsächlich die Überlebenschance verbessert?
- ✔ Ist eine prophylaktische Anwendung der Strahlentherapie wirklich notwendig, oder sind andere Interventionen der konventionellen oder biologischen Medizin geeigneter?
- ✔ Ist es sinnvoll, die Bestrahlung mit anderen Maßnahmen wie Chemotherapie (→ S. 97) oder Hyperthermiebehandlung (→ S. 163) zu kombinieren?
- ✔ Wie und wann wird die Strahlung appliziert?
- ✔ Ist es machbar, die Bestrahlung während der Operation durchzuführen, so dass möglichst wenig Gewebe zerstört wird?

Wenn Sie sich für eine Strahlentherapie entscheiden:

- ✔ Ist eine bestimmte Zahl von Bestrahlungen unbedingt notwendig, oder kann man auch mit weniger Behandlungen dasselbe Ziel erreichen?
- ✔ Ist eine Verzögerung oder Pause bei kurzfristigen Strahlenfolgen wie akuten Schäden an der Mund- oder Darmschleimhaut oder oberflächlichen Gewebsschäden sinnvoll?
- ✔ Bin ich darüber aufgeklärt, wie meine Haut in der Zeit der Strahlentherapie zu pflegen ist: dass sie im Bereich der Strahleneintritts- und Austrittsfelder nur mit Wasser gereinigt werden darf und besondere Reize wie Wärme oder Kältebehandlung, Seifen und Parfums unbedingt zu meiden sind?
- ✔ Mit welchen Maßnahmen der komplementären Onkologie kann ich die Bestrahlung unterstützen beziehungsweise den Nebenwirkungen begegnen, siehe auch Fatigue (→ Fatigue – wenn die Müdigkeit nicht weicht S. 104)?

Chemotherapie pro und contra

Die Entscheidung für oder gegen eine Chemotherapie ist eine Gratwanderung, die im Zusammenhang mit der Krebserkrankung sehr häufig nötig ist. Tatsächlich gibt es nur wenige Krankheitsbilder, bei denen eine eindeutige Indikation zur Chemotherapie besteht: manche Krebsarten bei Kindern, Erkrankungen des blutbildenden Systems und einige wenige Organtumoren (z. B. Hodenkrebs) oder bestimmte Erkrankungen des Bindegewebes. Nach Operation und Strahlentherapie ist die Chemotherapie der dritte Pfeiler der konventionellen Krebsbehandlung. Bei der Chemotherapie werden hochgiftige chemische, mineralische oder pflanzliche Substanzen (Zytostatika) eingesetzt, welche die Zellteilung hemmen sollen. Da sie eine ganze Menge unangenehmer Nebenwirkungen haben, wird eine kontroverse und teils recht emotionale Diskussion um diese Therapieform geführt.

In welcher Situation wir uns auch befinden, es ist immer möglich etwas Positives zu finden.

Dalai Lama

Eine gründliche Information über Sinn und Zweck einer Chemotherapie ist unabdingbar. Die akuten Nebenwirkungen wie Übelkeit oder Erbrechen, aber auch die möglichen langfristigen Schäden sind von Substanz zu Substanz sehr unterschiedlich. Aus zahlreichen Berichten meiner Patienten höre ich immer wieder, dass eine Aufklärung über Nebenwirkungen und die zu erwartenden positiven Wirkungen auf Überlebenszeit und Lebensqualität in den meisten Fällen höchst oberflächlich und vorwiegend mit Schlagworten oder gar fragwürdigen Versprechungen erfolgt.

Bei der Mehrzahl der Anwendungen beruft sich die Schulmedizin auf bewährte oder durch die Erfahrung bestätigte Standards, die mehr oder weniger wissenschaftlich belegt sind. Obwohl sich die Überlebensraten bei fortgeschrittenen und Tumoren mit Tochtergeschwülsten epidemiologisch bewertet in den letzten Jahrzehnten nicht wesentlich verändert haben *(Quelle 14)* setzt man Zytostatika in der Klinik immer intensiver und öfter ein. Waren in den 70er Jahren nur fünf Substanzen zugelassen, sind Ende der 90er Jahre schon über 30 auf dem Markt.

- Die weltweite Verbreitung von Zytostatika und ihr immer häufigerer Einsatz erinnern an das ungehemmte Krebswachstum im Organismus.

Einer Umsatzsteigerung chemotherapeutischer Medikamente von weltweit über 300 % innerhalb von zehn Jahren (5,16 Mrd. USD 1996 im Vergleich zu 16,11 Mrd. USD 2004) stehen rein statistisch gesehen nur geringfügige Therapieverbesserungen und leider kaum gesteigerte Heilungschancen gegenüber *(Quelle 15)*.

Lassen Sie sich keinesfalls unter Druck setzen, und überdenken Sie gut Ihre Therapeutenwahl, wenn Sie ähnliche Sätze hören, wie sie gegenüber meinen Patienten geäußert wurden:

- »Chemotherapie ist das Einzige, was Sie retten kann. Wenn Sie die Chemo nicht machen, sind Sie in zwei Monaten tot.«
- »Ich garantiere Ihnen, dass Sie nach einer Chemotherapie kein Rezidiv und keine Metastasen bekommen.«
- »Natürlich können Sie sich frei entscheiden und eine Chemotherapie ablehnen. Falls Sie einen Krankheitsrückfall erleben, können wir dann allerdings nichts mehr für Sie tun!«
- »W a s, der Kollege hat Ihnen nicht gleich dringend zur Chemo geraten?! Den sollten Sie gleich anzeigen wegen unterlassener Hilfeleistung.«

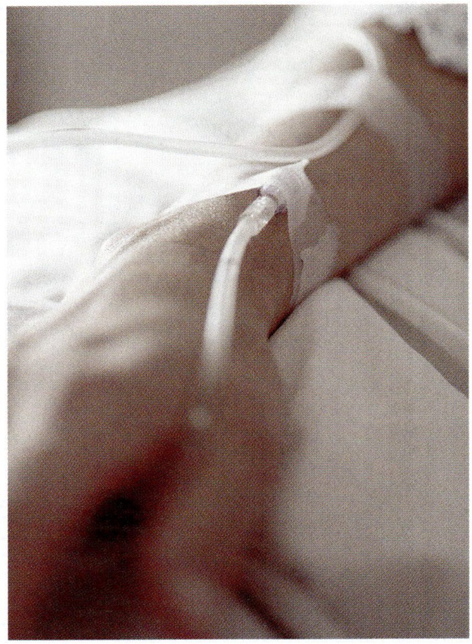

▲ Chemotherapie wird meistens als Infusion gegeben.

- »Das ist doch internationaler Standard! Es ist der Wahnsinn schlechthin, das nicht machen zu lassen.«

Andererseits geben immer mehr Onkologen zu, dass bei den meisten Krebsarten vor allem im fortgeschrittenen Stadium Chemotherapie nach dem Gießkannenprinzip eingesetzt wird, und bestenfalls ein Viertel der Patienten davon profitiert.

Sinn meiner Zeilen ist es nicht, diejenigen zu verunsichern, die sich aus gut überlegten Gründen für eine Chemotherapie entschieden haben. Sie kann im Einzelfall den Krankheitsablauf durchaus positiv beeinflussen! Die Entscheidung allerdings treffen immer Sie selbst. Natürlich besprechen Sie das mit dem Arzt. Er kann Sie in dieser schwierigen Phase unterstützen, indem er Sie als mündigen Patienten behandelt und Ihr Bedürfnis respektiert, sich ausreichend Zeit für diesen wichtigen Entschluss zu nehmen.

Mein Kollege Ebo Rau hat beispielsweise die Chemotherapie bei einer Krebsart angewandt, bei der sie statistisch gesehen kaum Erfolgschancen hatte. Dennoch reagierte der Tumor und konnte auch aufgrund des Erfolges der Chemotherapie später operiert werden.

Manch einem Schulmediziner oder eingefleischten biologischen Therapeuten werden sich womöglich die Nackenhaare sträuben, wenn ich sage, dass die gute Absicht zu heilen auch mit einer Chemotherapie auf den Patienten übertragen werden kann.

Tipp

Aufschlussreiche Antworten erhalten Sie vielleicht, wenn Sie Ihren Arzt fragen, wie er persönlich entscheiden würde, falls eine ihm nahestehende Person von derselben Krankheit betroffen wäre: Würde er dann ebenso eine Chemotherapie empfehlen?

Chemotherapie individuell entscheiden

Wenn eine Patientin zu mir in die Beratung kommt und sagt: »Alles sträubt sich in mir gegen eine Chemotherapie!«, so muss ich als Arzt erst einmal den medizinischen Befund in Ruhe analysieren und ihn dann im Kontext der Persönlichkeit der Ratsuchenden sehen.

Ein Beispiel aus meiner Praxis: Die Patientin (68 Jahre) wurde an Brustkrebs operiert, die Hormonrezeptoren waren negativ, und sie hatte keinen Lymphknotenbefall. Die medizinische Prognose war anhand des Gewebsbefundes äußerst kritisch, so dass die Ärzte in der Klinik der Frau zu einer Chemotherapie rieten. Während der betreuende Frauenarzt noch einfühlsam reagierte, wurde im Krankenhaus so massiv Druck ausgeübt, dass die Patientin den Eindruck gewann, vollkommen fahrlässig zu handeln, falls sie sich gegen eine Chemotherapie entscheidet. Mit der erfolgten Bestrahlung meinte sie, aus schulmedizinischer Sicht genug getan zu haben, den Rest wollte sie nun über die Stärkung ihrer Abwehrkräfte bewältigen. Deshalb suchte sie bei mir Unterstützung. Eindeutig war für sie die Entscheidung, weiterleben zu wollen – allerdings nicht um jeden Preis. Ich erklärte ihr, dass die Chemotherapie in ihrem Fall bestenfalls eine Schrotschussbehandlung darstelle, die tatsächlich – wie sie befürchtete – mit enormen Nebenwirkungen behaftet sein kann. Diese Nebenwirkungen stellen unter schlechten Vorzeichen den Nährboden für einen Krankheitsrückfall dar, also genau das Gegenteil von der erhofften Wirkung. Wie gegen Antibiotika bildet der Organismus mitunter Resistenzen gegen Chemotherapeutika, d. h. auf diese Medikamente kann der Körper gar nicht mehr ansprechen. Die Frau entschied sich letztlich gegen die Chemotherapie

Einer anderen Patientin wurde nach ihrer Darmoperation mit Vorbestrahlung und ohne Lymphknotenbefall gesagt, sie brauche unbedingt sechs Zyklen einer Chemotherapie, weil sich dadurch ihr Rückfallrisiko um 20 % vermindere. Verschwiegen hat man, dass ihr Tumor grundsätzlich schon eine recht gute Prognose hatte und auch ohne weitere Therapie das Rückfallrisiko bei höchstens 25 bis 30 % lag. Konkret bedeutet das für die Patientin, dass sie die massiven Nebenwirkungen der Chemotherapie mit verschiedenen Folgen in Kauf nehmen sollte, um die statistische Wahrscheinlichkeit für das Auftreten eines möglichen Rezidivs um **fünf Prozentpunkte von 25 auf 20 %** zu verringern.

Wenn Sie innerlich der festen Überzeugung sind, dass nur eine Chemotherapie Ihnen die Sicherheit bietet, der Krankheit angemessen zu begegnen, dann ist es richtig, sich dafür zu entscheiden und diesen Weg zu gehen.

Wichtig ist, wirklich hinter Ihrer Entscheidung zu stehen (→ S. 71). Damit vermeiden Sie, dass Sie sich im Falle eines Rückfalles vorwerfen, falsch gehandelt zu haben. Denken Sie immer daran, dass Sie auch während einer Chemotherapie bei unerträglichen Nebenwirkungen Ihre Meinung jederzeit ändern dürfen.

Tipp

Wenn Ihre Leukozyten (weiße Blutkörperchen) auf sehr niedrige Werte sinken oder Sie hochfieberhaft auf die Therapie reagieren, sind das objektive medizinische Tatsachen, die Anlass geben, eine Chemotherapie abzubrechen oder aufzuschieben. Das gleiche Recht haben Sie aber auch, wenn es Ihnen subjektiv schlecht geht, Sie schwach sind oder aufgrund von Müdigkeit, Schmerzen oder Übelkeit einfach nicht mehr können.

Es geht um Ihre Lebensqualität! Daher dürfen Sie sich der ärztlichen Autorität durchaus widersetzen. Wenn Sie sich im Augenblick nicht sicher sind, ob Sie eine sehr belastende Therapie fortsetzen wollen, dann dürfen Sie um eine Verschiebung des nächsten Therapiezyklus bitten. Falls die Ärzte nicht darauf eingehen wollen oder Ihnen eine Diskussion nicht möglich erscheint, geben Sie notfalls vor, zu schwach zu sein, um in die Klinik zu kommen. Oder lassen Sie jemanden aus Ihrem Umfeld im Krankenhaus anrufen. Wenn Sie die Therapie gut vertragen und Sie sich passabel fühlen, brauchen Sie natürlich nicht zu unterbrechen.

Chemosensitivitätstest und Genchips – Erfolge vorhersehbar?

Es ist wünschenswert, im Voraus zuverlässig prüfen zu können, ob eine Chemotherapie den Tumor, den sie vernichten soll, auch tatsächlich zerstören kann. Für Antibiotika sind solche Verfahren schon lange üblich. Ebenso wäre es sinnvoll zu bewerten, ob Krebszellen resistent gegen ein zytostatisches Mittel werden und so ihre anfängliche Wirksamkeit bei wiederholten Zyklen verlieren. Ein Ansatz ist der sogenannte Chemosensitivitätstest, der die Empfindlichkeit des Tumorgewebes auf eine chemotherapeutische Substanz prüft und mit einer kleinen Gewebeprobe im Labor durchgeführt wird. Man kann auch mehrere Zytostatika testen, um zu ermitteln, welches am besten wirkt (siehe GfBK-Infoblatt *Wirksamkeitstests*).

Um wirklich zu selektieren, für wen eine Chemotherapie Sinn macht, können durch das Scannen von Genen aggressive Krebsarten identifiziert werden, die sehr wahrscheinlich wiederkehren. Laut führenden Wissenschaftlern gibt es deutlich unterschiedliche genetische Muster zwischen jenen Tumoren, die wahrscheinlich rezidivieren und jenen, die nicht wiederkehren. Mittels eines Genomtests hat man beispielsweise die Lungentumoren von 129 Patienten untersucht, deren Krankheitsverlauf ständig beobachtet wurde. Es zeigte sich, dass der Test das Risiko eines erneuten Auftretens der Krankheit mit einer hohen Genauigkeit vorhersagen konnte *(www.cancercell.org)*. Hierzu zählen auch die sogenannten Genchips, mit denen man bei Brustkrebs schon erste Erfahrungen gesammelt hat. Wissenschaftler und Ärzte um Professor Peter Lichter am Deutschen Krebsforschungszentrum und Dr. Andreas Schneeweiss an der Universitäts-Frauenklinik Heidelberg haben 2006 ein spezifisches Genaktivitätsprofil identifiziert, das solche Tumoren charakterisiert, die auf ein bestimmtes Therapieschema mit vollständiger Rückbildung ansprechen *(Quelle 16)*.

Varianten der Chemotherapie

Im Unterschied zu der allgemein üblichen Anwendung der Chemotherapie per Infusion in eine Vene (intravenös), bei der die Substanzen gleichmäßig im gesamten Organismus (systemisch) verteilt werden, gibt es die Möglichkeit, Chemotherapeutika nur dort zu verabreichen, wo sie wirken sollen. Diese lokal begrenzte Applikation wird als regionale Chemotherapie bezeichnet. Sie ermöglicht einen erhöhten Wirkungsgrad von Zytostatika auf die Krebszellen und reduziert gleichzeitig die Nebenwirkungen im gesamten Organismus. Vermeiden lassen sich Schäden am Blutbild, Schleimhautentzündungen und Haarausfall. Sinnvoll ist diese Methode vor allem dann, wenn der Tumor lokal begrenzt ist und sich noch keine Metastasen gebildet haben.

Es gibt verschiedene Varianten der regionalen Chemotherapie: Man bringt die Substanzen direkt in den Tumor ein, oder sie werden in die vom Krebs befallenen Hohlorgane (wie z. B. in die Blase) gegeben, oder man spritzt sie über ein Kathetersystem genau in die Arterien, die das Krebsgewebe versorgen. Häufig werden dabei Mittel eingesetzt, die zu einer zeitlich begrenzten Verstopfung der Adern (Embolisation) führen. Dieses Verfahren wird dann Chemoembolisation genannt. Relativ gute Erfolgsaussichten bestehen bei Leberkrebs oder bei Krebs des Bindegewebes an Armen und Beinen. Positive Effekte wurden auch bei Geschwülsten im Beckenraum, bei Brustkrebs, bei Pankreaskarzinom, bei Tumoren im Hals- und Kopfbereich sowie bei Lungenmetastasen beobachtet. Die Behandlung verlangt einen Klinikaufenthalt von ungefähr einer Woche. Wegen der Anlage eines Katheters ist sie allerdings technisch aufwendig und wird von den Patienten als unterschiedlich belastend empfunden.

Informationen zur Hilfe bei Nebenwirkungen der Chemotherapie aus der Sicht der Komplementärmedizin finden Sie im folgenden Kapitel.

Info

GfBK-Infoblatt *Wirksamkeitstest bei Chemotherapie*
www.biokrebs.de
www.krebsinformationsdienst.de

Buchtipp: Moss, Ralph W.: *Fragwürdige Chemotherapie, Entscheidungshilfen für die Krebsbehandlung*, Haug 1997

CHECKLISTE

Chemotherapie und Suche nach Alternativen

Fragen **vor** der Entscheidung für eine Chemotherapie:

- ✔ Ist die Chemotherapie aus Sicht der konventionellen Medizin bei der Art meines Tumors bzw. dem Krankheitsstadium wirklich notwendig? Wie ist der genaue histologische Befund?
- ✔ Kann statt einer systemischen Chemotherapie auch eine regionale Chemotherapie helfen, die weniger belastend für den ganzen Menschen ist?
- ✔ Habe ich eine Krebsart, die erfahrungsgemäß gut auf Chemotherapie anspricht?
- ✔ Welche möglichen Alternativen aus der Sicht der konventionellen Medizin sind sinnvoll: Bestrahlung, Antikörperbehandlung, laserinduzierte Thermotherapie etc.? Bei vereinzelten Lebermetastasen ist beispielsweise die Hochfrequenz induzierte Thermotherapie (HITT) oder Laserinduzierte interventionelle Thermotherapie (LITT) durchaus einer Chemotherapie vorzuziehen.
- ✔ Bei hormonsensibeln Brusttumoren mit guten prognostischen Vorzeichen: Ist eine antihormonelle Therapie eine denkbare Alternative zur Chemotherapie?
- ✔ Soll die Chemotherapie präventiv durchgeführt werden? Oder gibt es den Nachweis einer Tochtergeschwulst bzw. eines Krankheitsrückfalles, der diese Therapie notwendig erscheinen lässt?
- ✔ Was genau besagen die klinischen Studien: Wird nur das Rezidivrisiko gemindert oder tatsächlich das Überleben verbessert?
- ✔ Welche Nebenwirkungen sind wahrscheinlich, und was kann man mithilfe der Medizin gegen diese Nebenwirkungen tun?
- ✔ Plane ich die Chemotherapie einer mir nahe stehenden Person zuliebe, oder ist es tatsächlich mein eigener Wunsch?

Fragen bei Entscheidung **für** eine Chemotherapie:

- ✔ Ist eine bestimmte Zahl von Therapiezyklen unbedingt notwendig, oder kann man auch mit weniger Zyklen dasselbe Ziel erreichen?
- ✔ Ist ein Chemosensitivitätstest oder ein Genaktivitätstest bei meiner Krebserkrankung sinnvoll und durchführbar?
- ✔ Lässt sich die Chemotherapie auch mit deutlich niedrigeren Dosisgaben beispielsweise in Verbindung mit Hyperthermie oder als sogenannte metronomische Chemotherapie durchführen?
- ✔ Habe ich die Möglichkeit, eine Form der Entspannung wie beispielsweise die progressive Muskelentspannung im Vorfeld der Chemotherapie zu erlernen, um die Behandlung besser zu ertragen?
- ✔ Welche biologische Methode kann ich unterstützend anwenden, um den Nebenwirkungen der Chemotherapie besser zu begegnen?

Was tun bei Nebenwirkungen belastender Therapien?

Fatigue – wenn die Müdigkeit nicht weicht

Untersuchungen zufolge kennen etwa 80 Prozent aller Krebserkrankten folgende Situation: Sie fühlen sich erschöpft, für alles zu müde und antriebslos. Für diese Beschwerden gibt es einen Namen: Fatigue, im Französischen gleichbedeutend mit »Ermüdung, Mattigkeit«. Charakteristisch ist dabei, dass die Betroffenen – im Gegensatz zur normalen Müdigkeit – durch Schlaf keine Erholung finden. Auch Depressionen können durch dauerhaftes Fatigue begünstigt werden. Als Hauptursache gilt die Unterversorgung des Körpers mit Sauerstoff. Belastende Behandlungen, wie Chemo- oder Strahlentherapie, sowie die Tumorerkrankung selbst stellen die häufigsten Auslöser dar. Ärzte messen diesem Problem in der Regel nur geringe Bedeutung bei. Die meisten Betroffenen empfinden das Fatigue-Syndrom sogar belastender als die Schmerzen. Viele Patienten glauben, dass während ihrer Chemo- und Strahlentherapie Erschöpfung ein notwendiges Übel ist, gegen das es keine adäquaten Maßnahmen gibt. Es lohnt sich aber, dieses Problem beim behandelnden Arzt anzusprechen, damit eine frühzeitige Behandlung erfolgen kann. Oft leiden Patienten noch Monate oder Jahre phasenweise an Erschöpfung, wodurch ihre Lebensqualität erheblich eingeschränkt wird. Das Beschwerdenbild ist so variantenreich wie die verschiedenen Tumorerkrankungen und Behandlungsformen. Je länger Erkrankung und Therapie andauern, umso ausgeprägter können die Erschöpfungsphasen auftreten. Längerfristiges Fatigue zeigt sich besonders häufig nach Hochdosis-Chemotherapie, Knochenmarktransplantationen, bei Patienten mit Morbus Hodgkin und nach adjuvanter Chemotherapie bei Brustkrebs. Viele Betroffene fühlen sich schon nach alltäglichen Anstrengungen, wie Duschen, Treppensteigen oder Essen, nachhaltig müde und schlapp. Andere können sich schlecht konzentrieren und bringen selbst zum Lesen, Telefonieren oder sogar zum Zähneputzen keine Kraft auf.

Hoffnung ist nicht Optimismus, nicht die Überzeugung, dass etwas gut ausgeht, sondern die Gewissheit, dass etwas einen Sinn hat, egal wie es ausgeht.

Vaclav Havel

Das Fatigue-Syndrom kann durch zahlreiche Faktoren begünstigt werden. Es kommt zu einem Mangel an roten Blutkörperchen (Anämie), wodurch der Körper nicht mehr ausreichend mit Sauerstoff versorgt wird. Auch andere Therapiefolgen wie Übelkeit, Appetitlosigkeit und Mundschleimhautentzündungen führen durch verringerte Nährstoffaufnahme zum Nachlassen der Kraftreserven. Chronische Infektionen Funktionsstörungen der entgiftenden Organe Leber und Niere, Schmerzen und Mangel an körperlichem Training können ebenfalls Müdigkeit und Erschöpfung auslösen.

Um das Fatigue-Syndrom in den Griff zu bekommen, ist eine ganzheitliche und individuelle Betreuung des Patienten erforderlich. Dies beinhaltet neben der Behandlung einer eventuell bestehenden Blutarmut das Einbeziehen biologischer Therapiekonzepte:

- Seelischer Ausgleich (→ S. 134)
- Ausgleich von Nährstoffdefiziten durch Gabe von Vitaminen und Spurenelementen wie Selen (→ S. 144)
- Mikrobiologische Therapie (→ S. 142)
- Stärkung der Entgiftungsorgane (Darm, Leber und Niere) (→ S. 149)
- Umstellen der Ernährung auf entsäuernde, basische Lebensmittel (viel Obst und Gemüse) und nur wenig säurebildende Lebensmittel wie tierisches Eiweiß (Fleisch), Süßigkeiten oder Kaffee (→ S. 135).
- Appetitanregung durch Artischockenfrischpflanzensäfte oder Pepsinwein (erhältlich in Reformhäusern)
- Stärkung des Immunsystems, zum Beispiel durch Mistelpräparate (→ S. 154)
- Spezielle Nahrungsergänzung mit Omega-3-Fettsäuren, Aminosäurenkombinationen und/oder Sojaextrakten

Info

GfBK-Infoblatt *Fatigue*
www.fatigue.de
www.biokrebs.de

Buchtipp: CD mit kleinem Begleitbuch zur Unterstützung bei Chemo- und Strahlentherapie:
Dr. Centurioni, Christine:
Den Krebs abwehren, die Selbstheilung fördern. Trias 2005

Hilfe bei Nebenwirkungen der Strahlentherapie

Ergreifen Sie nach Möglichkeit schon vor dem Eintreten von unerwünschten Effekten geeignete Maßnahmen, um diese zu mildern bzw. zu vermeiden. Wenn sich Nebenwirkungen einstellen, nehmen Sie diese ernst. Die meisten treten zur zeitweise auf und verschwinden nach der Behandlung wieder vollständig. Während der Therapie und noch einige Zeit im Anschluss daran werden Hautschuppen abgestoßen. Das ist normal und muss Ihnen keine Sorgen bereiten. Selten sind Abschilferungen und nässende Wunden, die mit Emulsionen und Lotionen, Kaliumpermanganatlösung oder Borwasser behandelt werden. Reines Vitamin E können Sie direkt auf leicht entzündete Stellen auftragen.

Benutzen Sie vor allem nach der Bestrahlung nur Cremes und Lotionen, die kein Parfüm oder andere Stoffe enthalten, die Ihre empfindsame Haut zusätzlich reizen. Hochwertige Naturkosmetik gibt es zu vernünftigen Preisen im Drogeriemarkt. Das gilt auch für milde Seifen, falls Ihnen die Reinigung mit lauwarmem Wasser nicht ausreichend erscheint. Gönnen Sie Ihrer Haut viel frische Luft. Vermeiden Sie Salzwasser und das gechlorte Bad, bis Ihre Hülle wieder vollständig regeneriert ist. Nach der Bestrahlung können Sie die gerötete Haut mithilfe von Kamillenpuder beruhigen. Verwenden Sie zusätzlich sterile Wundkompressen mit Combudoron®-Flüssigkeit. Sie enthält Auszüge aus Brennnessel und Arnikaessenz.

Durch die Behandlung mit Strahlen entstehen viele freie Radikale im Körper. So kommt es auch an Stellen, die weit von den bestrahlten Regionen entfernt liegen, zu schmerzhaften und oft hartnäckigen Schleimhautentzündungen. Sie treten insbesondere an der Mundschleimhaut auf und sind dort sehr unangenehm. Bevor Ihnen die geschädigte Mundschleimhaut das Essen erschwert und verleitet, trinken Sie vorsorglich Salbeitee, oder spülen Sie mit Panthenollösung. In meiner Praxis empfehle ich gerne das homöopathische Komplexmittel Traumeel® zur lokalen Behandlung. Es ist als Trinkampulle erhältlich.

Viele Patienten lutschen Eis schon vor und auch während der Behandlung. Es hat eine kühlende Wirkung, die als sehr angenehm empfunden wird. Außerdem reduziert man so die Durchblutung der Mundschleimhaut, damit Schäden gar nicht erst entstehen. Wenn Milch Ihnen schmeckt und bekommt, können Sie damit ebenfalls Ihre Schleimhäute schützen. Bei wunder Mundschleimhaut ist es oft ratsam, die Nahrung zu pürieren. Trinken Sie mindestens zwei Liter täglich in vielen kleinen Portionen. Dass Alkohol Ihrer Mundschleimhaut nicht gut tut, merken Sie schon beim ersten Schluck.

Durch den gezielten Einsatz von einigen ausgewählten Nahrungsergänzungsmitteln (→ S. 144) können Sie das Risiko für Nebenwirkungen deutlich senken: Nehmen Sie beispielsweise begleitend zur Strahlentherapie Selen.

Hilfe bei Nebenwirkungen der Chemotherapie

Wenn Chemotherapie das Blutbild schädigt, sinkt die Zahl der weißen Blutkörperchen, die Immunabwehr wird geschwächt und Infektionen treten vermehrt auf. Dem kann zum Beispiel durch die rechtzeitige Gabe von Echinacea oder anderen Immunmodulatoren entgegengewirkt werden. Wie schnell sich das blutbildende System von den Folgen der Behandlung erholt, hängt von ihrer Dauer und Intensität ab. Bei einer leichten, nur ergänzenden Chemotherapie regeneriert es innerhalb einiger Wochen, bei einer intensiven Anwendung dauert das möglicherweise Jahre. Auch hier ist es unbedingt sinnvoll, biologische Therapiekonzepte rechtzeitig einzubeziehen (→ S. 126).

Zytostatika reizen das Brechzentrum im Gehirn. Die Beschwerden reichen von vorübergehender Übelkeit bis zu Brechreiz über Stunden. Linderung bringen oft homöopathische Einzelmittel wie Tabacum C30 oder Nux vomica C30, davon werden mehrmals täglich drei bis vier Globuli gegeben. Zur Unterstützung der Ausleitung kann nach der Chemotherapie Okoubaka D2 sinnvoll sein: Man nimmt dreimal acht Globuli am Tag zirka zwei Wochen lang.

In der Klinik werden gegen Übelkeit und Erbrechen sogenannte Antiemetika wie Zofran® verordnet.

Grundsätzlich sollte man vor der Behandlung eine sehr leichte Mahlzeit zu

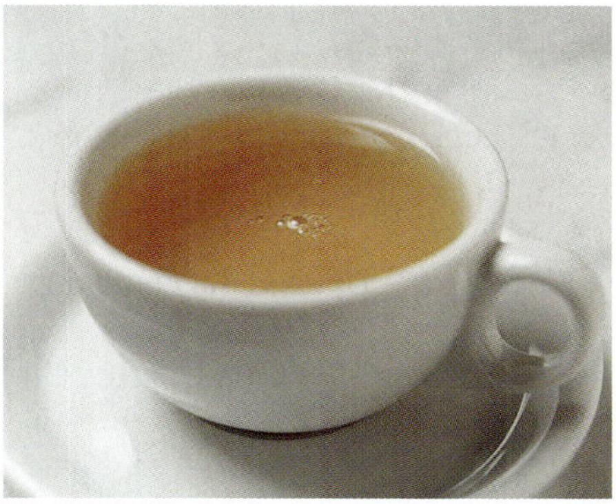

▲ Viel trinken ist notwendig, um das gesunde Gewebe nach der Strahlen- und Chemotherapie zu unterstützen.

sich nehmen und keine Süßigkeiten essen. Düfte wie Lavendel oder Anis dämpfen den Brechreiz. Entspannungsübungen (→ S. 132) werden als hilfreich empfunden. Musik, Lesen und Gespräche lenken die Aufmerksamkeit auf Erfreulicheres.

Während und vor allem nach der Behandlung ist es wichtig, viel zu trinken.

So beschleunigt man die Ausscheidung der schädigenden Medikamente. Bestimmte Teearten (→ S. 149) und Pflanzensäfte aus Mariendistel oder Benediktinerkraut eignen sich hierzu besonders gut.

Die Schleimhäute im Darm und in den ableitenden Harnwegen werden durch die Therapie angegriffen, was zu Verdauungsstörungen und Harnwegsinfektionen führen kann. (→ S. 142) Schonkost, reichlich trinken und Sitzbäder schaffen Erleichterung.

Info

GfBK-Broschüre *Nebenwirkungen aggressiver Therapien – Ein Ratgeber bei Chemo- und Strahlentherapie.* www.biokrebs.de

Buchtipp: Latz, Jenny: *Wirksame Hilfe bei Haarausfall.* Trias 2005

Antihormonelle Therapie bei Brustkrebs

»Wenn die Männer wüssten, was Sie einer Frau antun, wenn sie ihr Antihormonpräparate verschreiben...«

> *Heilung kann nur geschehen, man kann sie nicht »machen«.*
>
> Moses G. Steinvorth

Diese Aussage stammt von einer Frau mit Brustkrebs, die ich in einer Telefonsprechstunde beraten habe. Auch wenn es für sie unumgänglich schien, beklagte sich die Frau bitterlich darüber, dass ihr Gynäkologe – dessen fachliche Qualitäten als Chefarzt einer Klinik sie ansonsten sehr positiv beurteilt – sich überhaupt nicht in ihre Lage einfühlte oder daraus Konsequenzen ableitete. Zweifelsohne sind die Antihormonmittel in der Therapie von Brustkrebserkrankungen eine wichtige therapeutische Option, dennoch muss man auch hier sehr gewissenhaft und individuell die Vor- und Nachteile abwägen.

Das klassische Antihormonmittel Tamoxifen soll verhindern, dass sich Östrogen an die Östrogenrezeptoren des Tumors bindet, indem es diese Empfangsstellen blockiert. Forscher fanden mit den sogenannten Aromatasehemmern vor einigen Jahren neue Behandlungsmöglichkeiten. Die Wirkstoffe dieser Gruppe heißen beispielsweise Anastrozol, Letrozol oder Exemestan. Während das Tamoxifen die Anschlussstellen für Östrogen blockiert, unterbinden die Aromatasehemmer die körpereigene Östrogenproduktion. Allerdings wirken sie weder bei jedem Brustkrebs noch in jedem Stadium der Erkrankung und auch nicht in jedem Alter gleich gut.

Da in den Eierstöcken vor den Wechseljahren das meiste Östrogen produziert wird, setzt man bei Frauen, die ihre Regel noch haben, immer zusätzlich die sogenannten GnRH-Analoga ein. Sie werden in Form von Monats- oder Dreimonatsspritzen verabreicht und schalten die Hormonproduktion der Eierstöcke aus. Eine allerdings unwiderrufliche Alternative zu dieser Therapie ist die operative Entfernung der Eierstöcke oder ihre Stilllegung mit radioaktiven Strahlen.

Die Aromatasehemmer werden heutzutage nach Meinung zahlreicher Fachleute als das überlegene Produkt gesehen. Sie plädieren dafür, dass hormonrezeptorpositive Brustkrebspatientinnen nach den Wechseljahren von Tamoxifen auf einen Aromatasehemmer umsteigen. Sie seien besser verträglich und haben angeblich weniger Nebenwirkungen. Glücklicherweise gibt es auch in der konventionellen Medizin Gegenstimmen, die zur Vorsicht vor voreiligen Schlüssen mahnen: Die Medikamente können vor den Wechseljahren **keinesfalls** bedenkenlos eingesetzt werden. Außerdem wenden Experten ein, dass noch kein Beweis für einen günstigen Einfluss der Aromataseblocker auf die Sterblichkeit bei Brustkrebs vorliege.

Hat eine Brustkrebspatientin im Frühstadium nur einen einzigen befallenen Lymphknoten einer prognostisch relativ günstigen Gewebeart mit einem niedrigen immunreaktiven Score (IRS von 2), so halte ich eine antihormonelle Therapie über fünf Jahre – gleich mit welchem Mittel – für eine Überbehandlung. Das gilt insbesondere dann, wenn die Frau nach der Operation bereits Chemo- und Strahlentherapie ertragen hat.

Kritische Aspekte zur Antihormontherapie

Die folgenden Gedanken sollen eine antihormonelle Therapie nicht grundsätzlich in Frage stellen, sondern Frauen, die sich aus persönlichen Gründen gegen eine solche Behandlung entscheiden, eine Hilfestellung sein. Auch wenn Hormone einen potenziellen Einfluss auf das Krebsgeschehen haben, sind die Abläufe in unserem Organismus doch wesentlich komplexer. Sie lassen sich nicht einfach auf monokausale Wirkzusammenhänge reduzieren. Eindeutige Untersuchungen im Labor oder am Gewebe sind nur bedingt auf unseren lebendigen Organismus übertragbar. So ging man in der Medizin beispielsweise mehrere Jahrzehnte nur von den positiven Wirkungen einer Hormonsubstitution im Alter aus und verordnete fast jeder Frau in den Wechseljahren Hormonpräparate. Heute sind Frauenärzte wesentlich zurückhaltender bei der Verordnung, da aktuelle Untersuchungen auf problematische Nebenwirkungen hinweisen.

Zwar zeigen Studienergebnisse für die antihormonelle Therapie positive Resultate, dennoch muss man neben dem sogenannten Rezeptorenstatus die Indikation im Einzelfall streng prüfen.

- Es ist individuell abzuwägen, ob eine oft erhebliche Verschlechterung der Lebensqualität für viele Jahre durch die statistische Wahrscheinlichkeit, einige Monate länger zu leben, gerechtfertigt ist.

Neben den fraglich positiven Wirkungen birgt die Einnahme des immer noch am häufigsten verordneten Antihormons Tamoxifen erhebliche Risiken für die Gesundheit der Frau: Die Entstehung von Krebs der Gebärmutterschleimhaut wird gefördert, Netz- und Hornhautschäden am Auge können entstehen, die Chance von gefährlichen Thrombosen, Schlaganfällen und Lungenembolien nimmt zu. Der Abbau des Antihormons stellt eine Belastung für die Leber dar. In einer Liste vom nationalen amerikanischen Umweltinstitut aus dem Jahr 2000 werden 218 krebserregende Substanzen aufgeführt. Eine davon ist Tamoxifen. Außerdem ist bekannt, dass der Körper Resistenzen gegen das Antihormon bilden kann, die mit zunehmender Therapiedauer die Wirkung des Präparates schwächen. Bei vielen Patientinnen kommt es zu Beschwerden in Form einer Verschlimmerung der Wechseljahressymptomatik: Schweißausbrüche, Hitzewallungen, Stimmungsschwankungen, Nachlassen der Lust auf Sex und Gewichtszunahme.

Auch die neue Generation der Antihormonpräparate, die Aromatasehemmer impliziert mögliche starke Nebenwirkungen, allerdings anderer Art als das Tamoxifen. Das renommierte unabhängige Arzneimitteltelegramm weist in seiner ersten Ausgabe des Jahres 2005 darauf hin, dass bei den Aromatasehemmern die Zahl der Knochenbrüche, Muskel- und Gelenkbeschwerden deutlich zunehmen.

Der Wunsch von Frauen nach Brustkrebs, alles zu unternehmen, um einem Rezidiv vorzubeugen, ist verständlich und nachvollziehbar. Wird bei einem positiven Rezeptorstatus eine antihormonelle Therapie wirklich gut vertragen und vermittelt ein Gefühl der Sicherheit, dann würde ich die Anwendung nicht zur Diskussion stellen. Für den Fall einer starken Einschränkung der Lebensqualität oder einer inneren Ablehnung der antihormonellen Präparate halte ich ein kritisches Hinterfragen der Notwendigkeit für gerechtfertigt, da in diesem Fall die negativen Wirkungen womöglich überwiegen.

Es ist nachgewiesen, dass Bewegung und Ernährung einen eindeutig schützenden Effekt hinsichtlich des Rückfallrisikos haben. Manche Frau wird sich nach der konventionellen Therapie auf diese Faktoren verlassen. Idealerweise fällt die mündige Patientin zusammen mit ihrem behandelnden Arzt eine Entscheidung für ihre Zukunft und ist sich bewusst, dass diese in jedem Fall mit Risiken behaftet ist.

CHECKLISTE

Antihormonelle Therapie

- ✔ Ist mein Tumor rezeptorpositiv oder nicht? Sind beide Hormonrezeptoren positiv oder nicht?
- ✔ Wie deutlich positiv zeigt sich der Hormonrezeptorstatus? Wie hoch ist mein sogenannter immunreaktiver Score (IRS) für die Östrogenrezeptoren (ER: 0 bis 12) und für die Progesteronrezeptoren (PR: 0 bis 12)?
- ✔ Sind die bisher eingeleiteten Maßnahmen der konventionellen Medizin gegen das Tumorgeschehen bereits ausreichend?
- ✔ Ist die antihormonelle Therapie eventuell eine Alternative zur Chemotherapie? – Laut Statistik sind die Heilungschancen nach einer Operation vor allem bei Brustkrebserkrankungen vor den Wechseljahren durch eine Antihormonbehandlung ähnlich hoch wie mit Chemotherapie!
- ✔ Was sagt mein Bauchgefühl zur antihormonellen Therapie?
- ✔ Welche Art der Antihormontherapie ist gegebenenfalls für mich empfehlenswert?
- ✔ Welche Nebenwirkungen erwarten mich mit dieser Therapie?
- ✔ Wie hoch ist mein Osteoporoserisiko durch die frühzeitige Einleitung künstlicher Wechseljahre?
- ✔ Sind für mich die laut Statistik verbesserten Chancen im Hinblick auf die Rückfallwahrscheinlichkeit und das Überleben Grund genug, über einen Zeitraum von zwei oder fünf Jahren gewisse kurz- und langfristige Nebenwirkungen in Kauf zu nehmen?
- ✔ Mit welchen biologischen Mitteln kann ich einigen Nebenwirkungen der antihormonellen Therapie begegnen?

Antikörper und Angiogenese-hemmer: innovative Hoffnungsträger?

Manchmal habe ich den Eindruck, dass auf keinem Gebiet der Medizin die Meinungen so extrem von Strömungen der pharmazeutischen Industrie gesteuert werden wie in der Onkologie. Die Molekularbiologie unterstützt mit ihren Erkenntnissen sicher die Onkologie und hat bei manch einem Krebskranken schon zu einer Lebensverlängerung beigetragen. Dennoch muss gerade auf einem Gebiet, das bereits viele Betroffene enttäuscht hat, zur Besonnenheit gemahnt werden.

Glaube denen, die die Wahrheit suchen, und zweifle an denen, die meinen, sie gefunden zu haben.

André Gide

Molekularbiologische Aspekte bei der Krebsentstehung und -ausbreitung rücken immer mehr in den Mittelpunkt konventioneller Krebstherapien. Sie haben zur Entwicklung einer neuen Generation von Krebsmedikamenten geführt: Tyrosinkinasehemmer oder monoklonale Antikörper wie Herceptin® (Trastuzumab) oder Mabthera® (Rituximab). Viele Patientinnen sprechen zwar auf diese Mittel besser an, sie haben aber bisher nur geringen Einfluss auf das langfristige Überleben. So führt beispielsweise der Angiogenesehemmer Avastatin bei metastasierendem Darmkrebs zu einer Verlängerung der Überlebenszeit von ganzen vier bis sechs Monaten. Ärzte, die bislang überzeugte Verfechter von Chemotherapien waren und in Wissenschaftskreisen höchstes Ansehen genießen, sprechen plötzlich davon, dass Patienten gegen die Chemotherapie resistent werden können und die Medizin mit den gezielten Behandlungsmöglichkeiten durch Antikörper vor dem großen Durchbruch steht. Führende Vertreter der wissenschaftlich renommierten Deutschen Krebsgesellschaft (DKG) behaupten, dass jede zweite Frau, die mit Trastuzumab behandelt wurde, nie einen Rückfall oder Tochtergeschwülste bekommt. Solche fantastisch klingenden und weitreichenden Annahmen können schon allein deswegen nicht gesichert sein, weil das Medikament erst einige Jahre auf dem Markt ist! Vielleicht wird man in 20 oder 30 Jahren eine solche Aussage guten Gewissens machen dürfen. Die Antikörper wie beispielsweise Trastuzumab werden als zielgerichtet bezeichnet. Sie richten sich aber nicht nur gegen Krebszellen, sondern besetzen auch Rezeptoren im Herzgewebe und verursachen möglicherweise am Herzmuskel irreparable Schäden *(Quelle 17)*. Bei unfreundlicher Interpretation der Statistik könnte man annehmen, dass viele Frauen früher an Herzinfarkt sterben und sich daher keine Tochtergeschwülste entwickeln.

Wissenschaftlich eindeutig belegt ist bislang lediglich, dass die Zeit bis zum Eintreten eines möglichen Rückfalles je nach Studie um 5,8 % oder 7,7 % verlängert wird. Nicht nur Publikumszeitschriften, sondern auch zahlreiche Ärztemagazine sprechen hingegen schon davon, dass sich die Überlebenszeit bei dem Einsatz gewisser Antikörper wie beispielsweise Trastuzumab verdoppeln lässt. Das ist irreführend für Therapeuten und Patienten. Im Jahre 2006 wurden drei randomisierte kontrollierte Studien publiziert, von denen nur eine überhaupt einen signifikanten Überlebensgewinn durch Trastuzumab ergab, und zwar um absolut gesehen 4,8 Prozent in vier Jahren.

Die im renommierten Arzneitelegramm genannten Nebenwirkungen *(Quelle 18)* dieses »neuen Wundermittels«, die im Vergleich zu mancher Chemotherapie durchaus harmlos sind, werden einfach heruntergespielt: Todesfälle bei Herzkranken, Leberschäden, Durchfall bei fast der Hälfte aller Anwenderinnen.

Abschließend ist zu sagen, dass Trastuzumab oder andere Antikörper im Einzelfall durchaus vorteilhaft für die Patientin sein können, ich die gegenwärtige Euphorie für diese Behandlungen aber nicht teile. Patienten, die ihr Hab und Gut zur Finanzierung dieser teueren Therapie verkaufen wollen, rate ich, ihre Entscheidung gründlich zu überdenken.

Info

http://www.aerzteblatt-studieren.de/doc.asp?docId=104410

Ruhe bewahren bei Rückfall oder Metastasen

Neben der Erstdiagnose zählen zu den schwierigsten Phasen in der Bewältigung der Krebserkrankung das Auftreten von Tochtergeschwülsten (Metastasen) oder ein Krankheitsrückfall (Rezidiv). Ob durch die Therapie der konventionellen Medizin oder durch ergänzende Maßnahmen – die meisten Patienten gehen davon aus, alles getan zu haben, um genau das zu verhindern. Manchmal artet die Angst vor einem Rezidiv oder Tochtergeschwülsten schon in eine Art krampfhafte Heilungssucht aus. Jedes Zwicken im Bauch, jeder Schmerz in einem Gelenk wird sofort mit gesteigerter Aufmerksamkeit beleuchtet, behorcht und analysiert. Dieser Heilkrampf führt dazu, dass wir uns mehr vom Körper entfernen und ihn in eine Art Heildogma zu pressen suchen.

Die Verzweiflung schickt uns Gott nicht, um uns zu töten, er schickt sie uns, um neues Leben in uns zu wecken.

Hermann Hesse

Daher meine ganz elementare Botschaft: Ein Rezidiv oder Metastasen verschlechtern zwar rein statistisch Ihre Überlebenschancen, dennoch kann auch in dieser Situation einiges mit realistischer Aussicht auf Erfolg getan werden. Manchmal lässt sich eine Metastase oder das Rezidiv aufgrund seiner Lage oder Ausbreitung nicht entfernen. Ich kenne viele Menschen, die sehr lange und gut mit Metastasen oder einem Rezidiv leben. Diese Aussage bedeutet natürlich nicht, dass Sie nichts dagegen unternehmen brauchen. Ich möchte Ihnen aber deutlich machen, dass ebenso wie bei der Erstdiagnose die weiteren Schritte sehr genau überlegt sein wollen. Beispielsweise ist bei einem kleinen Lokalrezidiv nach einer Brustkrebserkrankung nicht immer eine anschließende Strahlen- und Chemotherapie notwendig!

Bitte quälen Sie sich nicht mit der Frage, was Sie oder die Ärzte falsch gemacht haben. Für negative Entwicklungen einer Erkrankung gibt es von verschiedenen Seiten vielfältige Erklärungsversuche. Sie sind selten hilfreich und nützen meist nicht, um die aktuelle Krise besser zu bewältigen. Insbesondere sind Schuldzuweisungen sich selbst oder anderen gegenüber nicht zielführend.

In dieser Situation ist es wichtiger denn je, sich vielseitig zu informieren. Bereits kurze Zeit nach Ihrer Ersterkrankung gibt es eventuell schon neue oder bessere Behandlungsansätze. Vor einigen Jahren war beispielsweise bei dem Auftreten von Lebermetastasen nach Darm- oder Brustkrebs eine Chemotherapie die einzige anerkannte Behandlungsmaßnahme. Heute wird vor allem in Anfangsstadien mit modernen strahlen- bzw. lasertechnischen Interventionen versucht, den Krankheitsprozess lokal aufzuhalten. Die Technik zeigt einen rasanten Fortschritt, so dass gerade im strahlentherapeutischen Bereich viele für den Patienten segensreiche Innovationen entwickelt wurden (→ S. 93). Die modernen molekularbiologischen Behandlungsmöglichkeiten geben zwar Anlass zur Hoffnung, sind allerdings auch kritisch zu betrachten (→ S. 113). Methoden aus der Komplementärmedizin wie die Hyperthermie (→ S. 163) können allein oder in Kombination mit konventionellen Therapien sinnvoll sein.

Tipp

In schwierigen Situationen wie dieser ist es hilfreich, sich Anregungen von Menschen zu holen, die ähnliche Krisen überstanden haben. Nutzen Sie Bücher mit Erfahrungsberichten von Krebspatienten als Motivationshilfe.

CHECKLISTE

Krankheitsrezidiv und Metastasen

- An welche Ärzte und Zentren wende ich mich, um Hilfe zu bekommen?
- Welcher Angehörige oder Freund kann in dieser Situation unterstützend an meiner Seite stehen?
- Können mir Rescue-Tropfen aus dem Bach-Blütensortiment (→ S. 185) oder die Anwendung des dunkelroten Pomanders aus der Aura Soma Therapie (→ S. 189) helfen, den Schock des Rezidivs oder der Metastasen besser zu verkraften?
- Ist im Falle von Metastasen eher eine lokale oder eine systemische Behandlung sinnvoll?
- Mit welcher Zielsetzung wird eine Therapie geplant: Soll der Tumor vollständig entfernt werden, oder ist nur eine teilweise Reduktion der Krebszellen möglich?
- Inwieweit beeinträchtigen die geplanten Maßnahmen meine Lebensqualität, und mit welcher Erfolgsaussicht bin ich bereit, das in Kauf zu nehmen?
- Welche Verfahren der biologischen Medizin können mich wirksam in meiner Situation unterstützen?
- Was kann ich tun, um meiner Seele zu helfen?

Nicola Hübner-Gehrke: Vertrauen in die innere Führung

Nicola Hübner-Gehrke ist Hebamme und Releasing-Therapeutin von Beruf. Sie kam vor knapp fünf Jahren zu mir, um sich beraten zu lassen. Nach der Diagnose einer Brustkrebserkrankung hatte sie sich damals zu einer präoperativen Chemotherapie entschlossen. Dank ihrer intensiven inneren Mitarbeit verschwand der Tumor sehr schnell, und bei der Operation wurden keine Krebszellen gefunden. Nach der Operation entschied sie sich für alternative Wege. Sie ist vor einem Jahr Mutter eines gesunden Jungen geworden. Vor kurzem wurde sie mit der Diagnose eines erneuten Brustkrebses konfrontiert. Sie stimmte einer Operation zu, in der Nachbehandlung entschied sie sich bewusst gegen eine Chemotherapie.

Was hat die Erstdiagnose in Ihnen ausgelöst? Welche medizinischen Maßnahmen wurden durchgeführt?

Meine Mutter starb mit 41 Jahren an Brustkrebs. Schon früh unternahm ich alles, um dieses Schicksal nicht zu teilen. Dennoch ereilte mich die Diagnose Brustkrebs mit 34 Jahren nach einer schweren Lebenskrise. Zunächst empfand ich mich als eine am Leben Gescheiterte. Ich entschied mich sehr schnell zu einer präoperativen Chemotherapie mit vier ambulanten Zyklen im Abstand von drei Wochen. Nach den ersten beiden Zyklen hatte ich kaum Nebenwirkungen. Ich visualisierte die unterstützende Kraft des Medikaments und hatte das Gefühl »die Chemotherapie ist auf meiner Seite«. Ein Ultraschall nach sechs Wochen zeigte, dass sich der zirka vier Zentimeter große Tumor aufgelöst hatte. Mit der dritten Chemotherapie veränderte sich mein Befinden. Ich fühlte mich eine Woche lang wie vergiftet und empfand keine Unterstützung mehr durch die Infusion. Meine innere Stimme sagte deutlich »nein« zu einer vierten Chemo-Gabe, doch die Schulmediziner setzten mir mit ihren Statistik-Argumenten sehr zu. Ich holte mir Rat bei Herrn Dr. Irmey, und er bestärkte mich darin, meine innere Stimme ernst zu nehmen. Nach schwerem Ringen stand ich dann zu meinem »nein«. Ich ließ mich zu einer OP überreden, und das Ergebnis bestätigte meinen »inneren Ultraschall«: Es wurden keine Krebszellen mehr gefunden.

Welche medizinischen Maßnahmen wurden Ihnen empfohlen? Welche schulmedizinischen Therapien oder komplementären Behandlungen haben Ihnen bei Ihrem Heilungsprozess am meisten geholfen?

Die besorgten Schulmediziner sahen Strahlentherapie und Hormonbehandlung für meine Rettung vor und beriefen sich auf Studien und Statistiken. Ich wurde von den Gynäkologen vor die Wahl gestellt, den schulmedizinischen Weg ganz mit ihnen zu gehen oder gar nicht. Eine individuelle Variante war für sie nicht denkbar. Damals stand ich unter Schock, und es war eine Herausforderung, mich vom Druck und von der Angst der Ärzte zu befreien.

Heute bin ich dankbar für ihre Klarheit. Dadurch, dass ich die Verantwortung für mein Leben nicht in ihre Hände legen wollte, war ich gezwungen, unabhängig von statistischen Wahrscheinlichkeiten meinen eigenen Weg und meine ganz individuelle Lösung zu suchen. Die Bestrahlung schien mir wie Selbstverstümmelung, die schulmedizinischen Argumente fadenscheinig. Der Gedanke an die geplante Antihormontherapie löste ein Gefühl von tiefer Depression in mir aus. Mit 34 Jahren wollte ich nicht auf meinen weiblichen Zyklus verzichten, aus Angst vor der angeblich zerstörenden Kraft meiner Hormone. Ich war nicht bereit, sie als bösartig einzustufen.

Wie haben Sie selbst aktiv zu Ihrem Heilungsprozess beigetragen?

Ich glaube an eine Höhere Macht, die uns umgibt und in uns lebt, und an die Sinnhaftigkeit des gesamten Kosmos. Das gab mir die Kraft, mich von Selbstvorwürfen und Resignation abzuwenden und auf innere Entdeckungsreise zu gehen. Mithilfe der sogenannten Releasingmethode suchte ich nach den Ursachen meiner Erkrankung. In einer Tiefenentspannung mit spiritueller Ausrichtung kam ich in Kontakt mit alten negativen Lebenskonzepten. Ich konnte sie schrittweise loslassen, um mich für innere Heilung und Lebendigkeit zu öffnen.

Bei der Bewältigung von Krebs erlebt man häufig Phasen, die körperlich und seelisch sehr schmerzhaft sind. Würden Sie dennoch sagen, dass die Erkrankung etwas Positives in Ihrem Leben bewirkt hat?

Vier Jahre nach der Diagnose fühle ich mich heute bestätigt in meiner damaligen Entscheidung. Meine innere Stimme zu übergehen hätte bedeutet, mich in eine resignative Opferrolle zu fügen. Anfangs haben mich Angst vor einer Rückkehr der Erkrankung und alte Zweifel oft eingeholt. Nun gelingt es mir zunehmend, im Vertrauen auf meine innere Führung zu bleiben und den Schock und das Misstrauen gegenüber meinem Körper zu überwinden.

Unterstützung erlebe ich durch Menschen, die auf mein gesundes Potenzial schauen, meine Genesung im Blick haben, mich als bereits geheilt sehen – unabhängig von Fünf-, Sieben- oder Zehn-Jahresstatistiken. Noch immer ist es eine tägliche Auseinandersetzung, aber Depression und Resignation haben sich verwandelt in Lebensbejahung, Kreativität und Lebensfülle im Inneren wie Äußeren. Dafür hat es sich fürwahr gelohnt, dem Krebs ins Auge zu blicken.

Vor kurzem wurden Sie mit der Diagnose eines Krankheitsrückfalles konfrontiert. Was hat das in Ihnen ausgelöst, und wie sind Sie damit schließlich umgegangen?

Nach dem anfänglichen Schock und dem Gefühl der Ohnmacht, gehe ich jetzt davon aus, dass der Körper meinem neu gewachsenen Bewusstsein hinterherhinkte und mir meine alten Glaubenssätze spiegelte. Krebs hat eine lange Entstehungszeit – mir wurde gesagt vier bis sieben Jahre. Ich sehe diese Herausforderung nun als Prüfung, nicht wieder in die alten Muster von Resignation und Selbstverurteilung zurückzufallen, sondern Reste von Angst und Misstrauen loszulassen und mich dem Fluss des Lebens und Sterbens ganz anzuvertrauen. Dazu gehört, mir mein Glück und die Liebe zum Leben ganz zu erlauben, die Zeiten mit meinem Mann und meinem kleinen Sohn zu genießen, jeden Moment bewusst zu erleben, nach vorn zu schauen, ohne den Wunsch, alles verstehen und kontrollieren zu können: Ich sehe den Krebs als Chance zu einem weiteren großen Sprung in der Bewusstwerdung, als wichtigen Schritt auf meinem persönlichen Weg.

Welchen ganz persönlichen Rat möchten Sie anderen Krebspatienten mit auf den Weg geben?

Der Weg in die Eigenverantwortlichkeit brachte mir die Erfahrung, dass niemand besser weiß als ich selbst, was gut für mich ist, und dass ich alle Antworten in mir selber finden kann. Diese Erkenntnis hat mir ein neues Vertrauen in das Leben geschenkt und gibt Impulse, mein Leben täglich neu selbst in die Hand zu nehmen und nach meinem Wunsch zu gestalten.

Buchtipp: Langholf, Christof: *Ich lasse los. Innere Heilung und spirituelles Wachstum – Die Releasingmethode.* Goldmann 2004

Second Opinion – sich einen weiteren Rat holen

Dieser schon fast eingedeutschte Begriff beschreibt das Einholen einer zweiten fachlichen Meinung bei Diagnosen und Therapieentscheidungen. Die Second Opinion gewinnt gerade für Krebskranke zunehmend an Bedeutung. Die Gesellschaft für Biologische Krebsabwehr befragte Patienten, welche ihrer eigenen Bemühungen bei der Bewältigung der Krebserkrankung besonders hilfreich waren. Viele tausend Betroffene nannten die Suche nach Informationen als entscheidendes Moment für den Umgang mit Tumoren. Während der Kranke heute einer gewaltigen Informationsflut gegenübersteht, findet er immer schwieriger Ansprechpartner, die ihm bei der Auswertung dieser Daten im Hinblick auf seine ganz persönliche Situation wirklich helfen. Erster Ansprechpartner ist natürlich der betreuende Arzt. Für manch einen Arzt galt es vor einiger Zeit noch als Beleidigung, wenn ein Krebskranker einen anderen Fachmann in derselben Fragestellung zu Rate zog. Gott sei Dank verstehen die meisten Therapeuten die Frage nach einer zweiten Fachmeinung heute als legitimen Ausdruck des Willens eines Krebskranken in dieser lebensbedrohlichen Situation die bestmögliche Therapie zu finden.

Nicht jede Therapie, die wirkt, nützt auch dem Patienten.

Prof. Dr. Franz Porzsolt

Informieren Sie sich daher möglichst immer schon vor den komplexen und häufig einschneidenden Therapien umfassend. Es gibt selten nur einen einzigen gangbaren Weg. Auch wenn es mitunter für Sie mühsam ist, fragen und informieren Sie sich, bis Sie mit den Auskünften zufrieden sind. Es kann durchaus sinnvoll sein, dass Sie sogar eine dritte oder vierte Meinung einholen. Unabhängig davon, ob Sie sich für eine konventionelle oder eine komplementärmedizinische Behandlung entscheiden: Je besser Sie eine Therapie nachvollziehen und verstehen können, desto wirkungsvoller können Sie sie innerlich mittragen. Damit unterstützen Sie Ihren Heilungsprozess aktiv. So kann auch eine Chemotherapie (→ S. 97) mit Sicherheit besser bei Ihnen anschlagen, wenn Sie sich wirklich aus Überzeugung dafür entscheiden.

In den meisten Fällen ist ein operativer Eingriff notwendig. Auch hierbei kann eine zweite Fachmeinung entscheidend sein. Immer neue innovative Operationstechniken werden entwickelt, und in verschiedenen Kliniken stehen ganz unterschiedliche Vorgehensweisen zur Wahl (→ S. 88). Immerhin hat die Entscheidung, ob beispielsweise ein künstlicher Darmausgang oder die komplette Entfernung des Kehlkopfes unumgänglich sind, weitreichende Konsequenzen. Ein Alterskrebs der männlichen Vorsteherdrüse muss nicht immer operiert werden. Bei Brustkrebs ist es manchmal sinnvoll, vor der Operation eine Chemotherapie durchzuführen. Damit soll der Tumor so weit behandelt werden, dass die Brust später nicht total operiert werden muss. Schließlich ist bei Brustkrebs im Vorfeld mit der Klinik zu klären, ob dort grundsätzlich zwischen zehn und zwanzig Lymphknoten entfernt werden, oder ob die Notwendigkeit dieser Maßnahme anhand einer Markierung des Wächterlymphknotens (sentinel-node Verfahren) während der Operation geprüft wird.

Eine Second Opinion kann in jedem Stadium der Krankheit oder der Therapie hilfreich sein. Diese Aufzählung fasst die wichtigsten Situationen zusammen:

- unmittelbar nach Diagnosestellung und vor dem Beginn der therapeutischen Intervention, falls keine akute Notsituation besteht
- nach dem operativen Eingriff und vor Beginn der belastenden Therapien wie Chemotherapie oder Bestrahlung
- zur Entscheidungsfindung, welche Therapien der konventionellen Medizin und welche biologischen Behandlungen in Anspruch genommen werden
- für alle kritischen Fragen während einer medizinischen Behandlung
- bei Krankheitsrückfall oder dem Auftreten von Tochtergeschwülsten
- zur Erörterung der langfristigen unterstützenden Therapien

Tipp

Eine Therapie kann man standardisieren, es gibt aber nicht zwei Patienten, die gleich sind. Daher macht es durchaus Sinn, wenn Sie nach mehreren Meinungen fragen!

Die Checkliste auf der folgenden Seite soll Ihnen den Weg zum Einholen einer Zweitmeinung erleichtern.

CHECKLISTE

Second Opinion

- Nehmen Sie Kopien Ihrer Befunde mit, damit an anderer Stelle bereits durchgeführte Untersuchungen nicht wiederholt werden müssen. So vermeiden Sie unnötige Kosten.
- Die Bewertung und Verarbeitung der gesammelten Informationen braucht vor allem Zeit. Lassen Sie sich bei der Entscheidungsfindung nicht unter Druck setzen, auch wenn die Zeit durch die Erkrankung sehr zu drängen scheint.
- Das medizinische Wissen vervielfältigt sich mit rasanter Geschwindigkeit. Daher können Sie bei Ihrer Informationssuche auf widersprüchliche Aussagen stoßen, ohne dass Sie deshalb jemand einen Vorwurf machen müssen.
- Viele Entscheidungen können letztendlich nur Sie selbst treffen, und das Abwägen der Möglichkeiten ist häufig mit einer Gratwanderung verbunden. Niemand kann Ihnen versprechen, dass Sie keinen Krankheitsrückfall oder Tochtergeschwülste bekommen. Statistiken sind nur bei sehr wenigen Krankheitsbildern aussagekräftig (→ S. 44) und oft weder für den medizinischen Laien noch für die Ärzte wirklich durchschaubar.
- Es sind tatsächlich nur individuelle Entscheidungen möglich: Es gibt Krebskranke, die beispielsweise die Nebenwirkungen einer Chemotherapie nicht in Kauf nehmen, um zwei Monate länger zu leben, für andere sind diese beiden Monate von größter Bedeutung.
- Es ist außerordentlich wichtig, neben den rationalen Informationen auch die emotionale Ebene in den Entscheidungsprozess mit einzubeziehen. Hören Sie auf Ihr Gefühl! Ich habe mit vielen Patienten gesprochen, die sich im Nachhinein vorwerfen, nicht auf ihren Bauch gehört und auf ihre Ahnungen geachtet zu haben. Die Emotionen fahren bei der Krebserkrankung bisweilen Achterbahn, aber es gibt im tiefsten Inneren ein Grundgefühl, zu dem Sie den Zugang suchen können. Sprechen Sie darüber mit Menschen, die Sie verstehen und denen Sie vertrauen. So finden Sie Ihre ganz persönliche Schnittmenge zwischen rationalen und emotionalen Aspekten.

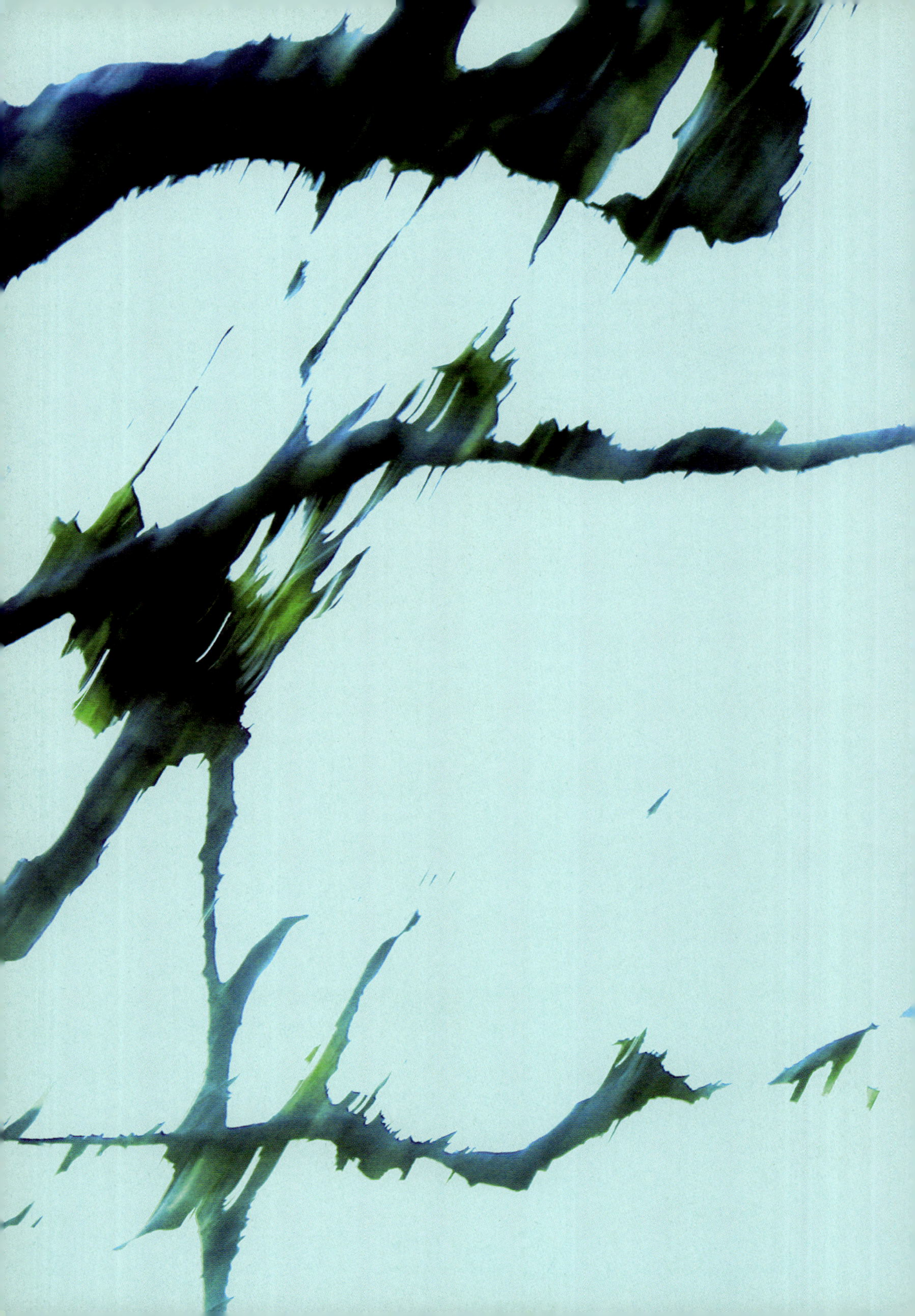

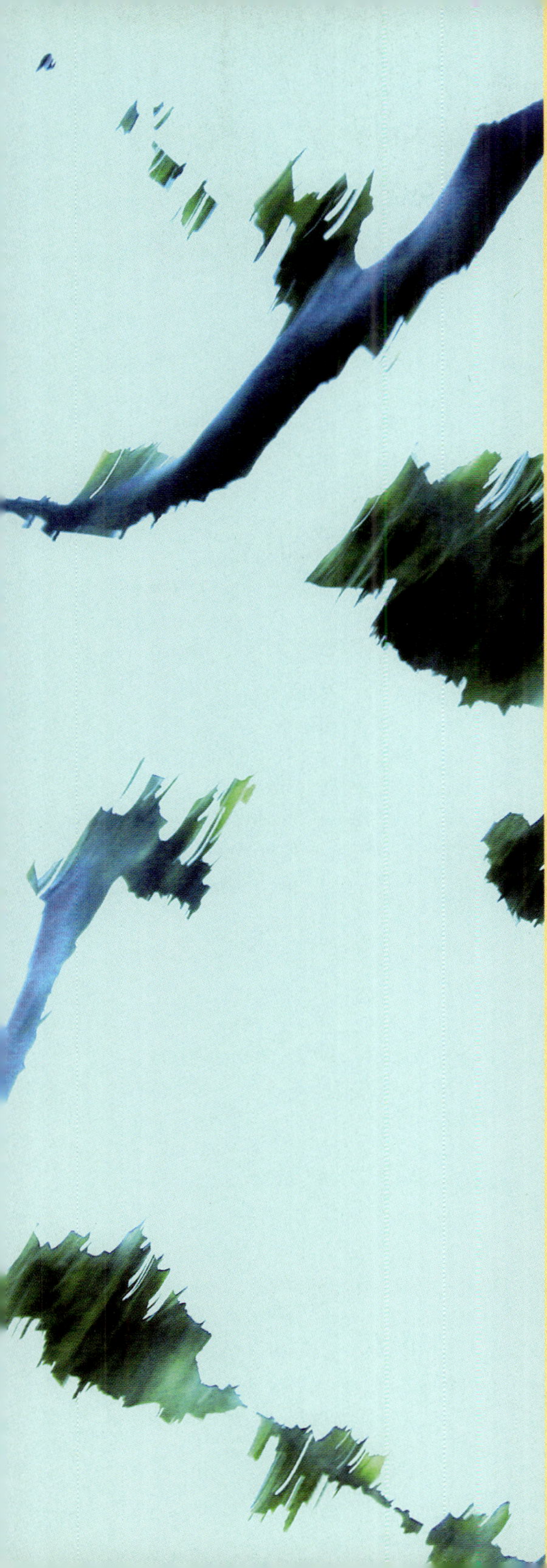

Biologische und ganzheitliche Verfahren – Hilfe zur Selbsthilfe

Die meisten Krebspatienten nutzen neben den konventionellen Therapien auch Verfahren der komplementären Medizin. Mittel und Methoden zur Unterstützung des Immunsystems werden angesprochen. Was hilft, Körper und Seele ins Gleichgewicht zu bringen? Sie erhalten praktische Tipps, wie Sie Ihren Stoffwechsel anregen, Schadstoffe ausleiten und den Säure-Basen-Haushalt in Balance bringen.

Einige Verfahren, die sich in der naturheilkundlichen Krebsbehandlung besonders bewährt haben, wie Nahrungsergänzungsmittel, die Darmsanierung, Ausleitungsmethoden, die Misteltherapie und Hyperthermie werden eingehender vorgestellt.

Die vier Säulen einer biologischen Krebsabwehr

Eine wirklich gute Idee erkennt man daran, dass ihre Verwirklichung von vornherein ausgeschlossen erschien.
Albert Einstein

Immer häufiger fragen Krebspatienten und ihre Angehörigen nach dem Einsatz biologischer oder komplementärer Heilverfahren. Viele Methoden der ergänzenden Medizin werden von der großen Mehrzahl der Betroffenen angewandt. Dabei geht es bei den meisten Krankheitsbildern nicht um ein Entweder-oder, sondern um ein Sowohl-als-auch von Behandlungsmaßnahmen aus den verschiedenen medizinischen Richtungen (→ S. 36).

Eine biologische Krebsabwehr umfasst alle Therapien, mit denen die körpereigenen Regulationssysteme und Abwehrkräfte günstig beeinflusst werden können. Im Gegensatz zu den bekannten »Anti-Mitteln« der konventionellen Medizin wie den Anti-Biotika, den Anti-Depressiva, den Anti-Emetika und viele andere sollen biologische Mittel und Methoden vornehmlich die Gesundheit wiederherstellen und erhalten. Zumeist werden sie ergänzend eingesetzt. Bei diesem ganzheitlichen Ansatz geht es nicht nur darum, den Krebs zu beseitigen, sondern im Sinne einer Salutogenese (→ S. 24) die körpereigenen Regulations- und Heilkräfte zu aktivieren. Insofern ist eine biologische oder komplementäre Krebsbehandlung mehr als die Verabreichung abwehrstärkender Medikamente. Behandelt wird der Patient auch in seinem psychosozialen Umfeld. Es ist erwiesen, dass bereits über eine adäquate psychische Betreuung, angemessene Bewegung, eine ausgewogene, gesundheitsfördernde Ernährung und immunstimulierende Maßnahmen die Lebensqualität erhöht und die Lebenserwartung günstig beeinflusst werden kann.

Während oder nach einer konventionellen Therapie tragen biologische Verfahren wesentlich zur körperlichen und seelischen Erholung bei. Einen besonderen Stellenwert haben diese Methoden nach der Akutbehandlung in der Klinik. Wenn die Patientinnen und Patienten nach Hause entlassen werden, sind sie mit der Krankheitsbewältigung oft auf sich allein gestellt. In dieser Phase besteht ein berechtigtes und ausgeprägtes Bedürfnis, selbst etwas zu tun, um ein Wiederauftreten der Erkrankung zu verhindern.

- Mit biologischen Maßnahmen kann man ganz Wesentliches erreichen:
  - Körpereigene Abwehrkräfte lassen sich wiederherstellen und stärken.
  - Nebenwirkungen und Folgeschäden aggressiver Therapien können gemildert werden.
  - Heilungschancen werden erhöht und die Lebensqualität bleibt erhalten.

Grundsätzlich basiert eine biologische Begleitbehandlung auf einem ausgewogenen Konzept der »vier Säulen«, welches von der Gesellschaft für Biologische Krebsabwehr seit nunmehr 25 Jahren vertreten wird:

- psychische Stabilisierung
- körperliche Aktivierung
- Stoffwechselregulation und Ernährungsberatung
- Immunstimulierung mit natürlichen Mitteln und Methoden

Für den behandelnden Arzt ist es oft genauso schwierig wie für den suchenden Patienten, die einzelnen Methoden objektiv und sachkundig zu bewerten. Hier hilft Ihnen insbesondere die Gesellschaft für Biologische Krebsabwehr weiter. Sie ist die größte Organisation zur Beratung von Krebspatienten in allen Fragen rund um den komplementär-medizinischen Bereich. In diesem Buch kann ich natürlich nicht ausführlich auf die gesamte Vielfalt der biologischen Krebsabwehr eingehen. Einige der bekanntesten und wichtigsten Maßnahmen einer ganzheitlich orientierten Therapie werden angesprochen. Weitergehende Informationen zu diesem Thema gibt mein Buch *110 wirksame Behandlungsmöglichkeiten bei Krebs.*

Leider werden nur noch sehr wenige biologische Mittel von den Krankenkassen getragen. Das seit Mai 2006 geltende Arzneimittelversorgungs-Wirtschaftlichkeitsgesetz (AVWG) sieht vor, dass preisgünstige Medikamente unter bestimmten Voraussetzungen von der gesetzlichen Zuzahlung befreit werden. Unter *http://www.die-gesundheitsreform.de/presse/pressethemen/avwg/index.html* finden Sie eine Liste aller zuzahlungsbefreiten Arzneimittel mit etwa 2 600 Einträgen, die alle zwei Wochen aktualisiert wird.

Info

GfBK-Broschüre *Wege zur Gesundheit.* www.biokrebs.de

Buchtipp: Beyersdorff, Dietrich: *Biologische Wege zur Krebsabwehr.* Haug 11. Auflage 2000
Dr. Irmey, György: *110 wirksame Behandlungsmöglichkeiten bei Krebs.* Haug 2005

CHECKLISTE

Biologische Verfahren

- ✔ Möchte ich biologische Heilverfahren **ergänzend oder alternativ** zur Behandlung der konventionellen Medizin einsetzen?
- ✔ Wo finde ich die Informationen zu biologischen oder komplementären Therapien, die für mich besonders wichtig und wertvoll sind? (Organisationen, Internet, Bücher, Selbsthilfegruppe, etc.)
- ✔ Welcher Arzt oder Heilpraktiker kann mich bei der gezielten Auswahl von ergänzenden Maßnahmen fachkundig beraten und bei der Umsetzung begleiten?
- ✔ In welcher Fachklinik werden biologische/komplementäre Verfahren in sinnvoller Weise angewendet?
- ✔ Bei belastenden Therapien: Mit welchen Maßnahmen der biologischen Medizin kann ich die Nebenwirkungen reduzieren? (→ S. 104)
- ✔ Wie lange wird eine Behandlungsmethode bereits praktiziert, und kenne ich Menschen, die mit der Methode Erfolg hatten?
- ✔ Bekämpfen die Vertreter dieser Richtung die Schulmedizin, indem sie alles schlecht reden, was von konventioneller Seite unternommen wird?
- ✔ Hat die biologische Behandlungsmethode Nebenwirkungen?
- ✔ Was kann ich für meine Seele tun, um den therapeutischen Prozessen einen fruchtbaren Boden zu bereiten? (→S. 24, → S. 176)
- ✔ Wie kann ich selbst dazu beitragen, die Belastungen der Krankheit zu reduzieren und welche weiteren Entlastungen sind für mich hilfreich?
- ✔ Wie kann ich meinen Körper pflegen, stärken oder aktivieren, damit er mich auf meinem Heilungsweg unterstützt? (→ S. 132)
- ✔ Möchte ich Heilmittel aus der Natur eher mit der Ernährung zu mir nehmen, beispielsweise als Tee, oder lieber standardisiert in Form von Kapseln, Dragees, etc.?
- ✔ Prüfen Sie immer wieder Ihre innere Einstellung, und bauen Sie nur dann eine Resonanz zu einer Methode auf, wenn Sie ein gutes Gefühl dabei haben.

Irmhild Harbach-Dietz: Sich nicht unter Druck setzen lassen

Irmhild Harbach-Dietz sprach 2002 das erste Mal auf einem Kongress der Gesellschaft für Biologische Krebsabwehr und verwunderte viele Betroffene mit ihrer Entscheidung, sich zunächst nicht operieren zu lassen und »ihren« Krebs zu beobachten. Im Alter von 46 Jahren wurde bei ihr im Juni 1994 in der Mammografie ein verdächtiger Befund festgestellt. Der Ultraschall bei einem Spezialisten zeigte mehrere kleine Herde und verstärkte den Krebsverdacht. Eine Operation lehnte sie damals ab und entschied sich neun Jahre lang dafür, dem Tumor in anderer Weise zu begegnen.

Auch wenn Irmhild Harbach-Dietz einen mutigen Weg gewählt hat, möchte ich betonen, dass er nicht einfach kopiert werden soll oder übertragen werden kann. Heute leitet sie mit großem Engagement die Berliner Beratungsstelle der Gesellschaft für Biologische Krebsabwehr und hat mit acht anderen betroffenen Frauen ein sehr motivierendes Buch verfasst.

Was hat die Diagnose in Ihnen ausgelöst? Wie haben Sie reagiert?

Zunächst fühlte ich mich wie unter Schock, es kam mir so unwirklich vor. Danach hatte ich große Angst, aber auch Zweifel an der Diagnose. Es kamen Wut und Ärger in mir auf, dass ich so eine Krankheit bekomme, und Selbstvorwürfe, dass ich nicht besser auf meinen Körper geachtet und mich zu sehr gestresst habe. Ich erzählte nur wenigen Leuten davon, da ich erlebte, dass die meisten nicht damit umgehen konnten und ihre eigenen Ängste auf mich projizierten. Unterstützt haben mich Beratungsgespräche. Es war mir besonders wichtig, Frauen zu treffen, die selber Erfahrungen mit der Erkrankung hatten. In den ersten Jahren probierte ich zahlreiche alternative Therapien aus und habe dabei einiges an Zeit und Geld investiert. Die vorgeschlagene Biopsie mit anschließender Totaloperation der linken Brust lehnte ich ab. Stattdessen entschloss ich mich zu anderen Maßnahmen wie Ernährungsumstellung und Darmsanierung. Ich begann mit Visualisierung und Meditation. Der Knoten wuchs in den nächsten sechs Jahren ganz langsam bis auf eine Größe von fünf Zentimetern.

Ich überlegte, mich operieren zu lassen, entschied mich aber zunächst für eine homöopathische Therapie mit Hochpotenzen in der Schweizer Fachklinik von Dr. Dario Spinedi. Das Wachstum des Tumors konnte gestoppt werden, der Knoten verkleinerte sich zunächst bis auf drei Zentimeter und zeigte nekrotische Veränderungen.(Anmerkung: Das ist ein Hinweis auf die Selbstauflösung von Teilen des Tumors.)

Welche medizinischen Maßnahmen wurden Ihnen empfohlen? Welche schulmedizinischen Therapien oder komplementären Behandlungen haben Ihnen bei Ihrem Heilungsprozess am meisten geholfen?
Anfangs wurde mir – mit viel Druck – zur Biopsie und zur sofortigen Operation geraten, was ich damals ablehnte. Neun Jahre später wuchs mein Tumor trotz zwischenzeitlichen Rückgangs im Zusammenhang mit Stress langfristig wieder auf seine alte Größe. Die Haut über dem Tumor begann rissig zu werden, so dass ich einen Durchbruch befürchtete. Daher entschied ich mich 2003 für eine Operation. Eine Untersuchung auf Metastasen blieb ohne Befund. Es wurde eine Amputation der linken Brust durchgeführt. Auf meinen Wunsch hin wurden keine Lymphknoten entnommen. Ich wollte das Risiko der möglichen Bewegungseinschränkung nicht in Kauf nehmen. Die pathologische Befund klassifizierte den Tumor damals mit: G3, pT3, R0. Ich verzichtete bewusst auf die anschließend empfohlenen Chemotherapien und Bestrahlungen. Stattdessen setzte ich die homöopathische Behandlung fort.

Am meisten geholfen hat mir die Homöopathie, selbst wenn der Knoten dadurch nicht dauerhaft kleiner wurde. Letztlich habe ich auch die Operation als hilfreich erlebt, weil ich nach der Entfernung des Tumors wieder mehr Energie und körperliche Ausdauer hatte.

Gestärkt haben mich zusätzlich das Gesundheitstraining und die Atemtherapie ebenso wie psychotherapeutische Maßnahmen.

Wie haben Sie selbst aktiv zu Ihrem Heilungsprozess beigetragen?
Mit körperlicher Aktivität durch regelmäßiges Radfahren und Guolin Qigong. Meine psychische Stabilität habe ich unterstützt durch Meditation, Entspannung und Visualisierung sowie durch Atem- und Psychotherapie.

Ich habe meine Ernährung auf eine ausgewogene Vollwertkost umgestellt; anfangs sehr radikal, inzwischen genieße ich auch wieder schwarzen Tee und Alkohol in vernünftigen Maßen. Von den im Laufe der Zeit erprobten »Wundermitteln« habe ich drei langfristig übernommen: das morgendliche Mundspülen mit Sesamöl (nach Ayurvedischer Medizin), die regelmäßige Einnahme von Leinöl in Quark oder Joghurt und den täglichen Löffel Heilerde.

Die Kündigung meiner langjährigen Arbeitsstelle im Suchtbereich hat sich positiv auf mein Lebensgefühl ausgewirkt. Es war gut für mich, mir eine längere Auszeit zu nehmen und mehr Zeit in der Natur zu verbringen.

Bei der Bewältigung von Krebs erlebt man häufig Phasen, die körperlich und seelisch sehr schmerzhaft sind. Würden Sie dennoch sagen, dass die Erkrankung etwas Positives in Ihrem Leben bewirkt hat?
Den Arbeitsplatzwechsel erlebe ich ausgesprochen positiv. Ich wollte die Tätigkeit schon seit Langem beenden, traute mich aber nicht, meinen Bedürfnissen zu folgen. Unter dem Eindruck des wachsenden Knotens war die Kündigung einfacher und damit der Weg frei, nach einer Erholungspau-

se eine Aufgabe zu finden, die mir mehr entspricht, mich zufriedenstellt und anregt.

Ich sehe das Leben heute eher als Herausforderung, während ich mich früher oft von Pflichten erdrückt fühlte. Generell achte ich verstärkt auf meine Bedürfnisse und meine Lebensqualität. Ich habe mehr Energie für meine persönlichen Ziele. Ich bin ausgeglichener und gelassener, wahrscheinlich mitbedingt durch die homöopathische Behandlung sowie die Atem- und Psychotherapie. Die Auseinandersetzung mit bestimmten inneren Themen wurde durch die Erkrankung beschleunigt und intensiviert.

Welchen ganz persönlichen Rat möchten Sie anderen Krebspatienten mit auf den Weg geben?

Ich rate aus eigener Erfahrung dazu, dass Sie sich aus verschiedenen Richtungen beraten lassen und sich frühzeitig auch über komplementäre Methoden informieren. Am wichtigsten scheint mir, sich nicht unter Druck setzen zu lassen: In den meisten Fällen geht es nicht um eine Notoperation, sondern es bleibt genügend Zeit, um sich in Ruhe zu informieren und sich dann bewusst für eine Behandlung zu entscheiden. Wenn Sie von der dann folgenden Therapie überzeugt sind, kann das deren Wirkung deutlich unterstützen.

Da Krebs eine Systemerkrankung ist, empfehle ich zusätzlich zur klassischen Medizin auch Behandlungen, die den gesamten Organismus stärken und wieder ins Gleichgewicht bringen, wie z. B. Homöopathie, Enzym- oder Misteltherapie und andere komplementäre Verfahren.

Entscheidend ist, selbst aktiv zu werden, auf die persönlichen Gefühle zu achten und den eigenen Heilungsweg zu finden.

Buchtipp: Harbach-Dietz, Irmhild: *Ich bin sehr dankbar für mein Leben, Frauen berichten über Alternativen im Umgang mit Krebs.* Orlanda 2006

Körper, Seele und Geist im Einklang

Im Sinne der Salutogenese (→ S. 24) ist es von Anfang an von größter Bedeutung, nach Möglichkeiten zur Stabilisierung des körperlich-seelischen Gleichgewichtes zu suchen. Doch fühlt man sich nach der Diagnose mit all den psychischen und physischen Belastungen manchmal gar nicht in der Lage, den ersten Schritt in Richtung Aktivität zu gehen. Gerade Bewegung ist für die Genesung aber elementar wichtig. Und oft kommen mit der äußeren Aktivität auch die inneren Prozesse in Gang. Ob in der freien Natur oder im Fitnessstudio – es gibt eine unglaubliche Vielfalt von Möglichkeiten, sich körperlich zu betätigen. Vieles macht in der Gruppe mehr Spaß. Auch der therapeutisch ausgerichtete Sport ist eine gesellige Angelegenheit. Bei den regelmäßigen Bewegungstrainings findet man leichter aus der Isolation heraus, die sich zuweilen nach überstandener Krebstherapie einstellt. Der soziale Rückhalt in einer Gruppe trägt ebenfalls zur Alltags- und Krankheitsbewältigung bei.

Tu Deinem Leib etwas Gutes, damit Deine Seele Lust hat, darin zu wohnen
Theresia von Avila

Entspannung ist ein hervorragendes Breitbandtherapeutikum mit vielfältigen positiven Wirkungen auf den menschlichen Organismus.
Dr. Christine Centurioni

Wer lange eine belastende Therapie ertragen hat und zum passiven Dulden gezwungen war, kann in der Sportstunde endlich wieder aktiv werden. Man stellt fest, was man kann, wo die Grenzen sind, und dass sie möglicherweise weniger eng gesteckt sind als befürchtet.

Neben leichtem Training, Gymnastik, Spiel und Tanz gibt es Jahrtausende alte asiatische Bewegungsschulen wie Qigong, Tai Chi oder Yoga. Hier steht Bewegung im Rahmen ganzheitlicher Lebenskonzepte: Der Mensch wird mit geistig-seelischen und sozialen Dimensionen als Ganzheit angesprochen. Die Körpererfahrung führt zu einem ruhigen Gemüt und besserer Konzentrationsfähigkeit.

- Das Erleben von Bewegung bildet zur Körpererfahrung von Krankheit und Schmerzen ein positives Gegengewicht. Durch aktive Beweglichkeit können positive Lebensperspektiven eröffnet werden.

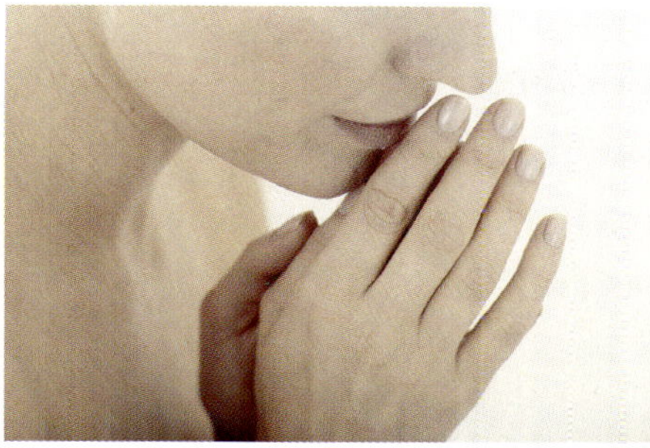

▲ Die Wendung von außen nach innen ...

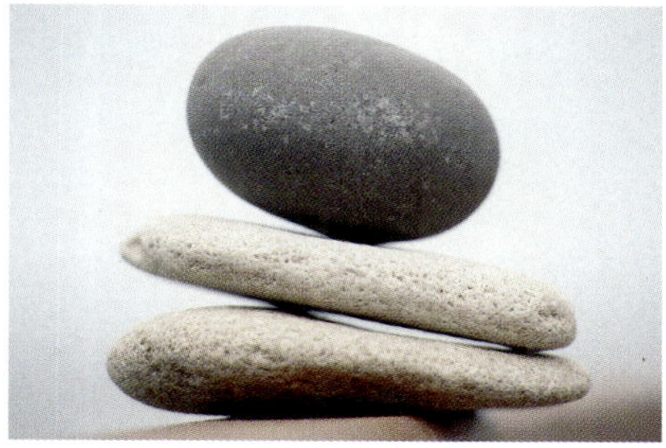

... hilft das Gleichgewicht finden.

Der Bewegungsapparat will bewegt werden, sonst verkümmert er, und die Befindlichkeit des Körpers verschlechtert sich. Bewegungen können auch ins Wasser verlagert und dadurch erleichtert werden, wenn sie Schmerzen verursachen oder Angst vor Stürzen besteht. Das Wasser trägt, setzt aber gleichzeitig den Bewegungen ein Hindernis entgegen, sodass mehr Kraft aufgewendet werden muss.

Zu den angenehmsten Möglichkeiten, Körper und Seele in Balance zu bringen, zählen die verschiedensten Formen der körperorientierten Entspannungstherapien und Massagen: von der Fußreflexzonenmassage, der Lymphdrainage, dem Shiatsu bis hin zur Feldenkrais-Methode und der Cranio-Sakral-Therapie. Berührungen mit und ohne Massage tun Körper und Seele wohl. Sie gehören daher zu den ältesten Heilkünsten der Welt. Vorrangig dienen diese Methoden der Lockerung und Entspannung, doch auch Körperfunktionen und Selbstheilungskräfte können durch sie gezielt angeregt werden. Sie wirken vor allem ausgleichend auf Geist und Psyche, was allein schon für die meisten Krebspatienten hilfreich ist. Massagen lösen außerdem Verspannungen und mildern chronische Schmerzen.

Info

www.netzwerk.linc.de
www.tai-chi.de
www.fussreflex.de
www.shiatsu-gsd.de
www.feldenkrais.de
www.trager.de
www.kinesiologie-akademie.de
www.alexander-technik-berlin.de
Detaillierte Kontakt-Adressen im Anhang

Buchtipp: Peseschkian, Nossrath et al.: *Erschöpfung und Überlastung positiv bewältigen*. Trias 2003

CHECKLISTE

Körper, Seele und Geist im Einklang

- ✔ Was kann ich körperlich tun, um mich zu fordern, aber nicht zu überlasten?
- ✔ Welche Form der körperlichen Betätigung spricht mich an und könnte mir wirklich Spaß machen?
- ✔ Wo bekomme ich die richtigen Informationen zu den Möglichkeiten von Sport und Bewegung nach meiner Krebserkrankung?
- ✔ Will ich mich austoben oder eher entspannen?
- ✔ Möchte ich etwas Neues entdecken, wie Nordic Walking, Inline-Skaten oder Mountainbike fahren? Und achte ich dabei auf meine Grenzen?
- ✔ Suche ich nach meditativen Formen der Bewegung wie beispielsweise Yoga, Qigong oder Tai Chi?
- ✔ Werde ich lieber allein aktiv, mit einem bestimmten Menschen oder in der Gruppe?
- ✔ Wo will ich mich lieber bewegen: drinnen oder draußen?
- ✔ Welche unterstützenden Therapien möchte ich wahrnehmen: Shiatsu, Fußreflexzonentherapie, Cranio-Sakral-Therapie etc.?

ÜBUNG

Thymusdrüse klopfen – Die Lebenskraft stärken

Die Thymusdrüse liegt in der Mitte der Brust, hinter dem oberen Teil des Brustbeins. Sie ist ein Organ, das alle Säugetiere besitzen. Vor einiger Zeit sprach die Medizin dieser Drüse beim Menschen jede Funktion ab. Inzwischen ist es jedoch gesichert, dass sie bei der Immunabwehr im Körper eine wichtige Rolle spielt. In der angewandten Kinesiologie (AK) gilt die Thymusdrüse als Steuerungszentrale für den Energiestrom in den Meridianen.

Durch die folgende Klopftechnik soll der Energiefluss verbessert werden. Sie können bei dieser kurzen Übung liegen, sitzen oder stehen. Schließen Sie eine Hand locker zur Faust. Klopfen Sie mit leichten rotierenden Bewegungen sanft auf die Mitte Ihres Brustbeins, etwa fünf bis maximal zehn Zentimeter unterhalb der Stelle, an der Sie das Schlüsselbein ertasten (unterhalb des Halses). Klopfen Sie die Thymusdrüse so lange und so stark, wie es Ihnen angenehm ist; etwa zehn- bis zwanzigmal. Vielleicht merken Sie nach einigem Klopfen, dass Sie tief Luft holen müssen. Das ist meist ein Zeichen körperlicher Entspannung, also von Stressabbau. Sie können diese Übung täglich so oft wiederholen, wie es für Sie passt. Auf jeden Fall unterstützen Sie Ihre Gesundung mit wenigstens ein- bis zweimal Klopfen am Tag.

Mit dem täglichen Essen die Genesung unterstützen

An der Krebsentstehung sind zweifelsohne viele Faktoren beteiligt. Der Einfluss der Ernährung bei der Entstehung und Prävention von Krebs ist inzwischen allgemein anerkannt. Danach kann davon ausgegangen werden, dass etwa 35 % der Krebsfälle durch eine geeignete Ernährungsweise verhindert werden könnten *(Quelle 19)*. Aufschluss über mögliche Einflussfaktoren geben vor allem Beobachtungen an Bevölkerungsgruppen mit verschiedenen Ernährungsgewohnheiten. Dabei zeigt sich, dass das Auftreten einiger Krebsarten in manchen Ländern deutlich höher ist als in anderen. Das ist vor allem auf Umwelteinflüsse zurückzuführen, zu denen auch die Ernährung zählt, und weniger auf genetische Faktoren.

Der Arzt der Zukunft wird keine Medikamente mehr geben, sondern wird seine Patienten dazu bringen, ihren Körper zu bewegen, sich gesund zu ernähren und sie über die Ursache und die Vorbeugung von Krankheit unterrichten.

Thomas Edison

Kalorische Überernährung und Bewegungsarmut, relative Mangel- und Fehlernährung in Bezug auf Mineralstoffe, Spurenelemente und Vitamine – vor allem die sogenannten Antioxidanzien – wie auch andere bioaktive Pflanzenstoffe sind charakteristisch für die vorherrschende Ernährungsweise in westlichen Industrieländern. Die Empfehlungen zur Krebsprävention und damit auch zur Vorbeugung eines Krankheitsrückfalles entsprechen weitgehend denen für eine allgemein gesunderhaltende Ernährung ohne Einseitigkeit.

Die klassische laktovegetabile Vollwertkost kann für den einen genau das Richtige sein, für den anderen ist sie in gewissen Phasen der Erkrankung zu belastend. Die gemüse- und obstreiche Ernährung der Mittelmeerländer, die weniger Wert auf Vollkornprodukte legt, wird von den meisten Menschen ganz ausgezeichnet vertragen.

- Eine gesunde oder Gesundheit fördernde Kost, die für jeden Menschen geeignet und gut ist, gibt es nicht.

Es geht für Sie darum, eine Ernährungsform zu finden, die zu Ihnen persönlich passt, Ihnen schmeckt, Ihnen gut bekommt und in Ihrer persönlichen Lebenssituation umsetzbar ist. Über viele Jahre wurde die Ernährung aus der Krebsbehandlung ausgeklammert und die Patienten wurden mit den Worten »Sie können weiter so leben und so essen wie bisher« nach der klinischen Behandlung heimgeschickt. Es gibt zwar keine für jeden Menschen in gleicher Art anwendbare Krebsdiät, aber es ist eindeutig nachgewiesen, dass mit einer ausgewogenen und auf die individuellen Lebensbedürfnisse abgestimmten Ernährung die Selbstheilungskräfte im Organismus entscheidend gefördert werden.

Ernährungsumstellungen und -anpassungen können daher in jeder Phase der Erkrankung oder des Gesundungsprozesses sinnvoll sein.

Eine verstärkte Aufnahme pflanzlicher Lebensmittel ist mit krebsschützenden Wirkungen assoziiert: Die pflanzlichen Vitamine, Mineralstoffe, Spurenelemente, Phenole, Ballaststoffe und zahlreiche andere Substanzen zeigen antioxidative, entzündungshemmende und krebsvorbeugende Wirkungen. Sie fördern die Verdauung, regulieren das Immunsystem und hemmen das Wachstum von Krankheitserregern. Ein konsequent hoher Gemüse- und Obstkonsum ist zudem meist mit weniger Gesamtkalorien und einer reduzierten Zufuhr von tierischen Fetten und freien Zuckern verbunden.

Immer mehr der sekundären Pflanzenstoffe im Obst und Gemüse werden tagtäglich entdeckt und in ihrer Funktion entschlüsselt. Im Zusammenhang mit der Krebserkrankung sind von besonderer Bedeutung:

- Carotinoide als Pflanzenfarbstoffe in Gemüse wie Brokkoli, Blattsalaten, Karotten, Tomaten und Spinat
- einfache und komplexe Polyphenole in Vollkorngetreide, allen Beeren, verschiedenen Kohlsorten, Zwiebeln, Nüssen, Tee
- Phytosterine in Sonnenblumenkernen, Sesam, Nüssen, Getreide, Gemüse, Obst
- Phytoöstrogene: Isoflavonoide in Sojabohnen, Tofu und Sojamilch sowie Lignane in Leinsamen und Vollkornprodukten

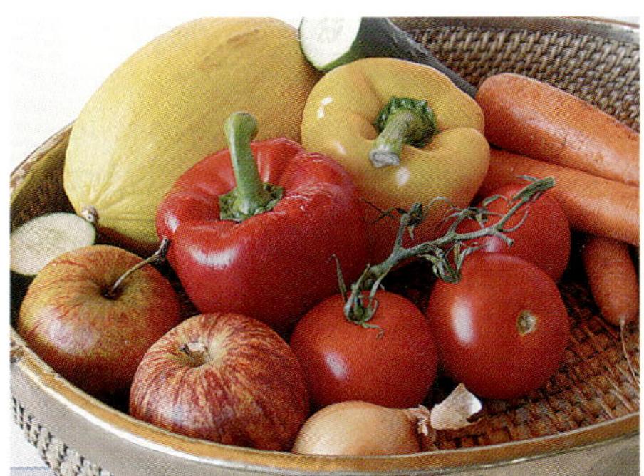

▲ Sekundäre Pflanzenstoffe in Obst und Gemüse unterstützen das Immunsystem.

Es gibt beim Gesundwerden nach einer Krebserkrankung kein Patentrezept für alle, sondern nur den individuellen Weg. Dazu gehört, ein gutes Gespür für den eigenen Körper und seine Bedürfnisse zu entwickeln, um selbst zu entscheiden, welche Art der Ernährung und welche Lebensweise einem wirklich gut tun. Für die einen mag es richtig sein, mal Fünf gerade sein zu lassen und sich ab und zu ein Stück Torte zu gönnen, für andere geht es darum, sich in Selbstdisziplin zu üben und eine Zeit lang Diät zu halten.

Wie wichtig es allerdings ist, die Ernährung nicht mit zu viel Ideologie zu beladen, drücken die erleichterten Worte der Kinder-Yoga-Lehrerin und ehemaligen Leukämiepatientin Gabi Schmidt bei der Aufnahme in eine Klinik aus: *»Ich bin so froh, endlich keine Heilnahrung mehr essen zu müssen, die in den letzten Wochen aus gekeimtem, getrockneten Getreide mit Olivenöl bestanden hatte, und die mir des Öfteren Wunschträume nach Butterbrezeln und gemischten Saltat beschert hatte. Endlich essen! Alles essen, was mein Herz begehrt.«*

Eine Ernährungsumstellung macht nur Sinn, wenn Sie sie innerlich mittragen können und dahinter stehen. Angenommen, Ihr Arzt verbietet Ihnen, Fleisch zu essen, und bei jeder Mahlzeit, mit der Sie widerwillig vermeintlich gesunde Nahrung zu sich nehmen, schwebt vor Ihrem geistigen Auge ein Wiener Schnitzel. Dann gönnen Sie sich lieber ab und zu diesen Fleischgenuss. Achten darauf, dass Sie sich ansonsten ausgewogen ernähren und gerade mit tierischem Eiweiß zurückhaltend sind. Wenn es Ihnen gar kein Bedürfnis ist, Fleisch zu essen, dann meiden Sie es, ohne das Weglassen als Verzicht zu empfinden.

Tipp

Wenn Sie Ihre Ernährung umstellen wollen, brauchen Sie wirklich Geduld mit sich selbst. Es ist kein leichtes Unterfangen, die über Jahre und Jahrzehnte kultivierten Essgewohnheiten zu ändern und meist funktioniert das nicht von heute auf morgen! Gehen Sie in kleinen Schritten vor – nur so stellt sich dauerhafter Erfolg ein, und ein gutes Gefühl im Bauch wird es Ihnen danken.

In Ihrem persönlichen Umfeld kann eine Ernährungsumstellung eine Krise provozieren und zu Konflikten führen, die Sie im Augenblick nicht gebrauchen können. Alte, lieb gewonnene Gewohnheiten zu ändern, ist nicht nur für Sie, sondern auch für die anderen nicht einfach. Daher kann es durchaus sinnvoll sein, dass Sie bewusst einige Zeit Ihr Extrasüppchen kochen, bis die Familie an Ihrer positiven Ausstrahlung merkt, wie gut Ihnen die neue Kostform bekommt. Vielleicht probieren Sie auch verschiedene Varianten aus, bis Sie zu »Ihrer« Ernährungsweise finden, an die Ihre Lieben sich dann gewöhnen können.

Info

GfBK-Broschüren *Ernährung und Krebs* und *Nebenwirkungen aggressiver Therapien – Ein Ratgeber bei Chemo- und Strahlentherapie,* www.biokrebs.de

CHECKLISTE

Ernährung

- ✔ Kaufe ich bewusst und möglichst hochwertige Erzeugnisse?
- ✔ Beachte ich eine ausgewogene Zusammenstellung meiner Ernährung?
- ✔ Verwende ich genug frische Zutaten?
- ✔ Bereite ich meine Speisen mit Geduld, Liebe und Sorgfalt zu?
- ✔ Esse ich wenigstens einmal täglich mit Hingabe ohne nebenbei Zeitung zu lesen, Radio zu hören oder mich über Handy zu unterhalten?
- ✔ Esse ich langsam, und kaue ich gründlich?
- ✔ Esse ich erst, wenn ich auch wirklich Hunger verspüre?
- ✔ Kann ich Freude beim Essen empfinden und die Speisen genießen, oder ist alles für mich nur ein Pflichtprogramm zur Nahrungsaufnahme?
- ✔ Werden bei meiner geplanten Diät zu strenge und einseitige Einschränkungen verlangt?
- ✔ Habe ich das Gefühl, mich beim Essen ständig zu etwas zwingen zu müssen, was ich gar nicht mag?
- ✔ Ist die Person, von der ich eine besondere Diät-Empfehlung bekomme, authentisch und vertrauenswürdig?
- ✔ Mit welchem Arzt oder Ernährungstherapeuten kann ich die Vor- und Nachteile eines Diätprogramms erörtern?
- ✔ Trinke ich genügend Wasser bzw. Flüssigkeit über den Tag verteilt?

Georg Jasper: Dem Krebs davongeradelt

Georg Jasper kenne ich seit über 10 Jahren. Von Anbeginn der Erkrankung suchte er nach Möglichkeiten, die Schulmedizin mit der Naturheilkunde zu verbinden. In seinem Buch *Zurück im Leben* schreibt er ausführlich über die Ansätze der Hildegard-Medizin.

Auf einer Geschäftsreise im April 1990 überfielen ihn plötzlich krampfartige Bauchschmerzen auf der rechten Seite mit starker Übelkeit und Brechreiz. Bei einer Magenspiegelung entdeckte man ein Krebsgeschwür, das tief in der Magenwand saß und bis an die Speiseröhre reichte. Im folgenden Monat wurde der Magen komplett entfernt. Gleichzeitig operierte man ihm hühnereigroße Lymphknotenpakete nahe der Bauchspeicheldrüse und zahlreiche Tochtergeschwülste aus der Leber heraus. Insgesamt waren 30 von 49 regionären Lymphknoten befallen. Ein wesentlicher Faktor seines Heilweges war die Ernährung in Anlehnung an Hildegard von Bingen. Heute geht es ihm blendend, und er hat nach der Operation über 70 000 Kilometer auf seinem Fahrrad zurückgelegt.

Was hat die Diagnose in Ihnen ausgelöst? Wie haben Sie reagiert?

Sobald ich nach der Operation mein Bewusstsein wiederfand, wurde mir die ganze Wahrheit sehr rücksichtsvoll, scheibchenweise beigebracht. Zunächst verfiel ich in einen Zustand der Verzweiflung und war von meinem nahen Lebensende fest überzeugt. Zahlreiche Ängste rankten sich um diese Erkenntnis. Sie betrafen meine Familie, finanzielle Sorgen, studierende Kinder u. v. m.

Durch den Beistand meiner liebevollen, zuversichtlichen Ehefrau fing ich mich bald. Sie vermittelte mir immer das Gefühl: »Du schaffst es!« Auch die behandelnden Ärzte, das Pflegepersonal und nicht zuletzt der Krankenhausseelsorger standen mir bei. Mitfühlende Freunde und Bekannte gaben mir eine Menge nutzbringender Ratschläge. Sie berichteten mir von Krebspatienten, die sich nach schwerem Verlauf von der Krankheit erfolgreich befreit hatten. Mit täglichem geistigen Training begann ich, mich positiv aufzubauen: Nie hatte ich mich in meinem Beruf als Kaufmann geschlagen gegeben, und ich wollte auch jetzt den Kampf aufnehmen.

Ich setzte mich mit dem Wesen einer Krebskrankheit auseinander, löcherte die Ärzte mit Fragen und suchte weit über die Schulmedizin hinaus nach Informationen. Keine Richtung klammerte ich aus. Über manch eine ärztliche Warnung setzte ich mich hinweg. Ein festes Fundament war mein katholischer Glaube.

Welche medizinischen Maßnahmen wurden Ihnen empfohlen? Welche schulmedizinischen Therapien oder komplementären Behandlungen haben Ihnen bei Ihrem Heilungsprozess am meisten geholfen?

Die Notwendigkeit der totalen Magenentfernung stand für mich von vornherein außer Frage. Bei der Entscheidung zur Chemotherapie habe ich mich wirklich schwer getan, sie für die Eindämmung der starken Metastasenbildungen jedoch als unerlässlich angesehen. Da ich Ende 1990 wegen der starken Nebenwirkungen nicht bereit war, die Chemotherapie weiterhin über mich ergehen zu lassen, ließ ich mich in eine biologische Fachklinik einweisen, in der ich mit Mistel, Thymusextrakten und Enzymen behandelt wurde. Das begleitende Autogene Training hat mir sehr viel gebracht und nicht zuletzt die Sauerstoffmehrschritt-Therapie. Auf die Vollwerternährung habe ich mich mit Begeisterung eingelassen. Entscheidend war die Kombination der verschiedenen Therapien, wobei ich keiner Richtung ein größeres Gewicht beimessen möchte als den übrigen.

Wie haben Sie selbst aktiv zu Ihrem Heilungsprozess beigetragen?

Der feste Glaube an die Hilfe Gottes als Fundament schien mir eine Bedingung für den Erfolg meiner Selbsthilfebemühungen. Die Ordensgemeinschaft der Claretiner in Würzburg betreute mich seelisch. In das tägliche, mehrmalige Üben der Visualisierung von Dr. Simonton brachte ich christliche Glaubenselemente ein. Ich beherrschte die Übungen bald so gut, dass ich glaubte, in die tiefsten Gründe meiner Seele hinabsteigen zu können. Das setzte Kräfte ungeahnten Ausmaßes in mir frei, und ich zweifelte nicht mehr an meiner vollen Genesung.

Meine Frau stellte unseren Speiseplan auf die Ernährungstherapie der Hildegard von Bingen um, deren Hauptbestandteil das wertvolle Dinkelkorn ist. Neben der hausärztlichen Betreuung ließ ich mich von dem Heilpraktiker Dr. Strehlow in Allensbach beraten, der mir Medikamente aus der Apotheke der Hildegard von Bingen zur Stärkung des Immunsystems und zur Unterstützung von Entgiftungsprozessen verordnete.

Die körperliche Bewegung, vor allem das Radfahren, wurde mir zu einem täglichen Ritual. Ich fühlte deutlich die zunehmende körperliche Kräftigung und konnte die anfänglichen 5 km pro Tag langsam auf 25 und an Wochenenden sogar auf 100 km steigern. Damit sorgte ich nicht nur für eine gute Sauerstoffversorgung des Blutes, sondern setzte auch laufend Glückshormone frei, die wiederum mein Immunsystem aufbauten.

Ich bin fest davon überzeugt, dass sich im Bereich von Hypophyse, Epiphyse und Hypothalamus ein Schloss befindet, welches durch geistiges Training geöffnet werden kann. Ich würde mir wünschen, dass sich die medizinische Forschung hiermit intensiv befasst und ihr Hauptaugenmerk nicht nur auf das Finden neuer Medikamente gegen den Krebs legt.

Bei der Bewältigung von Krebs erlebt man häufig Phasen, die körperlich und seelisch sehr schmerzhaft sind. Würden Sie dennoch sagen, dass die Erkrankung etwas Positives in Ihrem Leben bewirkt hat?

Ganz zu Anfang sah ich den Krebs nur als Erkrankung des Körpers. Durch meine Erfahrungen setzte sich mehr und mehr die Erkenntnis durch, dass Körper, Geist und Seele ein untrennbares Ganzes bilden, das auch in dieser Einheit behandelt werden muss. So bekenne ich heute ohne Einschränkung: Für mich war die Krankheit eine Botschaft und eine Gnade. Mein Weg, dem Krebs zu begegnen, hat im Laufe der Jahre große Aufmerksamkeit nicht nur bei Erkrankten, sondern auch bei Onkologen gefunden. Ich sehe es ohne Eitelkeit als Verpflichtung in Vorträgen anderen Betroffenen mit meinen Erfahrungen beizustehen. Dafür fließt mir viel Dank zurück.

Welchen ganz persönlichen Rat möchten Sie anderen Krebspatienten mit auf den Weg geben?

Jedem, der mit der Diagnose Krebs konfrontiert wird, empfehle ich, die Erkrankung nicht zu verdrängen, sondern sich ihr zu stellen. Er sollte sich die Tatsache klar vor Augen halten, dass Krebs nicht unabdinglich den Tod bedeuten muss. Es ist notwendig, sich mit dem Wesen der Krankheit auseinanderzusetzen. Die ärztliche Aussage »Es wurde alles entfernt« darf nicht zu der Annahme führen, dass ein voller Gesundheitszustand gegeben ist. Der vermeintlich Gesunde muss spätestens jetzt mit der Arbeit an sich selbst beginnen. Er kann sein Immunsystem so stärken, dass der Körper selbst in der Lage ist, entartete Zellen zu entdecken und zu zerstören, bevor diese weiteres Unheil anrichten können.

Es gibt heute unzählige Informationsquellen zum Thema Krebs. Die Gesellschaft für Biologische Krebsabwehr in Heidelberg war für mich eine wertvolle Hilfe. Sie kann Kliniken nennen, die komplementär-onkologisch arbeiten. Und sie gibt auch Hilfestellung, wenn es um die Kostenübernahme durch die Versicherungen geht. Generell empfehle ich, dass man gegenüber Hinweisen und Empfehlungen zwar kritisch sein, aber immer offen bleiben sollte.

Buchtipp: Jasper, Georg: *Zurück ins Leben.* Hildegard Forum 2001 erhältlich bei Gesellschaft für Biologische Krebsabwehr, www.biokrebs.de

Darmregulation und mikrobiologische Therapie

Lerne Kontakt zur Stille in Dir aufzunehmen, und wisse, dass alles in diesem Leben einen Sinn hat.

Elisabeth Kübler-Ross

Krankheitsbedingte Ursachen oder Medikamente wie Antibiotika und Kortison belasten die lebenswichtige Darmflora. Die Funktion des gesamten darmassoziierten Abwehrsystems wird vor allem durch aggressive onkologische Therapien erheblich geschwächt, was den Heilungsprozess möglicherweise beeinträchtigt. Deshalb ist die mikrobiologische Therapie eine hilfreiche und sinnvolle Ergänzung. Sie wird auch als Symbioselenkung oder Darmsanierung bezeichnet. Das Ziel der Symbioselenkung ist die Beseitigung therapiebedingter Schäden und eine Normalisierung der Darmfunktion. Zudem soll der Stoffwechsel angeregt und der Körpers von Schad- und Giftstoffen entlastet werden. So kommt es zu einer Regeneration und Stärkung der Abwehrkräfte. Bei einer mikrobiologischen Therapie werden neben einer ausgewogenen Vollwerternährung gezielt jene Bakterien zugeführt, die zur gesunden, natürlichen Darmflora gehören.

Sowohl zur unterstützenden Eindämmung des Krebsgeschehens als auch für einen verbesserten Infektionsschutz unter belastenden Therapien ist dieses Behandlungsprinzip nützlich.

Die Darmsanierung hat keine nennenswerten Nebenwirkungen. Sie erfordert jedoch Geduld, da nicht in wenigen Wochen in Ordnung gebracht werden kann, was oft jahrelang gestört wurde. Meist dauert die medikamentöse Behandlung drei bis sechs Monate und muss auf den Einzelnen abgestimmt werden. Bei sehr seltenen Überreaktionen – beispielsweise in Form von Durchfall – ist die Therapie entsprechend zu modifizieren.

Sie beinhaltet auch die Umstellung der Ernährung auf eine ballaststoffreiche, bioaktive Pflanzenkost mit ausreichender Trinkmenge. Die Nahrung soll zuckerarm sein sowie nur beschränkt tierische Eiweiße und Fette enthalten.
Milchsaure Lebensmittel wie Joghurt, Sauermilch, Kefir, Sauerkraut, Rote-Bete- und Karotten-Most oder vergorenes Getreide (Brottrunk®) fördern ein gesundes Darmmilieu, da sie einen

ausreichend großen Anteil an Milchsäurebakterien enthalten.

Die gezielte Beseitigung pathogener Keime im Darm, z. B. durch spezielle Antipilzmittel, kann auch Teil der Behandlung sein. Bei Tumorerkrankungen ist es oft notwendig, die mikrobiologische Therapie um Präparate zur Immunmodulation spezifisch zu erweitern. Sie enthalten vermehrungsfähige Keime wie Lactobacillus sp., Bifidobacterium sp., Saccharomyces boulardii, E. coli, Enterococcus faecalis oder Mycobacterium sp. Die einzelnen Keime sind unterschiedlich stark immunstimulierend. Kommt es nach der Anwendung zu einer überschießenden Reaktion, sollten eher Lactobacillus oder Bifidobacterium gewählt werden. Sie gehören zur physiologischen Darmflora und sind schwächer immunogen. Stimmen Sie mit Ihrem behandelnden Arzt oder Heilpraktiker ab, welche Einzelsubstanzen für Sie in Frage kommen:

- zur Therapieeinleitung: Myrrhinil-intest® oder Präparate mit abgetöteten oder inaktivierten Mikroorganismen: z. B. Pro-Symbioflor®, Rephalysin C®
- Stoffwechselprodukte von Mikroorganismen: z. B. Colibiogen®, Hylak N®, Imbak®
- Präparate mit vermehrungsfähigen Mikroorganismen: Acidophilus Zyma®, Mutaflor®, Omniflora N®
- gegebenenfalls zusätzliche Gabe von Laktulose oder Laktose: z. B. Eugalan Töpfer forte®

Info

GfBK-Infoblatt *Darmregulation*.
Tel. 06221-138020, www.biokrebs.de

Die Ernährung sinnvoll ergänzen

Nahrungsergänzungsmittel sind kein Ersatz für eine ausgewogene Ernährung. Sie können jedoch bei vernünftiger Auswahl den Ablauf wichtiger biochemischer Funktionskreisläufe im Organismus unterstützen. Ich empfehle ausdrücklich, dass Sie Ihre Behandlung mit Vitalstoffen unterstützen. Es ist leider ein weit verbreiteter Aberglaube, man dürfe während der Chemotherapie keine Vitamine oder Mineralien zu sich nehmen. Gerade Krebspatienten haben während und nach der Behandlung einen stark erhöhten Bedarf an diesen Substanzen, den man durch Vitamine, Mineralstoffe, Spurenelemente, Fettsäuren, Aminosäuren und sekundäre Pflanzenstoffe sinnvoll ausgleichen kann. Sie tragen dazu bei, Chemo- und Strahlentherapie verträglicher zu machen, verbessern das Wohlbefinden und die Lebensqualität und erhöhen damit sogar die Wirksamkeit konventioneller Therapien. Wechselwirkungen zwischen Mikronährstoffen und bestimmten Zytostatika sind häufig zu beobachten *(Quelle 20, 21)*. So bewirkt Cisplatin eine erhöhte Ausscheidung von Magnesium. Es muss prinzipiell damit gerechnet werden, dass aggressive Krebstherapien die Ausscheidung bzw. Aufnahme von verschiedenen Mikronährstoffen aus dem Gleichgewicht bringen. Ein gutes Beispiel hierfür ist das Selen *(Quelle 22)*. Seine klinische Bedeutung bei der Bekämpfung von freien Radikalen ist vielfach belegt. Deshalb ist der Einsatz von Selen insbesondere in Zusammenhang mit der Bestrahlung oder Chemotherapie ratsam. Zu therapeutischen Zwecken empfiehlt sich vor allem die Einnahme von Natrium-Selenit-Präparaten wie beispielsweise »Selenase«®, »Cefasel«® oder »Selen-loges«®.

Am wichtigsten ist zu entscheiden, ob du leben willst, dann handelst du auch entsprechend. Betroffene

- Achten Sie darauf, dass Ihr Tagesablauf nicht nur aus einem engen Korsett von Einnahmen, Schlucken, Injizieren und erneutem Einnehmen verschiedener Präparate besteht.

Die Gesellschaft für Biologische Krebsabwehr gibt auf der nächsten Seite folgende Einnahmeempfehlungen für die wichtigsten Vitamine, Mineralstoffe und Spurenelemente. – Bitte stimmen Sie Ihre persönliche Dosierung immer individuell mit dem behandelnden Arzt ab!

Einnahme und Dosierungsempfehlungen für die tägliche vorübergehende Einnahme einzelner Vitamine und Mineralstoffe während aggressiver Therapien		
Selen (als Na-Selenit)	200–300 µg	morgens (mind. 2 Stunden Abstand zu Vitamin C) an Chemotherapietagen Dosis ↑ 500–1000 µg
ß-Carotin	25 mg	mittags
Vitamin C	500–1000 mg	mittags
Vitamin E	400 IE	mittags (pflanzliche Präparate bevorzugen)
Zink	25–30 mg	abends

Tägliche Dosierungs- und Einnahmeempfehlung einzelner Vitamine und Mineralstoffe nach Chemo-/Strahlentherapie bzw. als Langzeittherapie, Dauer der Einnahme individuell klären		
Selen	50–100 µg	morgens (als Na-Selenit oder Selenhefe)
ß-Carotin	15 mg	mittags
Vitamin C	250–500 mg	mittags
Vitamin E	200 IE	mittags (pflanzliche Präparate bevorzugen)
Zink	10–15 mg	abends

Komplexe Vitalstoffe

Immer mehr Nahrungsergänzungsmittel drängen auf den Markt. Die Forschung zu den sekundären Pflanzenstoffen macht rasante Fortschritte, und heute können wir an die 20000 solcher Substanzen in unserer Nahrung identifizieren. Die sekundären Pflanzenstoffe haben zweifelsohne eine große Bedeutung bei der Verarbeitung und Aufnahme von Vitaminen, Mineralstoffen und Spurenelementen in unserem Organismus. So wie die Genforschung alle Gene identifizieren konnte, aber noch weit davon entfernt ist, die genauen Funktionen der einzelnen Gene zu erklären, so ähnlich ergeht es uns mit den sekundären Pflanzenstoffen. Viele davon sind heute gut untersucht, wie beispielsweise die Anthocyane, die Flavonoide, die Karotine, die Polyphenole, die Isoflavone, die Lignane, die Pektine. Findige Hersteller bieten diese Stoffe dann sehr schnell als Nahrungsergänzungsmittel an.

Tipp

Natürlich können Sie die Anthocyane und den sekundären Pflanzenstoff aus der roten Traube, das Reservatrol, als Kapseln einnehmen. Sie dürfen sich stattdessen – wenn keine medizinischen Gründe dagegen sprechen – auch ab und zu ein Glas Rotwein gönnen!

Fragwürdig sind meiner Meinung nach Produkte, die mit Aussagen beworben werden wie »700 bis 900% mehr Krebszellen werden durch dieses Mittel abgetötet« oder sich auf wissenschaftliche Fakten berufen, die für den Laien nicht nachvollziehbar sind. Natürlich kann das Mittel dennoch wirksam sein und manchmal hilft bekanntlich auch der Glaube. Doch den müssen Sie nicht so teuer bezahlen, dass ein Nahrungsergänzungsmittel mit Herstellungskosten in Höhe von wenigen Cent in der Darreichung für Krebskranke als Monatsration zwischen 3000 und 6000 Euro kostet! Nehmen Sie daher Nahrungsergänzungsmittel, deren Preis einigermaßen angemessen erscheint.

Viele pflanzliche Mittel werden heute als Nahrungsergänzungsmittel über das Ausland auf den Markt gebracht, da die Zulassungsbürokratie in Deutschland diesen Mitteln keine Chance gibt. Da auch pflanzliche Produkte gefährliche Nebenwirkungen haben können, ist es sinnvoll, einen naturheilkundlich versierten Arzt zurate zu ziehen.

MLM – nach diesem Konzept werden heute unzählige Produkte angeboten. MLM heißt Multi-Level-Marketing. Es ist eine moderne Form des Direktverkaufes und die Grundlage einer selbstständigen Existenz für zahlreiche Menschen. Die auch als Schneeballsystem bezeichnete Methode ist eine Form des Vertriebs, die ich nicht prinzipiell verurteilen möchte, aber: Hier gilt das Gesetz der Marktwirtschaft. So wie ein Arzt, der ein teures Gerät gekauft hat,

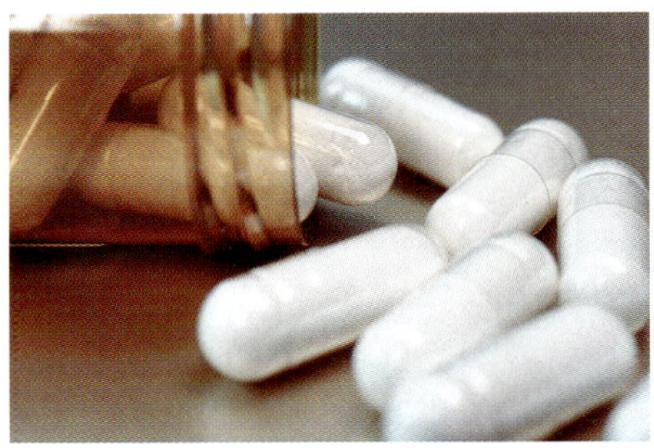

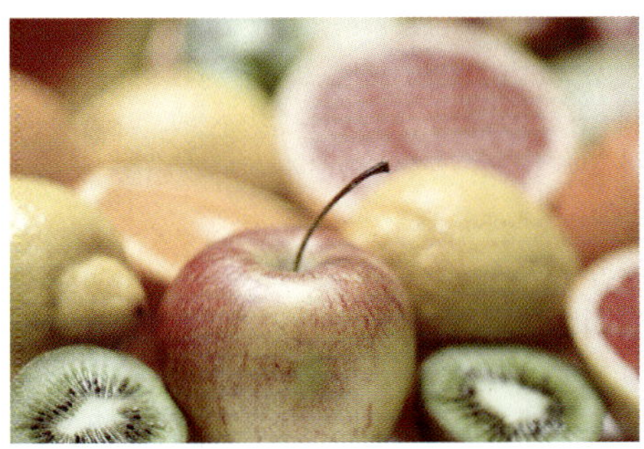

▲ Nahrungsergänzung macht Sinn, aber wie?

dazu neigt, die Untersuchungen mit diesem Gerät an möglichst vielen Patienten durchzuführen, wird der Verkäufer eines MLM-Artikels sein Produkt dem Kunden unter Umständen auch dann empfehlen, wenn es eigentlich gar nicht für ihn bestimmt ist. Der finanzielle Anreiz für den einzelnen Verkäufer dazu ist recht groß. Ferner bedingen der persönliche Enthusiasmus der Verkäufer und manchmal deren missionarische Heilsüberzeugungen meine eher kritische Einstellung gegenüber dem MLM. Das ist schade, denn oft werden auf diesem Wege durchaus sehr gute Produkte vertrieben, allerdings ist der Graumarkt extrem groß!

Bei Produkten aus dem asiatischen Raum sind Schadstoffbelastungen leider häufig; dennoch braucht nicht grundsätzlich vor diesen Produkten gewarnt werden, nur eine gewisse Vorsicht ist angezeigt.

Zwei natürliche Nahrungsergänzungsmittel, die ich selbst gern zu mir nehme, möchte ich Ihnen am Ende dieses Kapitels zum Ausprobieren empfehlen: **Zedernnüsse** sind eine biologisch wertvolle Delikatesse und reich an den Vitaminkomplexen B und D. Ihre Nahrungs- und Heileigenschaften sind hauptsächlich durch die Zusammensetzung der hochwertigen Fette und Eiweiße erklärbar.

Berberitzenbeeren sind reich an bioaktiven Wirkstoffen, eine natürliche Vitamin-C- und Kaliumquelle. Sie unterstützen den Verdauungsapparat ebenso wie die Entgiftung.

Im Folgenden finden Sie eine kleine Auswahl an Nahrungsergänzungsmitteln und ihre Internetadressen. Umfassendere Informationen finden Sie in meinem Buch *110 wirksame Behandlungsmöglichkeiten bei Krebs*.

Weitere Informationsquellen:

- Afa-Algen: www.barbara-simonsohn.de
- Aloe vera: www.santaverde.de
- Benefit Vitalstoffe: www.olibanum-bv.com
- Berberitzenbeeren: www.bonavita-lichtinsel.de
- Bio-Bran/MGN-3: www.biobran.de
- Cellagon aurum – Vitalstoffkonzentrat: www.h-g-berner.de
- Gerstengras: www.atlantis-pharm.com
- Granatapfelsaft/-Elixier: www.drjacobsmedical.de
- Phytoöstrogene: www.atlantis-pharm.com
- Phytoöstogene bei Prostatakrebs: www.med-pro.org
- Spirulina Algen: www.sanatur.de
- Weizenkeimextrakt Avemar: www.avemar.de
- Heilpilze: www.vitalpilze.de, www.mykovital.de

CHECKLISTE

Nahrungsergänzungsmittel

- ✔ Ist das Mittel gut für alle Krankheitsbilder vom Fußpilz bis zum Haarausfall, oder gibt es eindeutige Hinweise für Wirkungen, die entweder krebsspezifisch sind oder die Aussicht auf eine Verbesserung der Lebensqualität bei Krebserkrankungen bieten?
- ✔ Werden mit dem Mittel Heilsversprechen gegeben, die mir fragwürdig erscheinen?
- ✔ Sind alle Inhaltsstoffe und vor allem Zusatzstoffe des Nahrungsergänzungsmittels eindeutig und nachvollziehbar auf dem Etikett deklariert?
- ✔ Welche Wirkungen des Nahrungsergänzungsmittels sind eher subjektiv, welche lassen sich möglicherweise objektivieren?
- ✔ Kann ich das Preisverhältnis in Anbetracht der Inhaltsstoffe beurteilen?
- ✔ Bevorzuge ich Nahrungsergänzungsmittel, die genau definierte Mengen von Vitaminen, Spurenelementen oder Mineralstoffen enthalten, oder nehme ich lieber komplexe Nahrungsergänzungen?
- ✔ Gibt es vergleichbare Produkte? Falls ja: Worin unterscheiden sie sich? Wie liegen die Preise im Vergleich?
- ✔ Kenne ich Patientinnen oder Patienten wirklich persönlich, die dieses Mittel genommen und damit gute Erfahrungen gemacht haben, oder wird mir nur von Tausenden von Patienten erzählt, denen es geholfen haben soll?
- ✔ Wenn das Mittel im MLM vertrieben wird: Bekomme ich alle Informationen, die ich haben möchte, oder werde ich mit oberflächlichen Aussagen abgefertigt?
- ✔ Bin ich persönlich von dem Mittel überzeugt, oder möchte ich mit der Einnahme einer mir sehr nahe stehende Person einen Gefallen tun?
- ✔ Woher kommt das Produkt?
- ✔ Stammen die Inhaltsstoffe aus biologischer Erzeugung, und lässt sich das mit einem entsprechenden Zertifikat belegen?

Info

GfBK-Infoblätter *Vitamine* und *Selen*.
www.biokrebs.de
Produktneutrale Informationen über den amerikanischen Nahrungsergänzungsmittelmarkt erhalten Sie auch in deutscher Sprache unter www.supplement-info.org.

Klären Sie bitte vor dem Kauf von Nahrungsergänzungsmitteln die Sinnhaftigkeit und die möglichen Risiken der Anwendung in Ihrem speziellen Fall mit einem naturheilkundlichen Therapeuten oder dem ärztlichen Beratungsdienst der Gesellschaft für Biologische Krebsabwehr.
Auswahl weiterer Bezugsquellen von Nahrungsergänzungsmitteln im Anhang

Entgiften – Entsäuern – Ausleiten

Selbst ein gesunder Organismus hat in unserer modernen Welt mit einer Vielzahl von Schadstoffen zu kämpfen. In meinen Kursen mache ich einfache Atemübungen mit den Teilnehmern und erzähle dabei gerne von dem Menschen, der aus einer Zeit von vor 200 Jahren in die heutige versetzt würde und wahrscheinlich beim ersten Atemzug tot umfiele. Leider leben wir in einer sehr belasteten Umwelt – dennoch können wir einiges tun, um einerseits schädliche Einflüsse zu meiden und andererseits unseren Körper zu stärken.

Wende dich stets der Sonne zu, dann fallen die Schatten hinter dich.

aus China

Krebskranke sind von vornherein schon vielfältigen Belastungen ausgesetzt: Der Krebs selbst produziert Substanzen, die das umliegende Gewebe schädigen und die körpereigene Abwehr blockieren. Hinzu kommen die psychischen Belastungen durch den Diagnoseschock und die Ungewissheit, wie es nun weitergeht. Die notwendigen medizinischen Maßnahmen wie die Operation, Chemo- und/oder Strahlentherapie stressen zusätzlich Leib und Seele. Gemeinsam ist diesen Interventionen, dass sie zwar im Idealfall den Tumor bekämpfen, gleichzeitig aber den menschlichen Organismus zusätzlich schwächen und manchmal langfristig negativ nachwirken.

Daher ist es so wichtig, die schädlichen Substanzen auszuleiten und den Körper zu entgiften. In diesem Kapitel werden einige sinnvolle Möglichkeiten angesprochen. Die ausleitenden Verfahren wendet man in der Regel kurmäßig an. Stimmen Sie die Dauer der Behandlung bitte individuell mit Ihrem Therapeuten ab. Bezugsquellen für Präparate, die Sie nicht über Ihre Apotheke beziehen können, finden Sie im Anhang.

Shipibo-Tee – Heilkraft aus dem Regenwald

Neben den uns gut bekannten grünen Teesorten, dem Rooibos-Tee, dem 7×7-Basentee® und vielen anderen kann man die Ausleitung mit dem wohlschmeckenden Shipibo-Treasure Tee unterstützen.

Die heilsamen Kräfte der Regenwaldpflanzen werden in jüngster Zeit immer mehr von pharmazeutischen Firmen und Forschern entdeckt. Die Medizinmänner wissen seit vielen Jahrhunderten um die Heilwirkungen ihrer Pflanzen und verwenden sie, um unter den herausfordernden Lebensbedingungen des Regenwaldes zu überleben.

Die Kräuter des Shipibo-Treasure-Tees haben sich als immunstimulierend, energetisierend und stärkend für den Körper erwiesen. Der Tee enthält CHANCA PIEDRA, was übersetzt »Stein-Brecher« heißt. Mehrere Studien in der wissenschaftlichen Literatur legen einen antiviralen Effekt dieser Regenwaldpflanze nahe. Ein weiterer Bestandteil ist JATOBA. Der Jatoba-Baum wächst in sumpfigem Milieu und hat hervorragende Schutzstoffe gegen Schimmel, Candida, andere Pilze und Mikroorganismen entwickelt. Eine Pflanze, die im Amazonasgebiet seit Jahrhunderten für ihre breite Palette von gesundheitsfördernden Wirkungen geschätzt wird, ist UNA DE GATO (Katzenkralle). Sie besitzt antioxidative Eigenschaften und unterstützt das Immunsystem. LAPACHO wird seit Urzeiten in Südamerika und der ganzen Welt angewandt, um die Abwehr zu stärken. Sein Name bedeutet »Stärke und Kraft haben«.

Leider werden häufig minderwertige Produkte angeboten. Nur in wenigen Tees ist der Wirkstoff Lapachol wirklich enthalten, der die gut dokumentierte immunfördernde Wirkung aufweist. Oft werden Sägespäne aus der Tropenholzverarbeitung als Lapacho-Tee verkauft. Der Shipibo-Tee enthält echtes Lapacho. Das Lapachol unterstützt außerdem die Funktion der Leber.

Um zu starke Entgiftungsreaktionen zu vermeiden, beginnen Sie mit maximal 0,2 Liter pro Tag, und steigern Sie die Menge allmählich. Hat sich der Körper an diese energiereiche und entgiftende Nahrung gewöhnt, können bedenkenlos bis zu zwei Liter über den Tag verteilt getrunken werden.

Ölspülung entgiftet und beruhigt die Schleimhaut

Das Ölkauen kann bei Krebserkrankungen dazu beitragen, den Organismus nach belastenden Therapien zu entgiften. Zusätzlich hilft es bei Schleimhautproblemen im Mundbereich infolge einer Chemo- oder Strahlentherapie. Nach Dr. Karach besteht der Grundsatz dieses Verfahrens darin, einfach Öl in der Mundhöhle zu schlürfen und zu saugen. Während dieses Vorgangs wird der Stoffwechsel angeregt. Positive Effekte zeigen sich auch für die Festigung lockerer Zähne und das Unterbinden von Zahnfleischbluten. Außerdem werden die Zähne sichtbar weißer. Eine mögliche Befindensverschlechterung zu Anfang der Behandlung muss nicht negativ gewertet werden. Fahren Sie mit den Ölspülungen fort, dann sollte die Erstverschlimmerung allerdings nach wenigen Tagen abklingen!

So wird die Öltherapie durchgeführt:
Nehmen Sie mindestens einen Teelöffel, höchstens einen Esslöffel eines Pflanzenöls in den Mund. Optimal geeignet ist Sonnenblumenöl. 15 bis 20 Minuten lang wird das Öl langsam gesaugt, gespült und durch die Zähne gesogen. Das macht man am besten morgens vor dem Frühstück. Will man die Wirkung verstärken, wird das Ölkauen dreimal täglich vor dem Essen und mit leerem Magen wiederholt. Schlucken Sie das Öl **nicht** hinunter! Wenn das anfangs dickflüssige Öl dünnflüssiger wird, soll es ausgespuckt werden. Die Flüssigkeit ist dann so weiß wie Milch. Falls sie noch gelb sein sollte, war das Spülen von zu kurzer Dauer. Nach dem Ausspucken ist es wichtig, dass man die Mundhöhle mehrmals gründlich mit Wasser spült, die Zähne putzt und das Waschbecken reinigt, denn in der Flüssigkeit befinden sich große Mengen von Bakterien, verschiedene Krankheitserreger und andere schädliche Substanzen.

Ausleitungsöl befreit von Schadstoffen und schützt die Zellen

Das natürliche Ausleitungsöl nach Dr. Fernando bietet den Zellen einen Oxidationsschutz und unterstützt die Entgiftung, indem es Schwermetalle, Schadstoffe und Arzneimittel ausleitet. Es enthält Chlorophyll, Traubenkernöl, Leinöl, Nachtkerzenöl und Vitamin E in einer fein abgestimmten Kombination zur optimalen Verwertung im Organismus. Bevor die Schadstoffe ausgeschieden werden, lösen sie sich zunächst aus dem Gewebe und den Organen und zirkulieren vorübergehend im Organismus. Dadurch ist eine kurzzeitige Verstärkung krankheitsähnlicher Symptome möglich. Auch das ist Ausdruck einer Erstverschlimmerung, wie sie bei allen Naturheilmitteln am Anfang der Behandlung vorkommen kann.
Trinken Sie während einer Ausleitungstherapie immer über den Tag verteilt mehrere Liter Flüssigkeit, um die Ausscheidung anzuregen.

Auch homöopathische Komplexmittel wie beispielsweise Derivatio® H Tbl., Lymphomyosot® u. a. dienen der Ausleitung.

Tipp

So kann Ihre Entgiftungs- und Ausleitungskur aussehen:

- täglich morgens nüchtern: $\frac{1}{2}$ bis 1 Teelöffel Ausleitungsöl
- über den Tag verteilt: Shipibo-Tee beginnend mit 1 bis 2 Tassen bis zu 1,5 Liter täglich
- oder abwechselnd: 7 × 7-Basentee® ca. 1 Liter täglich. Bei dieser Fertigtee-Mischung steht die entsäuernde Wirkung im Vordergrund.

Die Leber stärken – den Stoffwechsel aktivieren

Die Unterstützung der Meridiane Leber, Niere und Milz – Pankreas wird von der Mehrzahl naturheilkundlich tätiger Ärzte gerade in der Nachbehandlung als sehr wichtig angesehen. In der Apotheke bekommen Sie beispielsweise folgende empfehlenswerte pflanzliche Urtinkturen zur Unterstützung der Ausleitung:

- Alcea® Geranium robertianum 1 × 3–5 Tropfen morgens nach dem Essen
- Alcea® Taraxacum Urtinktur 1 × 3–5 Tropfen mittags nach dem Essen
- Alcea® Solidago Urtinktur 1 × 3–5 Tropfen abends nach dem Essen

Eine andere Möglichkeit zur Stärkung der Leber ist folgende Mischung aus Frischpflanzentropfen, die Ihr Apotheker für Sie zusammenstellen kann:

- 20 ml Mariendisteltinktur zur Stärkung der Funktion
- 15 ml Löwenzahntinktur zur Stoffwechselanregung
- 15 ml Chelidoniumtinktur zur Unterstützung der Gallenbildung
- 15 ml Fencheltinktur zur Minderung von Blähungen

Von dieser Mischung nehmen Sie drei mal täglich 15 bis 25 Tropfen in wenig Wasser verdünnt vor dem Essen, die Sie kurz im Mund behalten und dann schlucken.

Schließlich ist eine gute Alternative die Fertigmischung der **Bittersterntropfen**®, welche ebenfalls über Ihre Apotheke erhältlich ist. Der Kräuterbitter basiert auf Rezepturen aus dem Umfeld Hildegard von Bingens. Welchen Sinn hat eine Mischung »gewöhnlicher« Küchenkräuter für die Unterstützung der Heilung von Beschwerden oder ernsterer Krankheiten? Der moderne Mensch denkt bei solchen Zutaten eher an den köstlichen Geschmack und nutzt sie zur Abrundung des Aromas bei verschiedenen Speisen. Tatsächlich haben sich jedoch die meisten Kräuter als Vorbeugung oder zur Heilung von Beschwerden durch Leber-, Galle-, Bauspeicheldrüsen-, Darm- oder Nierenstörungen und bei Infekten über Jahrtausende bewährt. Ein unscheinbares Heilkraut besteht für sich schon aus einem Gemisch von Hunderten komplizierter, größtenteils immer noch nicht entdeckter chemischer Verbindungen, während die meisten unserer Tabletten sich im Vergleich geradezu ärmlich ausmachen. Dabei sind die Kräuter bei richtiger Anwendung meist nebenwirkungsfrei. Im Bitterstern finden Sie Auszüge 18 kostbarer Kräuter von Absinth, Engelwurz, Ingwer, Kümmel, Koriander über Scharfgabe, Galgant bis zu Majoran, Lavendel und Löwenzahn. Empfehlung zur Einnahme: dreimal täglich 10 bis 15 Tropfen zu den Mahlzeiten, bei Bedarf auch etwas höhere Dosierung

Bei Bedenken wegen des Alkoholgehaltes der Tropfen, kann auch das Bitter-Kraft Vitalpulver® oder das Urbitter-Biogranulat von Dr. Pandalis® empfohlen werden.

Info

www.bitterstern.de
www.olibanum-bv.com
www.topfruits.de
www.amazonherb.net/german

Die Mistel: naturheilkundlicher Standard in der Krebstherapie

Die Anwendung speziell zubereiteter Mistelinjektionspräparate in der Krebsbehandlung geht auf Rudolf Steiner und seine ärztliche Mitarbeiterin Ita Wegman zurück. Misteltherapien gehören heute, besonders im deutschsprachigen Raum, zu den biologischen Standardtherapien. Sie werden sowohl unterstützend als auch lindernd, allein oder in Kombination mit Strahlen- oder Chemotherapie eingesetzt. Die Mistel zählt zu den bekanntesten und meist verwendeten Arzneimitteln der anthroposophisch erweiterten Medizin und hat in der konventionellen Pflanzenheilkunde ihren Stellenwert. Daher sind Misteltherapien zunehmend auch unter Schulmedizinern und in zahlreichen Kliniken verbreitet. Sie gehören zu den seriösesten und wissenschaftlich am besten untersuchten Methoden der Komplementär-Onkologie.

... und will der Mensch sich selbst seiner inneren Wesenheit nach erkennen, so kann er dies nur durch Intuition.
Rudolf Steiner

Spektakuläre Rückbildungen und Spontanheilungen, die direkt der Mistel zugesprochen werden, sind allerdings eher selten und häufig nicht der Grund für den Einsatz, der meist auf die Verbesserung der Lebensqualität zielt. Neben der Appetitsteigerung, Gewichtszunahme, Verbesserung der Stimmungslage und der Krankheitsverarbeitung, Verminderung der Infektanfälligkeit sowie Linderung der Nebenwirkungen konventioneller Therapien werden langjährige Stillstände des Tumorwachstums bei guter Lebensqualität beschrieben.

Trotzdem berichten mir immer wieder Patienten, dass sie vernichtende ärztliche Meinungen zur Mistel gehört haben, wie z. B.: »Da können Sie sich auch eine Frikadelle auf den Bauch legen, das hilft genauso viel.« Heute kommen abwertende Äußerungen dieser Art glücklicherweise nur noch vereinzelt vor.

Bevor ich Sie mit der Anwendung der Mistel bekannt mache, möchte ich Ihre Aufmerksamkeit auf die Analogie zwischen Mistel und Krebs lenken.

- Ähnlich dem Krebsgeschehen im Körper passt die Mistel sich nicht der Ordnung ihres Wirtes an, sondern führt ein Eigenleben mit diversen Besonderheiten und Einseitigkeiten.

Über diese Aspekte sind zahlreiche Bücher geschrieben worden. Einige der wichtigsten sind:

- Die schmarotzerhafte Lebensweise der Mistel spiegelt sich in dem parasitären Verhalten von Tumoren wider.
- Der Mistelbefall ruft beim Wirtsbaum scheinbar krebsartige Wucherungen hervor.
- Die Mistel wurzelt nicht wie die meisten Pflanzen oder Bäume in der Erde, sondern auf holzigen Strukturen, Bäumen und Sträuchern.
- Sie zeigt kein senkrechtes Wachstum, sondern entwickelt sich kugelförmig nach allen Seiten. Das Röntgenbild von Lungenmetastasen wirkt deshalb optisch wie ein Baum mit Mistelbefall.
- Im Gegensatz zu den meisten anderen Pflanzen hat die Mistel kein artspezifisches Blatt, an dem wir sie erkennen können. Sie besitzt nur eine Blattform, das Keimblatt, und geht über diese Form nicht hinaus. Das erinnert an die undifferenzierten Zellen einer Krebsgeschwulst.
- So wie die Krebszellen sich nicht in die zeitlichen Abläufe des Organismus einfügen, hat auch die Mistel ihren vollkommen eigenen Rhythmus: Meist im Januar/Februar blüht und fruchtet sie zur gleichen Zeit.

Entscheidend scheint mir die Tatsache, dass die Mistel zwar auf Kosten ihres

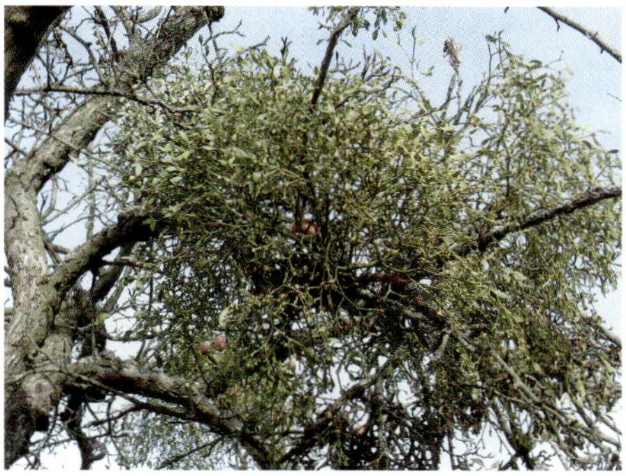

Wirtes lebt, diesem aber nicht schadet. Als Teilschmarotzer nimmt sie dem Baum keine Nährstoffe weg, sondern nutzt seine Kanäle, um Wasser und Nährsalze zu bekommen. Die beeindruckende Analogie zwischen Mistel und Krebs lässt mich hoffen, dass wir vielleicht eines Tages die Lebensweise der Mistel gut genug verstehen, um mit ihrer Hilfe zu erreichen, dass Mensch und Krebs miteinander leben können, ohne dass die Krankheit zwangsläufig immer weiter fortschreitet.

Ein Unterschied zwischen dem krebskranken Patienten und dem mistelbefallenen Baum scheint mir bedeutsam: Der Baum hat keine Angst. Womöglich liegt darin der Schlüssel zu einer friedlichen Koexistenz zwischen der Krebsgeschwulst und dem »gesunden« Organismus.

Durch unrichtige und unsachliche Informationen über die Misteltherapie in den Medien werden Betroffene immer wieder verunsichert. Die bisher durchgeführten klinischen Studien geben keinerlei Anlass zu der Befürchtung, dass durch die Mistel das Tumorwachstum oder die Metastasierung gefördert werden.

Praktische Anwendung der Mistel

Mistelpräparate werden im Allgemeinen unter die Haut (subkutan) gespritzt, was nach Anweisung des Arztes auch der Patient selbst oder ein Angehöriger übernehmen kann. Generell ist die Misteltherapie bei allen soliden Tumoren (Karzinome, Sarkome, Melanome) wirksam, unabhängig von Lokalität und Histologie. Zurückhaltung ist bei Hämoblastosen, den bösartigen Erkrankungen des blutbildenden Systems wie Leukämien und Lymphomen – besonders den akuten Formen – geboten.

Die nach anthroposophischen Gesichtspunkten entwickelten Mistelpräparate sind jeweils in verschiedenen Stärken und von unterschiedlichen Wirtsbäumen erhältlich. Die Serien beginnen mit der niedrigsten Stärke und gehen im Verlauf auf höhere Konzentrationen über. Die Behandlung erfolgt in rhythmischen Zyklen. Bei den auf den Inhaltsstoff Mistellektin standardisierten Präparaten, die keine unterschiedliche Konzentration aufweisen wird beispielsweise nach dem Schema:
8 bis 12 Wochen Therapie und dann
4 bis 6 Wochen Pause verfahren.
Das Vorgehen kann und soll dem Patienten individuell angepasst werden – je nach seinem Allgemeinzustand und seiner Reaktion. Ob die Mistelbehandlung parallel oder nach einer Strahlen- und/oder Chemotherapie angewandt wird, liegt im Ermessen des behandelnden Arztes. Es ist sinnvoll, die Mistel nicht am Tag der Chemo oder Bestrahlung zu spritzen. Bei fortgeschrittenen Tumorerkrankungen wird die Mistel häufig täglich gespritzt oder in Form von hochdosierten Infusionen gegeben.

Die seltenen Nebenwirkungen der Misteltherapie sind im Grunde nichts an-

Tipp

Manche Patienten haben Angst vor der Spritze oder empfinden die Injektion in den Oberschenkel als unangenehm. Ihnen ist die Injektion in die Fettschicht unter der Bauchhaut lieber. Bevor Sie die Spritze ansetzen, holen Sie zunächst tief Luft, und atmen Sie beim Einstechen der Nadel bewusst ganz langsam durch die Nase aus. Stellen Sie sich dabei vor, Sie würden die Nadel in Butter stechen. So werden Sie die Spritze deutlich weniger spüren!

deres als ein Ausdruck des erwünschten immunstimulierenden Effekts. Rötungen mit einem Durchmesser von 1 bis 5 cm an der Einstichstelle zeigen eine optimale Dosierung an. Bei übermäßigen entzündlichen Lokalreaktionen (über 5 cm Durchmesser) muss bis zum Abklingen der Reaktion die Dosis reduziert oder das Präparat gewechselt werden. Gelegentlich treten leichtes Fieber oder Schwellungen von Lymphknoten auf. Auch hier wird der behandelnde Arzt die Therapie unterbrechen, bis die Nebenwirkungen verschwunden sind. Echte Allergien oder Schock-Reaktionen sind äußerst selten. Bei akuten entzündlichen bzw. fieberhaften Erkrankungen mit einer Körpertemperatur über 38 °C soll die Mistel nicht eingesetzt werden. Einige Hersteller raten von der Anwendung ihrer Mistelpräparate bei Erkrankungen des blutbildenden Systems und bei Gehirntumoren grundsätzlich ab.

Info

GfBK Info: Misteltherapie und Kostenerstattung Misteltherapie www.biokrebs.de

Buchtipp: Bopp, Anette: *Die Mistel – Heilpflanze in der Krebstherapie*, rüffer & rub 2006

Misteltherapie

CHECKLISTE

- ✔ Möchte ich wirklich eine Misteltherapie aus eigener Überzeugung durchführen, oder folge ich nur widerwillig dem Rat von anderen Betroffenen oder Angehörigen?
- ✔ Ist mein Hausarzt bereit, eine Misteltherapie mit mir durchzuführen, oder muss ich mir hierfür einen anderen Arzt suchen?
- ✔ Welche Art der Mistelbehandlung bevorzuge ich:
  die »einfache« schulmedizinische mit definiertem Mistellektin-Gehalt, bei der es keine verschiedenen Wirtsbäume oder unterschiedlichen Stärken gibt, oder die Therapie bei einem anthroposophisch orientierten Arzt, der sich mit verschiedenen Wirtsbäumen und Serienstärken auskennt und die für mich individuell passende Mistel wählt?
- ✔ Wie reagiere ich auf die Mistel: Zeigt sich an der Einstichstelle eine kleine erwünschte Lokalreaktion, oder ist die Rötung mehr als handtellergroß. Oder tritt eventuell ein Juckreiz am ganzen Körper auf?
- ✔ Bei einer übermäßigen Lokalreaktion: Wurde die Anfangsdosis zu hoch gewählt oder zu rasch gesteigert?
- ✔ Leide ich an einer Allergie, einer akut entzündlichen, hochfieberhaften Erkrankung oder einer Autoimmunkrankheit, die der Anwendung von Mistelpräparaten möglicherweise entgegensteht?

Andrea Sixt: Therapievorschläge mit dem Herzen und dem Verstand prüfen

Wie viele Betroffene war Andrea Sixt im Umgang mit ihrer Erkrankung mit zahlreichen Höhen und Tiefen konfrontiert. Nach fünf Jahren trat sie ganz bewusst an die Öffentlichkeit, um anderen Menschen von ihrem Schicksal zu berichten und Motivation im Umgang mit der Krebserkrankung zu vermitteln. Ihre lesenswerte Autobiographie *Noch einmal lieben* ist nicht nur als Buch erschienen, sondern wurde 2006 auch verfilmt.

Bei ihrem Heilungsprozess spielte die Mistel eine besondere Rolle. In Diskussionssendungen wie beispielsweise *Menschen bei Maischberger* haben wir gemeinsam versucht, die Standpunkte biologischer Heilverfahren nachhaltig und angemessen zu vertreten.

Was hat die Diagnose in Ihnen ausgelöst? Wie haben Sie reagiert? Und welche medizinischen Maßnahmen wurden durchgeführt?

Bei einer Routineuntersuchung wurde 1995 kurz vor Weihnachten in meiner Brust eine Zyste entdeckt. Mein Arzt empfahl, sie herauszuschneiden und nicht zu punktieren. Um diese harmlose Zyste entfernen zu lassen, ging ich ins Krankenhaus. Dann der Schock: Diagnose Brustkrebs. Ich hatte das Gefühl, den Boden unter den Füßen zu verlieren. Damals war ich 35 Jahre alt. Bei der ersten Operation stellte sich heraus, dass hinter der Zyste ein sehr aggressiver Tumor saß. Drei Tage später wurde ich zum zweiten Mal operiert, dabei wurde mir die linke Brust abgenommen. Chemotherapie und weitere Maßnahmen der konventionellen Medizin lehnte ich ab. Stattdessen bekam ich von meinem Gynäkologen, der die Operation auch selbst durchgeführt hatte, Vitamine gespritzt und ließ eine Ozonbehandlung durchführen.

Welche medizinischen Maßnahmen wurden Ihnen empfohlen? Welche schulmedizinischen Therapien oder komplementären Behandlungen haben Ihnen bei Ihrem Heilungsprozess am meisten geholfen?

In der Klinik hatte man mir zu einer Knochenmarkpunktion mit anschließender Chemotherapie geraten. Ich hatte dabei kein gutes Gefühl. Es musste für mich eine andere Lösung geben. Durch »Zufall« fand ich einen anthroposophischen Arzt. Ich prüfte den Weg, den er mir vorschlug, mit meinem Herzen und mit meinem Verstand und entschied, mich darauf einzulassen. Er behandelt mich noch heute mit Mistel und Homöopathie. Sehr unterstützend empfinde ich unsere vielen guten Gespräche. Der intensive Austausch, die individuelle Behandlung durch diesen erfahrenen Arzt und meine Mitarbeit haben zu meinem Heilungsprozess wesentlich beigetragen.

Nachdem ich mich über die verschiedenen Methoden informiert hatte, erschien mir das Verständnis über Gesundheit in der Anthroposophie, der Homöopathie und der Traditionellen Chinesischen Medizin (TCM) vollkommen logisch. Es fühlte sich gut an. Während der Gedanke an eine Knochenmarkpunktion oder an Bestrahlung und Chemotherapie sofort Angstschweiß erzeugte. Außerdem hatte ich bereits in meiner Familie und in meinem Bekanntenkreis Frauen erlebt, die von der Schulmedizin vor vielen Jahren aufgegeben worden waren und mithilfe der Mistel wieder vollständig geheilt wurden.

Wie haben Sie selbst aktiv zu Ihrem Heilungsprozess beigetragen?

Als Erstes habe ich sofort mit dem Rauchen aufgehört. Dann habe ich mich weiter informiert, was Krebs fördert. All diese Dinge wie Schweinefleisch, Kuhmilch, Wurst, Zucker, Kaffee und schwarzen Tee habe ich aus meinem Speiseplan gestrichen. Zur gleichen Zeit begann ich mit Yoga. Diese Übungen mache ich bis heute fast täglich.

Mein Leben hat sich durch die Krebserkrankung sehr verändert. Ich habe heute ein sicheres Gefühl für das, was ich will. Vorher habe ich mich verzettelt und versucht, es allen recht zu machen, und mich dabei selbst unter Stress gesetzt. Ich wollte gefallen und die Liebe sein, die jeder mag; ich habe dauernd auf andere gehört. Heute bin ich mir selbst wichtig. Ich habe gelernt »nein« zu sagen, mich abzugrenzen, konsequent und klar zu sein, zu wissen, was ich will, und das auch zu äußern. Ich habe meinen Freundeskreis »gesäubert« und meinen Beruf gewechselt.

Zudem beherzige ich den Rat einer Heilerin, so zu leben, dass ich diesen drei Aussagen immer zustimmen kann:

Ich liebe, was ich tue. Ich liebe, wo ich bin. Ich liebe, mit wem ich bin.

Bei der Bewältigung von Krebs erlebt man häufig Phasen, die körperlich und seelisch sehr schmerzhaft sind. Würden Sie dennoch sagen, dass die Erkrankung etwas Positives in Ihrem Leben bewirkt hat?

»Was auf dich zukommen wird, nimm es an, und betrachte es als Geschenk Gottes.« Diesen Satz sagte ein guter Freund zu mir wenige Tage vor der Diagnose Brustkrebs. Ich habe versucht, die Krankheit als Geschenk zu betrachten, obwohl ich mir anfangs nicht vorstellen konnte, wofür sie gut sein sollte. Doch dieser Gedanke gab mir Halt. Und ein Jahr später hatte ich verstanden, dass es tatsächlich so etwas wie ein Geschenk war: Indem ich mein Leben umgekrempelt habe, hat es unglaublich an Qualität gewonnen – in jeder Beziehung.

Brustkrebs war für mich die Chance für ein noch viel größeres Glück. Ich begann Bücher zu schreiben. Fünf Jahre nach der Brustamputation schrieb ich mein erstes Buch *Noch einmal lieben*. Ich habe bewusst so lange gewartet; weil ich das Schicksal nicht allzu sehr herausfordern wollte. Die Autobiographie wurde in der Zwischenzeit von Sat.1 verfilmt. Mein zweites Buch *Traumtochter* dient sogar Schülerinnen zum Referat. Und ich habe endlich eine wunderbare Beziehung, weil mich der Krebs gelehrt hat, auf was es wirklich ankommt im Leben.

Welchen ganz persönlichen Rat möchten Sie anderen Krebspatienten mit auf den Weg geben?
Ich rate den Frauen bei der Diagnose Brustkrebs, auf jeden Fall Ruhe zu bewahren. Es ist immer noch Zeit genug, sich erst einmal zwei, drei Wochen lang zu informieren. Sich genau zu erkundigen, z. B. in einer anthroposophischen Klinik, ob eine Chemotherapie wirklich sein muss, und auch genau in sich hineinzufühlen. Falls ein Arzt versucht, Druck auszuüben, dann nichts wie weg! Nicht jeder ist ein Lance Armstrong. Wenn man sich gut informiert, dann sagt einem das Gefühl schon, was richtig ist.

Ich kann nur empfehlen, den Krebs als Chance zu sehen, sein Leben zu verändern. Veränderung schient mir das Allerwichtigste zu sein. All die Dinge, die zu Krebs führen können, sollten künftig vermieden werden. Und Schritt für Schritt führt jede Veränderung in ein besseres, gesünderes Leben. Ausführlich steht mein persönlicher Rat im Umgang mit der Krebserkrankung in meinem Ratgeber *Endlich gesund! Meine 7 Sicherungen für ein Leben ohne Krebs.*

Buchtipp: Sixt, Andrea: *Endlich gesund! Meine 7 Sicherungen für ein Leben ohne Krebs.* GU 2004

Heilende Technik in der biologischen Medizin

Von naturheilkundlich tätigen Ärzten und von Heilpraktikern erwartet der Kranke nicht, dass er zur Diagnose oder zur Therapie in einen Raum geführt wird, in dem ein großer technischer »Kasten« viel Platz einnimmt. Technik, die heilt, spielt bei den komplementären Methoden eine immer bedeutendere Rolle.

Der Arzt verbindet deine Wunden. Dein innerer Arzt aber wird dich gesunden. Bitte ihn darum, so oft du kannst.

Paracelsus

Die bekanntesten biophysikalischen Verfahren sind die Elektroakupunktur nach Voll, die bioelektronische Funktionsdiagnostik, die Thermoregulationsdiagnostik nach Rost und die Bioresonanztherapie. Die Bioresonanz wird auch zur Therapie eingesetzt, die anderen Verfahren werden in erster Linie für diagnostische Zwecke verwendet und um Arzneimittel auszutesten.

Die bioelektronische Diagnostik hat einen begrenzten, teilweise subjektiven Aussagewert. Patient und Therapeut müssen sich dieser Begrenzung gleichermaßen bewusst sein, um keine falschen Erwartungen zu hegen und Irrtümern zu erliegen. Es handelt sich um diagnostische Hilfsmittel mit Hinweischarakter, nicht um Wundermethoden.

Die Elektroakupunktur wurde in den 50er Jahren von dem deutschen Arzt Dr. Reinhold Voll entwickelt. Er entdeckte, dass der Hautwiderstand an den Akupunkturpunkten um 90 % geringer ist als auf der normalen Haut. Diesen Widerstand kann man mithilfe von zwei Elektroden messen. Die Basis der Elektroakupunktur ist die chinesische Lehre von den Meridianen und vom Energiefluss im Körper. Die Idee der Elektroakupunktur gründet also wie die Akupunktur auf der Vorstellung, dass ein Mensch krank wird, wenn der Energiefluss im Körper gestört ist. Allerdings werden hier keine Nadeln gestochen. Bei der Elektroakupunktur nimmt der Patient eine Elektrode in die Hand. Mit der anderen misst der Therapeut an 120 Akupunkturpunkten an Händen und Füßen das Leitwertverhalten des Körpers. Aus den Abweichungen vom Normalwert gewinnt der Behandler Erkenntnisse über mögliche

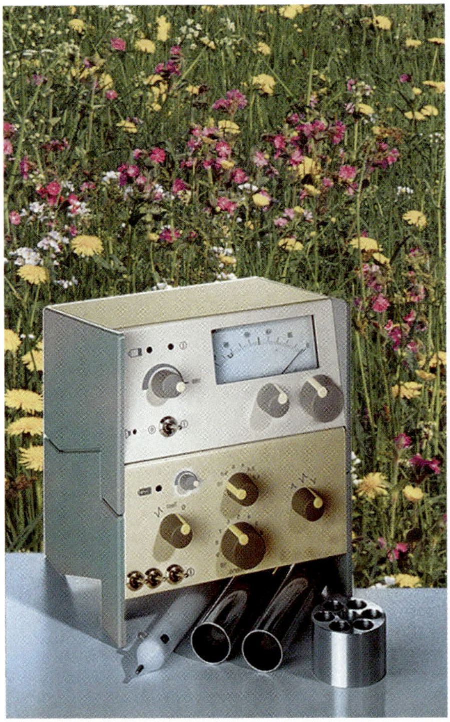

▲ Natur und Technik – ein Widerspruch?

Ungleichgewichte im Energiehaushalt. Dann bezieht er meist homöopathische Medikamente in die Messung mit ein. Sobald sich der Messwert durch ein Mittel normalisiert, hat er die richtige Arznei für diesen Patienten gefunden. Die so ausgetesteten Medikamente nimmt der Patient später ein. Das ist die eigentliche Behandlung.

Bei Krebspatienten werden vor allem die typischen naturheilkundlichen Krebsmedikamente geprüft. Der Vorteil liegt darin, dass der Therapeut durch die Messung recht eindeutig bestimmen kann, welche Medikamente für den jeweiligen Patienten wirksam und verträglich sind. Er testet aus, welches Mistelpräparat in welcher Dosierung in Frage kommt, welche Vitamine und Spurenelemente sinnvoll sind und welcher Thymusextrakt sich am besten eignet. Andere Therapeuten greifen bei diesen Fragen auf ihre Erfahrungen zurück. Innerhalb kurzer Zeit können in einer technischen Messung viele verschiedene Medikamente ausgetestet werden, die alle auch noch untereinander verträglich sein sollen – so verspricht es jedenfalls die Elektroakupunktur. Es reicht allerdings nicht, sich einmal testen zu lassen. Gerade die Behandlung einer komplexen Erkrankung wie Krebs erfordert einen längeren Prozess, der je nach Patient ein bis zwei Jahre dauern kann.

Nach einem ähnlichen Prinzip arbeitet die **bioelektronische Funktionsdiagnostik**. Hier werden ebenfalls die Akupunkturpunkte gemessen, allerdings an sieben sogenannten definierten Messgestalten an Stirn, Händen und Füßen.

Die **Thermoregulationsdiagnostik nach Rost** ist ein reines Diagnoseverfahren. Hier zieht sich der Patient bis auf die Unterhose aus. Dann geht er für kurze Zeit in eine Kühlkammer. Die Körpertemperatur nimmt in verschiedenen Regionen unterschiedlich schnell ab. Das lässt Rückschlüsse auf Störfelder im Organismus und vereinzelt auch auf Tumoren zu.

Ähnlich wie in der Homöopathie arbeitet die **Bioresonanztherapie** mit etwas, das man weder sehen noch anfassen kann. Dabei bekommt der Patient eine Magnetkarte mit Informationen, oder er sitzt verbunden mit einer Elektrode vor dem Bioresonanzgerät. Wie bei zahlreichen naturheilkundlichen Verfahren erhält der Körper so einen Impuls zur Selbstheilung. Die Selbstheilungskräfte werden auf einer feinstofflich energetischen Ebene angeregt, in Bereichen also, die für unseren logischen Verstand schwer zu erfassen sind. Man geht davon aus, dass im Körper Informationen nicht nur über Nervensignale übertragen werden, sondern dass es noch ein weiteres Informationsnetz gibt, das mit elektromagnetischen Signalen arbeitet.

Wissenschaftlich sind die biophysikalischen Methoden wegen ihrer Abhängigkeit von der Sensibilität des Therapeuten nicht anerkannt und werden aus diesem Grund von den Krankenkassen nicht erstattet. Für den erfahrenen Therapeuten stellen sie jedoch eine unschätzbare Hilfe dar. Einen guten Behandler findet man am besten über die Empfehlung anderer Patienten, die mit diesem Arzt oder Heilpraktiker in ihrer Therapie positive Erfahrungen gemacht haben. Dieser sollte einige Jahre Erfahrung in der Behandlung von Krebspatienten mitbringen, und sich in den von ihm angewandten naturheilkundlichen Methoden (z. B. Homöopathie, Phytotherapie, orthomolekulare Medizin, etc.) sehr gut auskennen.

Info

Deutsche Gesellschaft für Energetische und Informationsmedizin e.V., www.dgeim.de
Weitere Organisationen siehe Anhang

Hyperthermie: hilfreiche Überwärmung

Die Hyperthermie (HT), also die Überwärmung der Tumorzellen, ist eine wirksame Erweiterung der Krebstherapie und wurde schon vor knapp 100 Jahren wissenschaftlich beschrieben. Die Behandlungsergebnisse von Chemo- und Strahlentherapien lassen sich mit ihr teilweise verdoppeln. Das kann zu lang anhaltenden Remissionen führen und zur Heilung beitragen. Zunehmend wird die Hyperthermie nicht nur in vielen privaten Kliniken, sondern auch in Tumorzentren und Krankenhäusern eingesetzt. Ein Verzeichnis von aktiven Hyperthermiezentren und aktuell durchgeführten Studien findet sich unter www.hyperthermie.org.

Für die Überwärmung werden Mikro-, Radio- bzw. Ultraschallwellen oder Infrarotstrahlen eingesetzt. Um die notwendige Temperatur zu erreichen, sind verschiedene technisch aufwändige Verfahren entwickelt worden:

- Ganzkörperhyperthermie (GHT): Der ganze Körper wird erwärmt auf Kerntemperaturen von 41,5 bis 42 Grad. Das Verfahren wird angewandt, wenn sich bereits an mehreren Stellen Metastasen gebildet haben.
- Regionale Tiefen-Hyperthermie (RHT): Bei lokal begrenztem Krebsgeschehen wird nur der Bereich des Tumors erwärmt.
- Perfusions-Hyperthermie (IPHT): Dieses Verfahren wurde entwickelt, um Tochtergeschwülste im Bauchraum oder der Blase zu behandeln. Dazu wird der Unterleib mit einer 43 Grad heißen Flüssigkeit durchspült, die gegebenenfalls Zytostatika enthält.
- Oberflächen-Hyperthermie (OHT): Tumoren, die in der Haut oder dicht darunter liegen (Lymphknoten, Hautmetastasen), werden mit Infrarotstrahlen behandelt.
- Thermoablative Verfahren/Metastasen-Verschmorung: Bis zu fünf Zentimeter große Lebermetastasen können verschmort werden, indem man eine Sonde in die Metastase einführt und das Tumorgewebe auf bis zu 100 Grad erhitzt. Die bekanntesten Methoden sind die laserinduzierte Thermotherapie (LITT), die hochfrequenzinduzierte Thermotherapie (HITT) und die Radiofrequenzablation (RFA).
- Magnet-Flüssigkeitshyperthermie: Magnetische Nanopartikel werden direkt in den Tumor gespritzt. Sie reichern sich nur in den Tumorzellen, nicht jedoch in gesunden Körperzellen an. Der Tumor kann dadurch mithilfe eines äußeren Magnetfeldes punktgenau angesteuert und erwärmt werden. Bisher werden Patienten mit dieser Methode nur in Studien behandelt (Charité und Bundeswehrkrankenhaus Berlin). Sehr gute Erfahrungen hat man bei der Therapie von bösartigen Gehirntumoren oder -metastasen gemacht.

Info

GfBK – Info Hyperthermie mit Adressen bei www.biokrebs.de

www.hyperthermie.org, www.heckel-infrarot.de, www.hot-oncotherm.de

Hildegard Bornemann: Die schwerste Entscheidung meines Lebens

Vor zwanzig Jahren machte sich Hildegard Bornemann mit dem Gedanken vertraut, dass sie bald sterben würde. Sie war damals 27 Jahre alt und hatte Krebs. Unheilbar, hieß es. Als sie ihre konventionelle Therapie abbrach und sich Alternativen zuwandte, war das die schwierigste Entscheidung ihres Lebens. 1997 beim Kongress der Gesellschaft für Biologische Krebsabwehr begegnete ich ihr zum ersten Mal. Seitdem hat sie in vielen Medienbeiträgen auf ihren Heilungsweg aufmerksam gemacht und unzählige Menschen motiviert. Ihre Krankengeschichte begann im Prinzip schon etwa neun Monate vor der Diagnose. Sie wusste, dass etwas mit ihr nicht stimmte, konnte das Gefühl aber nicht deuten. Rein körperlich betrachtet, war nur ihre Verdauung nicht ganz normal. Durchfall und Verstopfung wechselten sich ab. Sie ging zum Gynäkologen, wohin sie sowieso einmal wieder musste und erwähnte die Beschwerden. Er fand nichts, doch sein Untersuchungsergebnis beruhigte Hildegard Bornemann nicht. Sie entzog sich der Situation durch eine Reise nach Australien. Als sie wieder zu Hause war, hatte sie immer noch ein »komisches Gefühl«, war aber innerlich durch den Abstand der langen Reise ruhiger geworden.

Was hat die Diagnose in Ihnen ausgelöst? Wie haben Sie reagiert?

Mein Bauch wurde immer dicker. Das leichte Ziehen ab und zu entwickelte sich zu immer häufigeren Schmerzattacken. Bei meiner Gynäkologin brach ich in Tränen aus. Ich war körperlich und psychisch am Ende. Dann ging alles sehr schnell. Die Ärztin fand ein apfelsinengroßes »Etwas« in meinem Unterleib. Wegen seiner Größe war die Operation eilig. An Krebs hat aber niemand geglaubt. Der Chefarzt meinte, es sei eine Zyste am linken Eierstock. Erst bei der Operation fand man die Ursache meiner Beschwerden: Eierstockskrebs im fortgeschrittenen Stadium, links apfelsinengroß, rechts hühnereigroß, festgewachsen an der Blase, zwei Liter blutiger Aszites (Flüssigkeit im Bauchraum), und Minimetastasen auf der gesamten Darmoberfläche. Noch Tage nach dem Eingriff litt ich unter heftigen Schmerzen. Die Ärzte brachten mir meine Diagnose häppchenweise bei.

Alle gingen davon aus, dass ich zusammenbrechen würde, als man mir am vierten Tag offenbarte, die Tumoren seien bösartig gewesen. Ich weinte, aber ich war nicht geschockt. Es war eher so, als hätte jemand bestätigt, was ich tief in meinem Innern die ganze Zeit schon wusste. Ich war unglaublich traurig. Eine freundliche und nervenstarke Krankenschwester blieb bei mir, bis ich mich wieder beruhigt hatte. Wenige Stunden später schon war ich wild entschlossen, nicht so leicht aufzugeben.

PATIENTENIMPULSE

Welche medizinischen Maßnahmen wurden Ihnen empfohlen? Welche schulmedizinischen Therapien oder komplementären Behandlungen haben Ihnen bei Ihrem Heilungsprozess am meisten geholfen?

Mir wurde zu einer Chemotherapie geraten, um die verbliebenen Tumorreste zu beseitigen. Natürlich willigte ich ein, aber ich hatte keine Vorstellungen davon, was Chemotherapie 1984 bedeutete. Damals war jeder Zyklus ein Ritt durch die Hölle. Als aufrechter Mensch ging ich ins Krankenhaus, als Wrack kam ich wieder heraus, tagelang unfähig zu essen, mich zu waschen, irgendetwas zu tun, außer zu schlafen. Ich vegetierte nur, bis mein geschundener Körper nach vier Tagen den Menschen, der sich darin verbarg, wieder freigab. Danach erholte ich mich langsam. Nach vier Wochen war ich fit genug für den nächsten Zyklus. Ich konnte die Chemo nur durchhalten, weil ich daran glaubte, dass sie mein Leben retten würde. Nach sechs Monaten wurde ich erneut untersucht. Der Unterbauch sah innen gut aus, die Blasenwand war glatt und tumorfrei. Doch im Oberbauch fand man Lymphknotenmetastasen, die sich um die Hauptschlagader gelegt hatten und daher inoperabel waren.

Die Ärztin schlug mir vor, mit der Chemotherapie fortzufahren. Ich wusste nicht, was schlimmer war: dass der Krebs nicht weg war, oder dass ich weitere Chemo-Zyklen ertragen sollte. Einen Zyklus ließ ich noch über mich ergehen. Er hinterließ einen beidseitigen Tinnitus und einen irreversibeln Hörverlust auf dem rechten Ohr. Unter diesen Bedingungen konnte ich mit der Chemotherapie nicht weitermachen. Ich suchte nach einer Alternative.

Wie haben Sie selbst aktiv zu Ihrem Heilungsprozess beigetragen?

Die wesentlichen Informationen bekam ich in der Selbsthilfegruppe, der ich mich schon zwei Monate nach meiner Operation angeschlossen hatte. Viele Patienten erzählten über ihre biologischen Zusatztherapien. Diese Möglichkeit hatte ich für mich bis dahin nicht in Erwägung gezogen. Ich suchte einen Heilpraktiker auf, der sich auf biologische Krebstherapie spezialisiert hatte. Er teste mein System mit Elektroakupunktur nach Voll und machte mir einen Behandlungsvorschlag, der zunächst meine ganze Kraft forderte. Ich musste zahlreiche Medikamente nach einem genau festgelegten Zeitplan nehmen. Nicht ein bestimmtes Medikament war ausschlaggebend, sondern das Zusammenspiel der verschiedenen Tabletten, Tropfen, Spritzen und Tees. Es war ein ausgeklügelter Plan, der speziell für mich erstellt wurde. Ich traf die schwerste Entscheidung meines Lebens:

Zum Entsetzen meiner Ärztin brach ich die Chemotherapie auf eigene Verantwortung ab. Ich konzentrierte mich ganz auf die biologische Therapie. Nachdem ich den Entschluss gefasst hatte, zweifelte ich nicht mehr daran.

Alles zusammen hat mir rückblickend geholfen: Ich hatte gute Operateure, die Chemotherapie hat sicher zahlreiche Krebszellen zerstört – ich würde sie wieder machen, den siebten Zyklus allerdings nicht. Mit dem Wissen von heute würde ich außerdem sofort mit einer biologischen Zusatztherapie beginnen.

Ich denke, mein starker Wille, meine Disziplin und Konsequenz waren im Kampf um mein Leben sehr wichtig. Und natürlich die Menschen um mich herum: meine Familie, Freunde, die Ärzte, der Heilpraktiker, die Leute aus der Selbsthilfegruppe und auch meine Chefs und Kollegen. Alle haben mich unterstützt und einen Teil dazu beigetragen, dass mir die Kraft nicht ausging und mich Mut und Optimismus nicht verließen. Sicher war es auch ein Stück weit Schicksal – ich war wohl noch nicht dran zu sterben.

Bei der Bewältigung von Krebs erlebt man häufig Phasen, die körperlich und seelisch sehr schmerzhaft sind. Würden Sie dennoch sagen, dass die Erkrankung etwas Positives in Ihrem Leben bewirkt hat?

Natürlich hat die Krankheit tiefe Spuren in meinem Leben hinterlassen. Ich wäre nicht die, die ich heute bin, aber was für eine Frau wäre ich ohne die Krankheit geworden? Ich lebe bewusster als andere Leute und habe einen Blick dafür, was wirklich wichtig ist im Leben. Wenn ich etwas machen möchte, dann nehme ich es in absehbarer Zeit in Angriff. Ich habe sehr intensiv gelebt und viel von der Welt gesehen, immer in dem Bewusstsein, dass ich das vielleicht bald nicht mehr kann. So werde ich am Ende meines Lebens – wann immer das sein mag – nicht das Gefühl haben, ich hätte etwas Wesentliches verpasst.

Welchen ganz persönlichen Rat möchten Sie anderen Krebspatienten mit auf den Weg geben?

Ich habe es selbst erlebt und oft von anderen gehört, dass Patienten weggeschickt wurden, weil man beim oberflächlichen Untersuchen nichts gefunden hat. Daher rate ich dringend, dass man sich nicht abspeisen lassen soll, wenn man ein »ungutes Gefühl« hat. Gehen Sie dem unbedingt nach. Es gibt einen Grund dafür!

Natürlich empfehle ich jedem, biologische Begleittherapien zu machen. Die schulmedizinische Behandlung zielt darauf, Tumormasse zu reduzieren oder zu beseitigen. Die biologischen Krebstherapien sollen den Körper stärken und dazu befähigen, sich selbst zu helfen. Das widerspricht sich nicht, es ergänzt sich.

Krebspatienten versuchen viel zu oft, tapfer zu sein und alles mit sich allein auszumachen. Das ist nicht nötig. Heute wird von einigen Therapeuten eine hilfreiche psychoonkologische Unterstützung angeboten. Diese Möglichkeiten darf man ruhig in Anspruch nehmen.

Die Kraft der inneren Bilder: Visualisieren

Schön ist, was man liebend betrachtet.

Christian Morgenstern

Für Krebspatienten, oder für überhaupt schwerstkranke Menschen, halte ich es für absolut am wichtigsten, dass sie täglich mindestens zweimal ihre gesunde Zukunft visualisieren.

Lothar Hirneise

Das Visualisieren ist eine der wirksamsten und bekanntesten Methoden, um den Umgang mit der Erkrankung zu erleichtern und einen Gesundungsprozess mental zu unterstützen. Es geht zurück auf den bekannten amerikanischen Arzt und Autor des Geleitwortes dieses Buches Carl Simonton. Er hat mit seinen beiden Büchern *Wieder gesund werden* und *Auf dem Wege der Besserung* schon unzähligen Krebskranken Mut und Hoffnung gemacht.

In Fachkreisen wird häufig der Vorwurf geäußert, er würde Patientinnen und Patienten unnötige Schuldgefühle vermitteln, weil – ähnlich wie bei Ruediger Dahlke – der Bezug zwischen dem Leben des Krebskranken und seiner Erkrankung einen Teil des therapeutischen Konzeptes ausmacht. Weder Simonton noch Dahlke will krampfhaft einen solchen Zusammenhang darstellen, beide möchten aber an den Krebskranken appellieren, die Erkrankung als eine Chance zu sehen, ihr Leben eigenverantwortlich in die Hand zu nehmen – ohne Schuldzuweisung als Hintergrundmotiv. Es geht darum, die Aufmerksamkeit nicht nur auf die negativen Aspekte der Krankheit zu richten.

Übungen mit inneren Bildern sind schon aus dem Autogenen Training und vor allem im Katathymen Bilderleben bekannt. In allen Kulturen und seit Anbeginn der Menschheitsgeschichte liegt in uns die Fähigkeit, innere Bilder aus Situationen der Vergangenheit, Gegenwart oder der Zukunft zu formen und sich bestimmte Situationen vorzustellen. So können wir auf einer symbolhaften Ebene mit unserem Inneren in Kontakt treten. Diese Tagtraumbilder können spontan auftreten oder absichtlich herbeigeführt werden.

Wie bereits mehrfach in diesem Buch betont, sind Glauben, Gefühle, Verhalten und Lebensstil Faktoren, die die

Gesundheit zweifelsohne beeinflussen. Bildhafte Vorstellungsübungen in Form des Visualisierens helfen Ängste abzubauen, die beispielsweise durch das Gefühl entstehen, gegen eine Verschlechterung des körperlichen Zustandes nichts mehr ausrichten zu können. Visualisierung ist eine Möglichkeit zur Lösung dieses Problems, indem der Kranke sich bewusst Möglichkeiten für seine Gesundung vorstellt.

Visualisieren wird in Verbindung mit Entspannungsübungen angewandt und kann Ihnen bei dem Abbau von Stress und Spannungen helfen. Sie können sich Gefühlen der Hoffnungs- und Hilflosigkeit besser stellen, da Sie sich der Erkrankung nicht mehr nur machtlos ausgeliefert fühlen.

Geistige Vorgänge wirken sich auf das hormonelle Gleichgewicht und das Immunsystem aus, sodass durch die Änderung bestimmter Denkmuster auch das Immunsystem beeinflusst werden kann. Außerdem stärken die Übungen den Lebenswillen und bewirken Verhaltensänderungen. Sie können erkennen, dass jeder selbst eine wichtige Rolle bei der Wiederherstellung der eigenen Gesundheit spielt und durch eine positive Lebenseinstellung das Wohlbefinden fördern kann. Keinesfalls sollte man sich unter Druck setzen oder Schuldgefühle aufbauen – die Methode des Visualisierens möchte genau das Gegenteil erreichen. Bei Schwierigkeiten sollte man nicht zögern, einen geeigneten Therapeuten zu Rate zu ziehen.

Ein Kerngedanke des Visualisierens ist, dass die Krebszellen schwach sind. Die bildhafte Vorstellung, wie sich ein Heer körpereigener Verteidigungskräfte daran macht, wuchernde Krebszellen zu vernichten, kann sich stärkend auf das Immunsystem auswirken. Dabei kann das Vertrauen in die Genesung wachsen und jedwede medizinische Therapie unterstützen, zu welcher Sie im

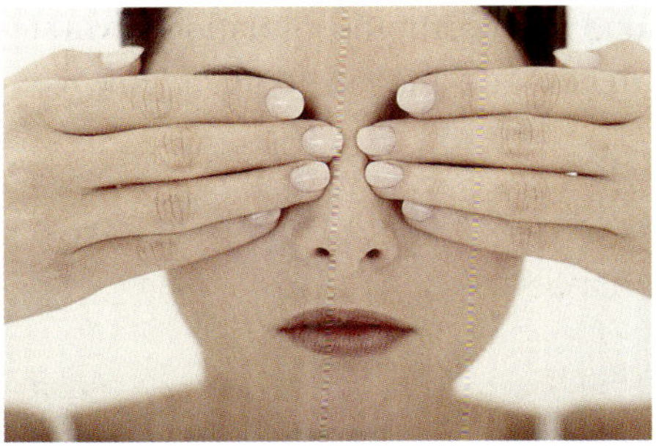

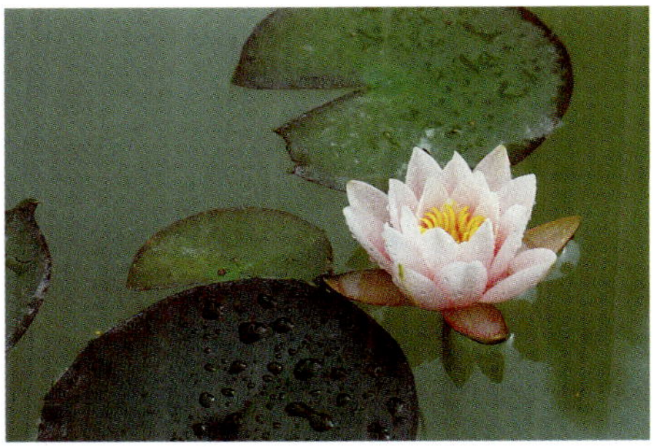

▲ Die Innenschau und das Visualisieren helfen, einen positiven Ausblick zu kreieren.

ÜBUNG

Wie Vorstellung funktioniert

Falls Sie meinen, Sie könnten nicht visualisieren, empfehle ich Ihnen folgende kurze Übung:

Schließen Sie die Augen, und stellen Sie sich vor, dass Sie eine saftige sonnengelbe Zitrone – natürlich aus biologischem Anbau – in die Hand nehmen. In die andere Hand nehmen Sie ein Messer und schneiden die Zitrone in zwei Hälften. Dann führen Sie die Zitrone in Ihrer Vorstellung zu Ihrem Mund und beißen herzhaft hinein. Was dann passiert, verrate ich Ihnen nicht, Sie werden es unmittelbar spüren...

Innerhalb von einigen hundertstel Sekunden wird das Bild der Zitrone von Ihrem limbischen System erfasst und in Nervenbotenstoffe umgewandelt. Diese begeben sich auf den langen Weg zum Magen. Erst von dort können die weiteren Signale zu Ihren Speicheldrüsen gesandt werden, damit Ihnen schließlich das Wasser im Munde zusammenläuft.

Rahmen der Visualisierung eine positive Einstellung entwickeln.

Die bildhaften Vorstellungsübungen sind im Übrigen nicht nur bei einer Krebserkrankung sinnvoll, sondern sie können auch in ganz anderen Situationen hilfreich sein. Eine Teilnehmerin eines Simonton-Kurses berichtete mir, dass sie mithilfe des Visualisierens ihr zweites Kind zur Welt gebracht hatte. Die Ärzte waren schon drauf und dran zum Kaiserschnitt überzugehen. Sie bewahrte in dieser Situation die Ruhe, schickte Ärzte und Angehörige vor die Tür und gab sich ihren Bildern hin. Wenig später öffnete sich der Muttermund, und das Kind kam auf natürlichem Weg gesund und munter zur Welt.

Bei den Übungen nach Simonton stellt man sich bildhaft vor, die Krankheit mental zu besiegen oder in Schach zu halten. Das klingt zunächst nach einer kriegerischen Auseinandersetzung. Es geht jedoch bei den Bildern nicht nur um Aggression. Sie können sich die Vorgänge in Ihrem Körper aggressiv vorstellen, das brauchen Sie aber nicht unbedingt.

Lassen Sie sich von einigen der ganz unterschiedlichen Bilder inspirieren, die von Betroffenen in meinen Kursen visualisiert wurden:

- Ritterspiele: Weiße Ritter kämpfen gegen schwarze.
- Science-Fiction: Das Raumschiff Enterprise nimmt den Kampf gegen alles Böse im Kosmos auf.
- Biene Maja: Viele fleißige Bienen schwirren umher und tragen Bau-

steine aus Mauern auf der Straße rhythmisch ab, bis der Weg frei ist.

- Herbstlaub: Die abfallenden bunten Blätter werden zusammengekehrt.
- Schneeschmelze: Der Krebs als Schneekugeln, die im Feuer schmelzen und sich zuerst in Wasser und dann in gesunde Zellen umwandeln.
- Kontrastprogramm: Manche stellen sich nur Hell und Dunkel vor.
- Elfenzauber: Fleißige Elfen schwirren im Körper umher und verzaubern die Dinge, die nicht an ihrem Platz sind oder den Körper belasten.
- Pina Colada: Die Leukozyten schwimmen ganz relaxt im Blut und picken sich mit Cocktail-Spießchen schädigende Zellen aus dem Strom, die sie dann genüsslich verzehren.
- Meister Proper: Zur Beseitigung der Schäden der Chemotherapie hat Ebo Rau das bekannte Reinigungsmittel für die Putzarbeiten in seinen Blutgefäßen im Körper eingespannt.

Zum Visualisieren möchte ich abschließend noch einmal Anette Rexrodt von Fircks (→ S. 84) zitieren, die den Krebs als Teil von sich betrachtete und mit ihm geredet hat. Das Bild zeigt sehr schön, dass in der Vorstellung nicht immer Aggressivität dominieren muss:

Ich habe mit meinen Krebszellen geredet, sie visualisiert. Dann stellte ich mir meine weißen Blutkörperchen, die »inneren Gendarmen«, vor, die in den Röhrenknochen, im Becken, in der Wirbelsäule und im Brustbein gebildet werden. Sie saßen als weiße Murmeln zu Zigtausenden auf ihren Plätzen in den Knochenhohlräumen, die aussahen wie ein riesiger Kinosaal, und warteten gespannt auf den Film. Den Krebs stellte ich mir als glibberige schwache Masse vor. Die weißen starken Murmeln flossen durch meine Gefäße und Organe, um die graue, glibberige Masse aufzulösen. Immer wieder sprach ich mit meinen weißen Blutkörperchen und bat sie, sie mögen stark und wachsam sein. Auch mit den Krebszellen brach ich die Verbindung nicht ab. Ich erklärte ihnen, dass ihr Dasein nicht mehr nötig sei und ihre Energie sich umwandeln könne. Da ich mir bewusst bin, dass alles Energie ist und Energie nicht verschwinden kann, habe ich meinen Zellen gesagt: »Ihr werdet jetzt zwar aufgelöst, dürft aber trotzdem in anderer Form weiterleben.«

Info

www.simonton.de
www.bochumergesundheitstraining.de

Kostenlose Audio-CD im Internet unter: www.krebsmedia-therapie.de

Buchtipp: Simonton, O. Carl: *Wieder gesund werden*. Rowohlt 2001

PATIENTENIMPULSE

Gisela Söfftge: Von ganzem Herzen verzeihen

Gisela Söfftge lernte ich vor knapp 20 Jahren in Heidelberg kennen. Sie besuchte einen meiner ersten Kurse zu Inneren Heilkräften und Visualisieren. Mich beeindruckte sehr, dass sie ein so vortreffliches Gespür für die Dinge entwickelt hatte, die ihr gut tun, und dass sie die Schritte, für die sie sich entschied, auch konsequent durchführte.

Wegen diffuser Bauchschmerzen konsultierte sie im November 1984 ihren Gynäkologen, der sie bald darauf wegen eines bösartigen Tumors ins Krankenhaus einwies. Im Dezember 1984 wurden ihr beide Eierstöcke, die Gebärmutter, der Blinddarm und das gesamte Netz der Bauchdecke entfernt. Anschließend sollten 35 Bestrahlungen durchgeführt werden.

Was hat die Diagnose in Ihnen ausgelöst? Wie haben Sie reagiert?

»Unmöglich,« dachte ich, »der Arzt meint sicher eine andere Patientin!« Ich konnte es einfach nicht glauben. Dann hatte ich die Einweisung in der Hand. In der Klinik teilte mir der Professor sachlich und lieblos die Übersetzung meiner Diagnose mit, die ich zuvor nur mit lateinischem Namen gekannt hatte: Eierstock- und Gebärmutterhalskrebs in fortgeschrittenem Stadium.

Auf dem Flur des Krankenhauses liefen mir nur so die Tränen hinunter. Ich fühlte mich dem Professor hilflos ausgeliefert. Bei der komplexen Operation wurde mir unter anderem das Netz der Bauchdecke entfernt, weil eine Eierstock-Zyste während dem Eingriff geplatzt war. Das bedeutete, dass sich die Krebszellen im gesamten Bauchraum verteilen konnten.

Die folgende Strahlentherapie musste ich nach der siebten Behandlung abbrechen, da sich die Anzahl meiner weißen Blutkörperchen und der Blutplättchen dramatisch verringert hatte.

Welche medizinischen Maßnahmen wurden Ihnen empfohlen? Welche schulmedizinischen Therapien oder komplementären Behandlungen haben Ihnen bei Ihrem Heilungsprozess am meisten geholfen?

Nach dem Abbruch der Bestrahlung fühlte ich mich zunächst ganz verlassen. Erst durch die kompetente Beratung bei der Gesellschaft für Biologische Krebsabwehr in Heidelberg habe ich wieder Mut gefasst. Meine Ernährung stellte ich um auf eine laktovegetabile Vollwertkost, und entsprechend den Empfehlungen von Professor Dr. Albert Landsberger unterstützte ich meine Behandlung mit biologischen Verfahren: Therapien mit Ozon, dem Zellextrakt Resistozell und Mistelanwendung.

Später habe ich mich auch in einer anthroposophischen Klinik im Schwarzwald ambulant beraten lassen. Hier wurde mein Behandlungsplan noch um anthroposophische und homöopathische Mittel zur Anregung meiner Heil- und Regulationskräfte ergänzt.

Wie haben Sie selbst aktiv zu Ihrem Heilungsprozess beigetragen?

Ich habe mich sehr umfassend informiert, viel gelesen und den Umgang mit der Krankheit gelernt. Gerne hätte ich die Verantwortung bequem meinem Arzt überlassen. Doch das ging nicht. Ich allein war für mich selbst zuständig. Ich musste mich darauf einrichten, nicht mehr Heben und Tragen zu können und von plötzlicher Müdigkeit überfallen zu werden. Alles, was ich noch ohne Hilfe konnte, notierte ich in einer Liste. Regelmäßig besuchte ich die Ganimed-Vorträge an der Universität Heidelberg – hier werden vielfältige Themen der Ganzheitsmedizin für Patienten verständlich erklärt und vorgestellt. Besonders hilfreich waren für mich die Seminare über das Visualisieren nach Carl Simonton und die Kurse mit Dr. Ruediger Dahlke. Tanz, Yoga und Qigong brachten mir Stabilität und innere Sicherheit im Umgang mit den Folgen der Erkrankung. Darüber hinaus haben mir Kinesiologie, Akupunktur und Tuina-Massagen sehr geholfen.

Bei der Bewältigung von Krebs erlebt man häufig Phasen, die körperlich und seelisch sehr schmerzhaft sind. Würden Sie dennoch sagen, dass die Erkrankung etwas Positives in Ihrem Leben bewirkt hat?

Meinem Hausarzt habe ich klargemacht, dass ich es unverantwortlich fände, wenn er seinen Krebspatienten nicht wenigstens versuchsweise Mistelpräparate verordnet. Also verschrieb er mir Iscador. Die Injektionen sollte ich mir schon nach kurzer Zeit selbst in den Bauch spritzen. Wieder stand ich alleine da. Die Vorstellung, mir die Spritzen selbst zu geben, machte mir Angst. Nach zähem Ringen überwand ich mich und setzte mir selbst die Injektionen. Ich hatte begriffen, dass ich selbst die Verantwortung übernehmen musste und konnte. Durch die Krankheit habe ich außerdem angefangen, mehr auf meine innere Stimme zu hören. Ich respektiere heute besser meine eigenen Grenzen und sage nein, wenn es notwendig ist.

Welchen ganz persönlichen Rat möchten Sie anderen Krebspatienten mit auf den Weg geben?

Nach vielen Gesprächen mit anderen Patienten, bin ich vorsichtig geworden beim Erteilen von Ratschlägen. Sie werden leicht als »Schläge« empfunden. Ich selbst musste erst einmal lernen, mich nicht von der Autorität des Arztes ängstigen zu lassen. Angst blockiert das Denken und Handeln.

Für meine Genesung war es wesentlich, mir der Einheit von Körper, Geist und Seele bewusst zu werden und mich mit den Problemen zu befassen, die mich krank machten. Einem Menschen, der mich über Jahrzehnte hinweg immer wieder gekränkt hatte, konnte ich endlich verzeihen. Das erst gab mir eine wirkliche Chance auf Heilung. So fand ich meinen Seelenfrieden und kann heute das Leben mit all seinen Höhen und Tiefen annehmen.

Energetische Hilfe, Seele und Spiritualität

Versteht man den Menschen als Einheit aus Körper, Seele und Geist, wird deutlich, dass man die körperliche Gesundung auch auf der psychischen und spirituellen Ebene beeinflussen kann. Auf den folgenden Seiten finden Sie deshalb Erläuterungen zur Bedeutung der seelischen Wegbegleitung und den Maßnahmen zum Unterstützen Ihrer Genesung auf energetischer Basis.

Nebenwirkungsfreie Verfahren wie das Jin Shin Jyutsu, Bach-Blüten und Mittel, welche Sie selbst ohne vertiefte Fachkenntnisse einsetzen können, stehen dabei im Vordergrund. Diese Formen der Harmonisierung sind oft nicht aufwändig und doch so hilfreich, darum lege ich Sie Ihnen besonders ans Herz.

Seelische Wegbegleitung – brauche ich eine Psychotherapie?

Auch wenn Zusammenhänge von der Krebsentstehung und unserer Seele in der Wissenschaft noch kontrovers diskutiert werden, so steht es heute außer Zweifel, dass die Psyche auf die Bewältigung der Erkrankung einen wesentlichen Einfluss hat. Die Krebserkrankung stellt für die meisten Menschen eine schwere Lebenskrise dar, bei der die Betreuung durch einen einfühlsamen Therapeuten außerordentlich hilfreich sein kann. In der Schulmedizin wird die Psychotherapie zwar nur hinsichtlich einer Verbesserung der Lebensqualität als Unterstützung anerkannt. Für mich aber ist der gesundheitsfördernde Umgang mit der Erkrankung einer der wirksamsten Schlüssel für die Annahme und das Verständnis dieses Krankheitsbildes, das oft von so viel Kummer und Leid begleitet ist. (→ S. 16, → S. 24)

Psychotherapie ist eine Begegnungsmöglichkeit mit sich selbst – Begegnungen, die manchmal auch ein wenig überraschend und schmerzhaft sein können.
Dr. Christine Centurioni

Seine Gefühle besser zu erkennen, sie zu akzeptieren und auszudrücken kann jeden Betroffenen in der Begegnung mit seiner Krankheit unterstützen. Durch familiäre Prägung oder soziale und kulturelle Einflüsse neigen wir dazu, alles nur mit uns selbst ausmachen zu wollen. Und bei Krebspatienten scheint mir diese Tendenz manchmal besonders stark zu sein. Ich weiß sehr wohl, dass es nicht viele Menschen gibt, denen wir uns mit offenem Herzen anvertrauen können. Doch die Suche nach solchen Ansprechpartnern unter den Angehörigen, den Freunden und den Therapeuten lohnt sich! Zahlreiche Studien belegen, dass das Ausdrücken von negativen Emotionen den Krankheitsverlauf günstig beeinflussen kann.

Um der Wechselwirkung zwischen Körper, Seele und Geist gerecht zu werden, kann die Auseinandersetzung mit möglichen psychischen Aspekten der Krankheitsentstehung und den Auswirkungen der Krebserkrankung auf die Seele sinnvoll sein. Die Bedeutung psychischer Stressfaktoren für die Entstehung von Krebs wird in der Fachwelt weiterhin recht unterschiedlich eingeschätzt. Ob ursächlich oder nicht, meine Erfahrung zeigt, dass gewisse Persönlichkeitsmerkmale bei Krebskranken gehäuft anzutreffen sind, wie zum Beispiel Introvertiertheit, Selbstlosigkeit, Aggressionshemmung und mangelnder Egoismus. Ich möchte betonen, dass diese Eigenschaften auch bei vielen Menschen vorkommen, die nicht an Krebs erkranken, so dass diese Faktoren sicherlich nicht als alleinige Ursache für die Entstehung von Tumoren in Betracht kommen. Wer sich aber angesprochen fühlt und seine Erkrankung zum Anlass nehmen möchte, sich mit dem Hintergrund seiner eigenen Qualitäten näher zu befassen, den kann ich dazu nur ermutigen. Die Auseinandersetzung mit sich selbst ist immer ein guter Ansatz, um das Leben lebenswerter zu machen.

Für viele Patienten dient die Erkrankung als wichtiger Meilenstein, an dem der bisherige Lebensweg auf Stimmigkeit für die eigene Seele überprüft wird. Wenn Sie einen zuverlässigen Kompass suchen:

- Lauschen Sie der Stimme Ihres Herzens. Welches sind Ihre Träume, Wünsche und Visionen? Manchmal sind tiefgreifende Veränderungen der beruflichen oder privaten Situation notwendig, manchmal reichen kleine Kurskorrekturen.

Meist fordern intensive Krebstherapien erst einmal alle Kraft und Aufmerksamkeit, so dass die Betroffenen oft erst recht spät dazu kommen, sich mit der seelischen Bearbeitung der Erkrankung zu beschäftigen. In vielen Phasen stellt sich die Frage nach dem Sinn. Die Grenzerfahrung einer massiven nebenwirkungsreichen Therapie kann ein Auslöser sein, sich von den rein körperlichen Aspekten mehr den geistig-seelischen zuzuwenden. Es gibt eine weitgefächerte Palette hilfreicher Methoden. Wie letztlich bei jeder Form der Behandlung ist es auch hier wichtig, aus eigenem Antrieb auf die Suche zu gehen und für sich selbst herauszufinden, welche Art der Psychotherapie die passende ist.

Unterstützen Sie Ihre Seelenarbeit – gleich welcher Richtung – mit Bach-Blüten (→ S. 185) und Aura Soma (→ S. 189), oder lassen Sie sich von einem erfahrenen Homöopathen auf diesem Weg begleiten. Suchen Sie nach einem Psychotherapeuten, dem Sie vertrauen, und wählen Sie eine Therapierichtung, die Ihnen sympathisch ist.

CHECKLISTE

Psychotherapie

- ✔ Was kann ich selbst tun, um meine Seele zu stärken? Ist das ausreichend, oder brauche ich therapeutische Hilfe?
- ✔ Kann mein Hausarzt, mein betreuender Onkologe mich seelisch ausreichend unterstützen, oder brauche ich noch andere Ansprechpartner?
- ✔ Bin ich bereit – für den Fall, dass ich mit seelischen oder körperlichen Konflikten und Problemen alleine nicht zurechtkomme – rechtzeitig therapeutische Hilfe in Anspruch zu nehmen?
- ✔ Habe ich die Fragen der Checkliste Salutogenese (→ Salutogenese – wie Gesundheit entsteht) schon beantwortet?
- ✔ Was kann mein persönliches Umfeld dazu beitragen, dass ich meine Erkrankung konstruktiv bewältige?
- ✔ Suche ich im Augenblick nach Möglichkeiten, den aktuellen Ängsten meiner Erkrankung zu begegnen?
- ✔ In welcher Hinsicht benötige ich im Umgang mit meiner Erkrankung konkrete Hilfe?
- ✔ Brauche ich Unterstützung bei der Bewältigung des Alltagsgeschehens, oder möchte ich mich intensiver mit den möglichen seelischen Hintergründen meiner Krankheit auseinandersetzen?
- ✔ Bin ich bereit und ist es augenblicklich gut für mich, mich auf einen Prozess einzulassen, der meine Gefühlswelt zunächst vielleicht sehr aufwühlt?

Folgende Fragen betreffen die Auswahl einer möglichen Therapeutin oder eines möglichen Therapeuten:

- ✔ Wende ich mich mit meinen persönlichen Sorgen lieber an eine Frau oder an einen Mann?
- ✔ Wie komme ich an Adressen von Therapeutinnen und Therapeuten, die für mich geeignet sind? Habe ich bei der örtlichen Selbsthilfegruppe, dem DRK-Gesprächkreis, der regionalen Beratungsstelle der Biologischen Krebsabwehr nachgefragt?
- ✔ Kenne ich Menschen, die schon bei dem Therapeuten waren, den ich ins Auge gefasst habe?
- ✔ Wie wirbt ein Therapeut für sich?

Info

Buchtipp: Stangl, Anton und Marie-Luise: *Hoffnung auf Heilung – seelisches Gleichgewicht bei schwerer Krankheit.* Econ 2000

GfBK-Broschüre *Wege zum seelischen Gleichgewicht bei Krebs.* www.biokrebs.de Tel. 06221–138020

Seelenarbeit mit Familienaufstellung

Da in diesem Buch nicht ausführlich auf verschiedene psychotherapeutische Methoden eingegangen werden kann, sei hier eine Form der systemischen Familientherapie angesprochen, deren Ansatz heute weit verbreitet ist: das Familienaufstellen nach Bert Hellinger. Es wird kontrovers diskutiert, weil es einerseits das Weltbild mancher Psychologen erschüttert, andererseits zu viele selbst ernannte und nicht adäquat ausgebildete Therapeuten diese Methode in Verruf bringen. Auch wenn das Familienstellen in der Fachwelt umstritten ist, verdient es meiner Ansicht nach eine nähere Betrachtung auf der Suche nach Maßnahmen zur Stabilisierung des seelischen Gleichgewichts.

Die Einbindung des Menschen in das System seiner Familie ist ein zentraler Punkt bei dem Verfahren. Mit ihrer Hilfe lassen sich verborgene Zusammenhänge in der Familie aufdecken; man kann krankmachende Verstrickungen lösen und so Heilungsblockaden aus dem Weg räumen. Das Familienstellen greift tief und rasch in seelische Prozesse ein. Das ist eine wertvolle Chance für Hilfesuchende, birgt aber auch ein gewisses Risiko.

Auf keinen Fall scheint es mir sinnvoll, während einer ohnehin schon belastenden Chemotherapie mit der Aufstellungsarbeit zu beginnen, weil sie mitunter stark an der Seele rüttelt.

- Achten Sie besonders aufmerksam auf die Qualifikation des Therapeuten, der eine Aufstellung leitet. Wählen Sie einen erfahrenen Behandler mit fundierter Ausbildung, der Sie vor und nach der Aufstellung kompetent betreut. Hören Sie bei der Suche nach dem für Sie richtigen Therapeuten auch auf Ihr Bauchgefühl.

Eine Aufstellung dient dazu, zunächst den tatsächlichen Gegebenheiten ins Auge zu blicken: »Anerkennen, was ist« als erster heilsamer Schritt. So werden etwa schädliche Rollenvertauschungen innerhalb der Familie transparent, das Übernehmen von Verantwortungen anderer Familienmitglieder wird deutlich. Auf dieser Grundlage können belastende Emotionen wie Schuldgefühle bearbeitet, alter Groll kann losgelassen werden. Besonders schön an dieser Methode finde ich die Grundidee, dass alle Verhaltensweisen innerhalb einer Familie, auch wenn sie Unglück oder Krankheit mit sich gebracht haben, immer aus Liebe geschehen. Wenn zum Beispiel ein Kind in die Anmaßung geht, so geschieht dies aus Liebe zur Mutter, die es mit dem Übernehmen von Teilen der Mutterrolle entlasten will. Die Mutter erhält dann in der Aufstellung ihre eigene Last zurück. Es ist heilsam zu erleben, dass die Mutter sich gerne zurücknimmt und selber trägt. So entspricht es der natürlichen Ordnung der Seele. Diese Ordnung hat der Theologe Bert Hellinger sich nicht ausgedacht! Sie ist kein Resultat christlicher Moralvorstellungen, sondern das Ergebnis von Beobachtungen an Tausenden von Klienten. Er hat genau analysiert, welche Konstellationen in Familien sich in der Regel positiv, welche sich schädigend auf die Mitglieder auswirken. Die gesunden Muster, die der Therapeut versucht, im Rahmen der Aufstellung herauszufinden und herzustellen, nennt er »Ordnungen der Liebe«.

Ein wichtiges Ziel der Aufstellungsarbeit ist die Achtung vor dem anderen und vor seinem Schicksal. Wenn es dem Klienten gelingt, einen Widersacher in neuen Licht zu sehen, indem er sein schweres Los anerkennt und die Motivation hinter seinen Handlungen respektiert, dann schafft er es vielleicht, Wut und Ärger aufzulösen. Vergebung bedeutet hierbei nicht, plötzlich alles gut zu finden, das man ihm angetan hat, sondern eine Betrachtungsweise zu wählen, bei der Vergangenes ihm keine Schmerzen mehr zufügt.

Therapeuten, die ihre Klienten nach der Aufstellung sich selbst überlassen, stehen immer wieder im Fokus der Medien, was leider dazu geführt hat, dass diese hilfreiche Therapieform in manchen Fachkreisen sehr umstritten ist. Mit der Aufstellung will man eine ungute alte Struktur auflösen und in eine neue bessere Ordnung überführen. Solche Ordnungsprozesse bedingen naturgemäß zuweilen eine Phase der Instabilität. Prinzipiell kann man sagen, dass die Seele nur so viel preisgibt, wie sie im Moment verkraftet. Schicht für Schicht werden Probleme und Verstrickungen gelöst. Oft ist es nötig, nach einer Zeit des Nachwirkens und Sortierens eine weitere Aufstellung mit einem anderen Schwerpunkt durchzuführen.

Tipp

Da im Zuge der Aufstellung tiefgreifende psychische Prozesse in Bewegung geraten können, ist es notwendig, dass der Behandler direkt nach der Aufstellung und in den folgenden Tagen für Sie erreichbar ist. Empfehlenswert sind anschließend ein paar Einzelgespräche, um das Erlebte besser zu verarbeiten und auf gezielte Fragen einzugehen.

Wenn die Methode Sie anspricht: Suchen Sie sich einen guten Therapeuten für das Familienstellen und probieren Sie aus, ob Sie mit der Methode in eine positive Resonanz gehen. Wer sich auf diese Methode einlässt, kann auf jeden Fall gewinnen, indem er sich selbst ein Stück näher kommt. Er kann durch erweiterte Perspektiven zu neuen Verhaltensweisen finden und andere Wege gehen als bisher. Eine friedvollere Sicht auf die eigene Familie führt zu oft zu einer entspannteren Haltung gegenüber sich selbst. So hat das Familienaufstellen langfristige Auswirkungen nicht nur im familiären Umfeld, sondern auch auf den Umgang mit sich selbst, mit dem Partner und in anderen zwischenmenschlichen Beziehungen. Dieser Prozess wird beim Aufstellen angestoßen. Einige Veränderungen zeigen sich recht schnell, andere brauchen ein bisschen mehr Zeit. Jede Seele hat ihr eigenes Tempo. Manchmal geschieht dabei – als erwünschte Nebenwirkung sozusagen – Heilung auf der körperlichen Ebene.

Der Erfolg einer Psychotherapie darf aber nicht daran gemessen werden, ob die Tumormarker zurückgehen oder die Geschwulst sich verkleinert. Ihr Wert zeigt sich darin, was für Sie persönlich letztlich an Positivem entsteht. Weitere Methoden zur seelischen Unterstützung, auf die hier nicht weiter eingegangen werden kann, finden Sie in meinem Buch *110 wirksame Behandlungsmöglichkeiten bei Krebs* näher beschrieben:

- Neurolinguistisches Programmieren: www.nlp.de
- Festhaltetherapie nach Dr. Jirina Prekop: www.prekop-festhalten.de
- Releasingtherapie: www.cl-releasing.de
- Gatah-Intervention: www.gatah.com
- Autonomietraining: www.grossarth-maticek.de
- Psychosomatische Energetik: www.rubimed.com

Info

www.familienaufstellung.org

Buchtipp: Ulsamer, Bertold: *Ohne Wurzeln keine Flügel. Die systemische Therapie von Bert Hellinger.* Goldmann 1999

Energetische Hilfe

> *Wenn ich meine Aufmerksamkeit auf die Heilung und die heilende Wirkung der Behandlung ausrichte, wird die Energie dorthin fließen und die Heilung fördern. Insofern ist jede Heilung eine Selbstheilung.*
>
> Clemens Kuby

In vielen Kulturen spielt von jeher das Harmonisieren der Energie in und um unseren Körper eine zentrale Rolle in der Heilkunst. Die Akupunktur ist mittlerweile auch in westlichen Ländern anerkannt, in Deutschland werden unter bestimmten Voraussetzungen die Kosten für die Behandlung sogar von den gesetzlichen Krankenkassen übernommen. Dass man mit Nadelstichen Wirkungen im Körper erzeugen kann, leuchtet selbst bei stark mechanistisch geprägtem Weltbild den meisten Leuten ein. Schwieriger zu akzeptieren scheint manchen Menschen der Gedanke, dass man allein mithilfe der Hände ebenfalls Veränderungen im Energiefeld erreichen kann. Es gibt verschiedene Methoden, die darauf zielen, energetische Störungen zu behandeln, so dass Körper, Seele und Geist wieder in eine harmonische Balance kommen.

Neben der bekannten Akupressur, bei der an bestimmten Punkten entlang der Energiebahnen gedrückt wird, gibt es auch druckfreie Behandlungsmöglichkeiten. Ganz ohne Berührung kommen beispielsweise das indische Prana-Heilen oder die EMF Balancing Technique® aus. Der Therapeut arbeitet dabei im Energiefeld außerhalb des physischen Körpers, in der sogenannten Aura.

Eine der populärsten energetischen Heilweisen ist das japanische Reiki, bei dem man während der Ausbildung verschiedene Weihungen bekommt und mehrere Grade der Meisterschaft erwerben kann. Stellvertretend für viele andere Ansätze soll im Rahmen dieses Buches kurz auf die Methode des Jin Shin Jyutsu eingegangen werden.

Jin Shin Jyutsu – sanft und kraftvoll

Ende des 19. Jahrhunderts wurde ebenfalls in Japan eine andere uralte Heilkunst wiederentdeckt, die auf einem ähnlichen Konzept wie Reiki beruht: das Jin Shin Jyutsu. Es basiert auf der Vorstellung, dass sich entlang der Energieströme unseres Körpers sogenannte Sicherheitsenergieschlösser befinden. Diese funktionieren prinzipiell wie Sicherungen, die bei Überlastung den Kreislauf unterbrechen, um das System zu schützen. Solche Überlastungen haben viele Gesichter: Dauerstress, ungelöste Konflikte, aber auch falsche Ernährung, körperliche Verletzungen und vieles mehr. Wird die Ursache nicht beseitigt, kommt es zu einem dauerhaften Abschalten der betroffenen Energiebahn. Es manifestieren sich seelische Störungen und Krankheiten.

Besondere Bedeutung als Störfaktor für den harmonischen Energiefluss kommt im Jin Shin Jyutsu den sogenannten Einstellungen zu. So ist es z.B. völlig normal, dass man sich Sorgen macht, wenn etwa das Kind nicht rechtzeitig nach Hause kommt. Ist es dann daheim, löst sich die Sorge auf, beim zweiten oder dritten Zuspätkommen flacht das Gefühl ab. Bleibt man aber in der Sorge gefangen, dann entwickelt sich daraus eine krankmachende Einstellung. Ebenso verhält es sich mit der Angst, der Wut und der Trauer sowie mit der Bemühung. Das bezeichnet den Zustand, in dem man sich befindet, wenn man versucht, eine andere Person zu sein, als die, die man ist. In der Philosophie des Jin Shin Jyutsu ist jede der Einstellungen verbunden mit einer energetischen Verdichtungsstufe, der sogenannten Tiefe, diese mit verschiedenen Organsystemen und bestimmten Themen. Es ist manchmal geradezu erleuchtend, sich damit näher zu befassen, was ich jedem empfehlen kann, der sich mit der herrlich blumigen Ausdrucksweise und dem ganzheitlichen Weltbild der Asiaten wohlfühlt. Man sagt, das Studium des Jin Shin Jyutsu hilft dabei, sich selbst zu erkennen. Doch auch ohne vertiefte Kenntnisse und intensive Studien kann man diese sanfte und dennoch kraftvolle Heilkunst schnell und effektiv zur Selbsthilfe nutzen.

Für das Harmonisieren der Einstellungen reicht es schon, sich den entsprechenden Finger für den verbesserten Energiefluss sanft zu berühren, man sagt »zu strömen«. Sind Sie in Sorge, halten Sie einfach den Daumen ganz locker und ohne Druck, so wie es Ihnen angenehm ist. Nach zwei Minuten haben Sie bereits einen deutlichen Impuls gesetzt. Eventuell spüren Sie, dass die geströmte Stelle warm wird, oder Sie können den Energiefluss fühlen.

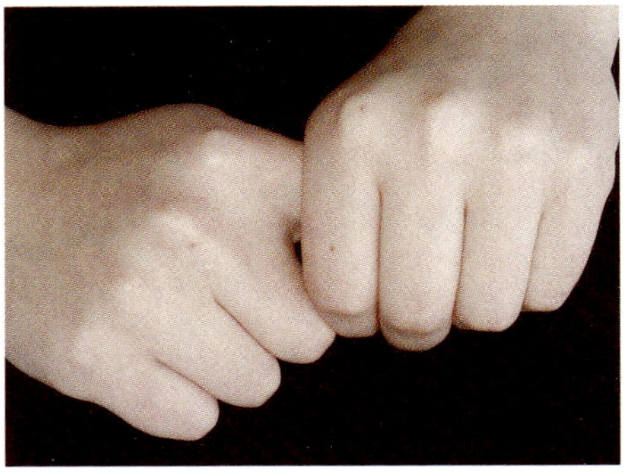

▲ Das »Strömen« des Zeigefingers harmonisiert Ängste.

In der therapeutischen Anwendung strömt man die Positionen in der Regel bis zu zwanzig Minuten lang. Angst harmonisiert man mit dem Strömen des Zeigefingers, Wut mit dem Mittelfinger, für Trauer steht der Ringfinger, der kleine Finger hilft uns aus dem Zustand des Bemühens heraus. Halten Sie den jeweiligen Finger bei Bedarf entsprechend Ihrem aktuellen Befinden. Oder strömen Sie täglich alle fünf Finger nacheinander, damit harmonisieren Sie jeden Tag Ihr ganzes Wesen.

Jede Mutter legt ihrem Kind intuitiv bei Schmerzen die Hand auf die entsprechende Stelle. Das ist eine universelle Weisheit, die sich auch im Jin Shin Jyutsu wiederfindet. Legen Sie beide Hände nebeneinander, um Schmerzen zu mildern. Ist der Körper im Schmerzbereich berührungsempfindlich, kann es hilfreich sein, die Hände einige Zentimeter über die Stelle zu halten. Sie führen dem Körper gezielt Energie zu, indem Sie die rechte Hand auflegen und die linke Hand über die rechte. Diese Behandlung eignet sich ganz hervorragend für lädierte Haut nach Bestrahlungen oder zur Beschleunigung des Heilungsprozesses nach Operationen. Als energetische Unterstützung der Entgiftung etwa nach einer Chemotherapie wird das Sicherheitsenergieschloss 23 empfohlen. Man nennt es »Wächter des Schicksals«, und es »hält den einwandfreien Kreislauf aufrecht«. Sie bringen es in Balance, indem Sie einfach Ihren Rücken rechts und links der Wirbelsäule berühren, und zwar ungefähr in Höhe der Nieren. Probieren Sie aus, ob Sie lieber die Handinnenflächen oder den Handrücken auf die Stelle legen. Wenn sich Hoffnungslosigkeit breit macht, hilft das Strömen der Mitte Ihrer Handinnenfläche: Legen Sie einfach den Daumen der anderen Hand oder einen beliebigen Finger mitten hinein. Oder halten Sie beide Hände aneinander wie zum Gebet. Sie können sich im Grund genommen so oft und so lange strömen, wie es Ihnen angenehm ist. Achten Sie darauf, was Ihnen gut tut. Versuchen Sie nicht, eine unbequeme Position zu halten. Es gibt für alle Sicherheitsenergieschlösser Alternativen, die ein entspannteres Strömen ermöglichen.

Natürlich können Sie auch die liebevolle Berührung durch Ihren Partner oder einen Freund im Sinne des Jin Shin Jyutsu nutzen. Oder Sie wählen einen zertifizierten Jin-Shin-Jyutsu-Praktiker, der in der gezielten Handhabung der Sicherheitsenergieschlösser ausgebildet ist und in dem komplexen System der Organströme mittels Pulsdiagnose oder Körperlesen das für Sie passende Behandlungskonzept erarbeitet und umsetzt.

Info

Buchtipp: Burmeister, Alice: *Heilende Berührung*. Knaur 2000

Jin Shin Jyutsu Praktikeradressen und Seminarinfos unter www.jinshinjyutsu.de

Seelische Unterstützung mit Bach-Blüten

Mit den zitierten salutogenetischen Gedanken (→ S. 24) war der englische Arzt Dr. Edward Bach (1880–1936) seiner Zeit weit voraus. Das Konzept der Bach-Blütentherapie basiert auf der These, dass jeder körperlichen Krankheit eine seelische Gleichgewichtsstörung vorausgeht, die sich in belastenden seelischen Verhaltensmustern zeigt. Die negativen Muster bilden auf der seelischen Ebene unseres Seins Giftstoffe – in der Fachsprache werden sie Psychotoxine genannt – und blockieren den Zugang zu unserer inneren Führung. Auch wenn die Muster nicht Ursache einer Krebserkrankung sind, so können sie uns das Leben bei der Verarbeitung der Erkrankung besonders schwer machen.

In zukünftigen Arzneibüchern sollen nur solche Heilmittel verzeichnet sein, welche die Eigenschaft besitzen, Positives zu stimulieren, und nicht mehr jene, deren einzige Eigenschaft in der Blockierung des Negativen besteht.

Dr. Edward Bach

Die Bach-Blütentherapie behandelt also körperliche Krankheiten nicht direkt. Sie setzt Informations-Impulse auf der Gefühls- und Entscheidungsebene und kann so einen Kontakt zu unserem intuitiven Wissen oder unserer inneren Stimme (→ S. 71) herstellen. Hilfe zur Selbsthilfe ist der Kerngedanke der Bach-Blütentherapie.

Die Bach-Blüten-Konzentrate sind homöopathieartige Aufbereitungen der wässrigen Auszüge von 38 verschiedenen Blüten wild wachsender Pflanzen und von einem speziellen Quellwasser (Rock Water) im Verdünnungsverhältnis von 1:240; hierunter sind ausdrücklich keine Gift- und Nahrungspflanzen. Die Bach-Blütenauszüge sind als Konzentratflaschen (Stockbottles) in Apotheken erhältlich. Sie werden in individuell zusammengestellten, verdünnten Bach-Blüten-Mischungen eingenommen. Zweckmäßig sind Mischungen von zwei bis sechs verschiedenen Blüten, in Ausnahmefällen können es auch mehr sein. Bach-Blüten sind absolut nebenwirkungsfrei und vertragen sich mit jeder anderen Form der Therapie. Es ist wirklich empfehlenswert, die Einnahme allopathischer oder naturheilkundlicher Medikamente von der Seelenebene her mit Bach-Blüten zu unterstützen. Lediglich bei homöopathischen Hochpotenzen ist es ratsam, sie wegen besserer Beobachtung des Therapieverlaufs nicht gleichzeitig, sondern mit ca. 14 Tagen Abstand einzunehmen.

Die meisten Apotheken stellen auf Wunsch eine individuelle Mischung für Sie her. Das ist sinnvoll, weil die benötigten Blüten je nach Situation und Befinden variieren, und Sie vielleicht im Laufe der Zeit verschiedene Blüten-Mischungen brauchen. Falls Sie sich die einzelnen Stockbottles (Urtinkturen) selbst besorgen möchten, können Sie folgendermaßen vorgehen: In eine 50 ml Pipettenflasche wird zu Konservierungszwecken etwa ein Drittel vierzigprozentiger Alkohol (z. B. Obstler oder Korn) gegeben und mit nicht mineralisiertem Leitungs- oder Quellwasser aufgefüllt. Alternativ kann man das Wasser auch mit Obstessig konservieren. In diese Mischung gibt man von jeder der gewählten Bach-Blüten je fünf Tropfen aus der Stockbottle. Gut durchschütteln – fertig.

Tipp

In akuten Belastungssituationen wie nach Diagnosestellung, vor einem operativen Eingriff oder bei Beginn einer intensiven Therapie eignet sich besonders die Mischung der Notfalltropfen (Rescue) zur Einnahme. Dabei ist es sinnvoll, drei bis fünf Rescue-Tropfen in einem Glas Wasser zu lösen und über den Tag verteilt zu sich zu nehmen.

Alle Bach-Blüten können unterstützend bei der Krebserkrankung zum Einsatz kommen, denn die Menschen mit Krebs sind genauso einzigartig und verschieden wie die ohne. Dennoch kommen in meinem Praxisalltag neben der Rescue-Mischung im Zusammenhang mit Krebs folgende Blüten besonders häufig vor (individuelle Mischung s.o.):

Centaury (Tausendgüldenkraut): Diese Blüte ist angezeigt, wenn man Schwierigkeiten hat, sich abzugrenzen, und es allen recht machen möchte. Gerade in Ihrer Situation geht das nicht. Sie bekommen sehr viele wohlgemeinte Ratschläge aus Ihrer Umgebung und von Ihren Ärzten, und es fällt Ihnen vielleicht schwer, zu widersprechen. Lassen Sie sich nicht zu einer Therapie überreden, die Sie gar nicht wollen. Vor allem in diesen Situationen gilt es, in erster Linie den eigenen Bedürfnissen zu folgen. Centaury hilft, selbstbestimmt und eigenverantwortlich Entscheidungen zu treffen.

Cerato (Bleiwurz): Sie vertrauen den Ärzten, wichtig ist aber auch, dass Sie Vertrauen zu sich selbst und in Ihre Intuition finden. Innere Gewissheit auf dem therapeutischen Weg zu erlangen, wo Sie unter Umständen ganz verschiedenen Meinungen ausgesetzt sind, ist nicht einfach. Innerlich hinter einer Therapie zu stehen ist zweifelsohne eines der wichtigsten Grundlagen für ihre Wirksamkeit. Mit Cerato fällt es Ihnen leichter, sich Ihre eigene Meinung zu bilden und dazu zu stehen.

Crab Apple (Holzapfel): Die Reinigungsblüte unterstützt Sie vor allem bei Entgiftungsprozessen nach einer belastenden Therapie. Sie wird zur seelischen und körperlichen Ausleitung von Toxinen eingesetzt. Da Ihr Immunsystem als Folge der Therapie häufig geschwächt ist, kann es hilfreich sein, sich mit dem Holzapfel gegen übertriebene Ängste vor krankmachenden Keimen oder Ähnlichem zu wappnen.

Gorse (Stechginster): Der Stechginster ist die Pflanze, die Sie brauchen, wenn ein Zustand der Hoffnungslosigkeit an Ihnen nagt. Hoffnung ist neben der Angstbewältigung einer der wichtigsten heilsamen Faktoren. Mut und Unterstützung können Sie besonders in kritischen Situationen wie dem Ansteigen von Tumormarkern oder einer negativen Prognosestellung durch den Arzt gebrauchen. Bei der Konfrontation mit manchen Aspekten der Krankheit kann sich eine pessimistische Lebensauffassung einstellen. Mit der Energie von Gorse wirken Sie einer negativen Grundhaltung entgegen.

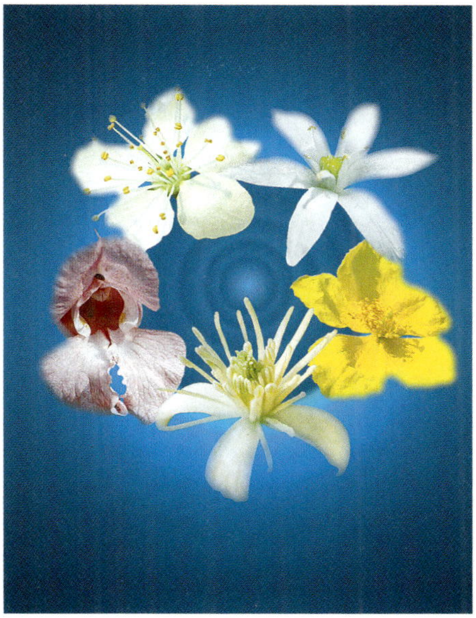

▲ Die fünf Rescueblüten der Notfalltropfenmischung

Mimulus (Gefleckte Gauklerblume): Krebskranke Menschen haben oft

Angst, was eine große Belastung für die Seele ist. Um seinen Ängsten wirksam zu begegnen, sind sicher verschiedene Zugänge nötig. Mit der gefleckten Gauklerblume schöpfen Sie wieder mehr Vertrauen zu sich und der Welt.

Olive (Olive): Die Krankheit selbst oder die anstrengenden Therapien führen sowohl zu seelischen als auch körperlichen Erschöpfungszuständen. Erschöpfung im Zusammenhang mit der Krebserkrankung ist heute unter dem Begriff Fatigue bekannt und häufige Folge belastender Therapien. In diesen Phasen kann die Olive für Sie eine Quelle der Lebenskraft sein.

Pine (Schottischer Kiefer): Das Thema Schuld taucht bei sehr vielen Betroffenen auf. Lassen Sie sich ein für alle Mal sagen: Sie sind nicht schuld an Ihrer Erkrankung! Gerade in unserer christlichen Kultur, in die auch alle Nichtchristen in unseren Breitengraden hineingeboren werden, ist Schuld ein Thema, das rüttelt. So schwer es Ihnen fallen mag: Betrachten Sie die Erkrankung nicht nur als etwas Böses. Gut und Böse – wie auch daraus folgernde Vorstellungen von Schuld und Sühne – sind vom Menschen gemacht. Vielleicht sehen Sie sich gerade selbst zu negativ und können eine andere Blickrichtung gebrauchen. Ihr Lebensgefühl ist dadurch bedrückt. Pine befreit Sie von den sinnlosen Schuldgefühlen, so dass Sie mehr Selbstrespekt und Eigeninitiative im Umgang mit der Erkrankung entwickeln können.

Sweet Chestnut (Esskastanie): Die Esskastanie ist eine Pflanze für seelische Extremsituationen und kann sehr gut in Ergänzung zu der Rescue-Mischung angewandt werden. Ihre Energiequalität ist eine Steigerung von Gorse. Sweet Chestnut ist passend, wenn Sie völlig verzweifelt sind und gar keinen Ausweg mehr sehen. Natürlich ist es in solchen Situationen elementar wichtig, sich mit einem Menschen auszutauschen, der Sie versteht, oder psychotherapeutische Hilfe zu suchen. Einiges können wir mit uns selbst ausmachen, aber nicht alles! In dieser Phase kann Ihnen Sweet Chestnut eine wertvolle zusätzliche Entlastung sein.

White Chestnut (Weiße Kastanie): Diese Blüte stoppt das Gedankenkarussell, wenn es sich nur noch um Ihre Krankheit oder die Therapie oder die Folgen der Erkrankung dreht. Sie hilft, die Gedankenkraft auf anderes zu konzentrieren, wenn alle Gespräche um die Krankheit kreisen und jeder zwischenmenschliche Austausch auf dieses Thema reduziert ist. Sie sollen natürlich nicht leichtsinnig und unbedacht sein oder den Krebs komplett verdrängen. White Chestnut lenkt Ihre Aufmerksamkeit jedoch zu mehr aufbauenden Themen.

Wild Rose (Heckenrose): Wogmöglich hat die Krankheit dazu geführt, dass Sie überhaupt keine Lebensfreude oder Lebenslust mehr spüren. Mit Wild Rose finden Sie Ihre Antriebskraft wieder und gewinnen die Freude am täglichen Leben zurück.

Willow (Gelbe Weide): In existenzbedrohenden Situationen wie dieser besteht die Gefahr, dass man sich vom Schicksal ungerecht behandelt fühlt und einen tiefen Groll gegen vermeintlich Schuldige entwickelt. Willow führt Sie zu einem friedvolleren Umgang mit Ihrem Los, so dass Sie offen werden für zukunftsorientierte Perspektiven und positive Lösungen.

Einnahmeempfehlung: Von der fertigen Mischung nimmt man täglich viermal vier bis zehn Tropfen (morgens, mittags, abends und zur Nacht) jeweils direkt auf die Zunge. Zur vollen Entfaltung der Wirkung behält man die Tropfen vor dem Herunterschlucken einen Moment lang im Mund. In Akutsituationen geben Sie die Tropfen aus der Stockbottle direkt in ein Glas Wasser, und trinken dieses schluckweise.

Abschließend möchte ich noch auf eine bewährte Bach-Blüten-Mischung gerade während oder direkt nach einer Chemo- bzw. Strahlentherapie hinweisen (Einnahmeempfehlung s.o.):

- Aspen: Unterstützung bei Überempfindlichkeit
- Crab Apple: zur verstärkten Reinigung
- Mimulus: gegen konkrete Ängste
- Olive: Unterstützung bei psychischer und physischer Erschöpfung
- Star of Bethlehem: hilft bei seelischer und körperlicher Erschütterungen
- White Chestnut: gegen Gedankenkreisen

Info

www.bach-bluetentherapie.de
Buchtipp: Scheffer, Mechthild: *Bach-Blütentherapie*. Heyne 2000
Scheffer, Mechthild: *Der Original Bach-Blüten Check-up*, Kartenset, Hugendubel 2003

Aura-Soma: feinstoffliche Harmonie mit zarten Düften

Aura-Soma ist der Name einer individuellen Seelentherapie auf feinstofflicher Basis, die seit einigen Jahren immer mehr Verbreitung findet. Sie hat zum Ziel, heilsame Energien von Farben, Kristallen und natürlichen Düften mit dem Licht zu verbinden, um Körper (Soma), Geist und Seele (Aura) des Menschen zu harmonisieren.

Wenn Sie sich mit den spannenden Hintergründen und interessanten Details der Aura-Soma-Therapie befassen möchten, lohnt es sich gewiss, sich in das Thema anhand der entsprechenden Literatur zu vertiefen oder einen erfahren Aura-Soma-Therapeuten aufzusuchen. Auf einen wichtigen Teil der Aura-Soma-Anwendungen möchte ich hier kurz eingehen: die sogenannten Pomander. Sie können unterstützend und sinnvoll eingesetzt werden – auch ohne weitreichende Kenntnisse über diese Therapieform. Es gibt bei Aura-Soma insgesamt 14 Pomander. Sie alle können Ihr elektromagnetisches Feld ausbalancieren und schützen, so dass negative Einflüsse von außen Sie persönlich weniger berühren und positive Sie weiterhin erreichen. Die Pomander haben einen unvergleichlichen zarten Duft und wirken unterstützend und ausgleichend in vielen Lebenslagen.

Anwendung: Man gibt drei Tropfen des Pomanders in die linke Hand, verreibt die Flüssigkeit in beiden Händen und breitet die Arme aus. Dann führt man die Handinnenflächen über den Kopf und streicht über den ganzen Körper im Abstand von wenigen Zentimetern. Achten Sie besonders darauf, dass der Hinterkopf bedacht wird. Hat man so die Essenz am Körper von Kopf bis Fuß verteilt, hält man beide Hände vor die Nase und nimmt drei tiefe Atemzüge, damit der Pomander auch innerlich wirken kann.

Diese drei Pomander möchte ich Ihnen besonders ans Herz legen:

- Der dunkelrote Pomander duftet holzig und würzig.
  Er kann Sie in kritischen Situationen unterstützen – beispielsweise vor schwierigen Arzt-Gesprächen – und hilft Ihnen, mit Stress besser klarzukommen. Dieser Pomander erdet und schützt am intensivsten. Eine Anwendung empfehle ich jedem, der von der Erkrankung betroffen ist und einen feinstofflichen Zugang bei sich sucht.
- Der goldene Pomander besitzt eine fruchtig, blumigen Duft.
  Er hat eine besondere Wirkung auf das Sonnengeflecht, fördert das seelische Gleichgewicht und reguliert den Stoffwechsel. Außerdem beeinflusst er die Aufnahme von Energie.
- Der olive Pomander riecht frisch und nach Wald.
  Er stärkt das Immunsystem und unterstützt Sie energetisch bei Prozessen der Entscheidungsfindung.

Info

Dalichow, Irene und Booth, Mike: *Aura Soma. Heilung durch Farbe, Pflanzen- und Edelsteinenergie*. Goldmann 2000

Schutzengel – die Hilfe ist oft näher als man denkt

Schutzengel sind immer in unserer Nähe, auch wenn wir meinen, wir wären ganz alleine. Bei der Konfrontation mit der Krebserkrankung brauchen wir ihre Hilfe besonders. Als Kinder sind wir mit dem Thema noch ganz natürlich umgegangen, als Erwachsene haben wir dank unseres Verstandes gelernt, dass all das nur Einbildung ist.

Nicht so, wie sie sind, erscheinen die Engel, sondern so, wie die Sehenden sie sehen können.

Johannes von Damaskus

In unserer rationalen, technisierten Welt scheinen Engel keinen Platz zu haben. Ich möchte Ihnen nichts einreden, aber vielleicht entdecken Sie segensreiche Möglichkeiten, wenn Sie sich für Aspekte des Lebens öffnen, denen Sie zuvor skeptisch gegenüberstanden. Es liegt ein wenig an Ihnen, Schutzengel aktiver in Ihr Leben einzubeziehen. Wenn wir verzweifelt nach Ansprechpartnern für unsere Probleme suchen, könnte es sein, dass diese näher sind, als wir es uns vorstellen. Viele Leute sind überzeugt, dass sie schon einmal von ihrem Schutzengel aus einer gefährlichen Situation gerettet wurden.

Falls Sie zu Engeln noch keinen Bezug haben, ist eine wunderbare Möglichkeit der Annäherung das Kartenset Aus unserer Quelle für Dich. Hier können Sie sich täglich, pro Woche oder wann immer Sie mögen, eine Karte ziehen und bei sich tragen. Auf den Karten sind Schutzengel in bezaubernder Weise abgebildet, die für bestimmte Themen stehen, wie Freude, Fürsorge, Entscheidung, Geduld, Gelassenheit, Geborgenheit, Heilung, Klarheit, Leichtigkeit, Mut, Herzensliebe, Offenheit, Trost, Vertrauen, Verbundenheit, Vergebung, Zuversicht u. v. m. Die Qualität, die Sie gerade besonders brauchen, wird Sie unterstützen.

In einer Zeit, die Gott sei Dank nicht nur dem Rationalen verhaftet ist, sondern sich auch mehr und mehr geistigen Energien öffnet, können Menschen wieder leichter einen Zugang zu Schutzengeln finden. Ich wünsche Ihnen von Herzen, dass Sie zum richtigen Zeitpunkt den passenden Engel immer finden.

Info

Buchtipp: Virtue, Doreen: *Die Heilkraft der Engel.* Ullstein 2005

Kartenset: Bader, Silke: *Aus unserer Quelle für Dich.* Windpferd 2005

www.ichbin-magazin.de

Schlussgedanken

Mit der Ihnen vielleicht schon bekannten Geschichte Spuren im Sand möchte ich Sie am Ende dieses Buches ansprechen:

Ein Mensch kommt in den Himmel und schaut zurück auf sein Leben, das sich als eine lange Sandspur am Meeresufer darstellt. Er blickt auf die lange Spur mit seinen Fußabdrücken und kann über weite Strecken die Abdrücke von vier Füßen erkennen. In den Situationen seines Lebens, in denen es ihm besonders schlecht ging, sieht er allerdings nur die Spuren von zwei Füßen.

Er ist verwundert und beschwert sich bei Gott: »Warum hast du mich verlassen in den Momenten, wo ich dich am Nötigsten gebraucht habe?« Daraufhin antwortet ihm Gott: »Das siehst du nicht ganz richtig, mein Sohn. Dein ganzes Leben habe ich dich begleitet und bin nie von deiner Seite gewichen. In den Phasen, da es dir gar nicht gut ging, bin ich nicht neben dir gegangen, sondern habe ich dich auf meinen Armen getragen.«

Die zehn Gebote eines Gesundungsweges sind eine schöne Zusammenfassung praktischer Empfehlungen und spiritueller Impulse meines lieben Kollegen Ebo Rau und mögen Ihnen im Alltag eine Hilfe sein:

Die zehn Gebote eines Gesundungsweges

1. Akzeptiere Unabänderliches, und schaue nicht zurück.
2. Akzeptiere Hässliches, Trauriges und Schlechtes, aber sehe und denke Schönes, Frohes und Gutes in deinem Leben.
3. Pflege deinen Glauben, um schwerste, unverständliche Lebenslagen tragen und meistern zu können.
4. Gewöhne dir das Sorgen ab, denn es hilft dir nicht weiter.
5. Mache immer das Nächstliegende, Schritt für Schritt.
6. Gewöhne dir das Ärgern ab, denn der Ärger kommt von dir selbst und schadet nur dir.
7. Freue dich, und lache so oft wie möglich.
8. Sei bescheiden und dankbar.
9. Lobe und anerkenne dich selbst und andere.
10. Lebe aktiv, wendig und mutig.

Danke allen, die mitgeholfen haben!

Ein Buch zu schreiben scheint mir vergleichbar mit einem Marathonlauf: Es bedarf einiger Vorbereitung, man benötigt besonderes Durchhaltevermögen und eine Menge motivierender Mitläufer wie auch Helfer am Wegesrand.

Alle kann ich namentlich nicht aufführen, darum möchte ich nur die Wichtigsten nennen und ihnen von Herzen danken:

Petra Weiß-Schmidt, die mich mit Einfühlsamkeit, Präzision, absolutem Einsatz und wohlwollender kritischer Loyalität beim Schreiben stetig begleitet hat. Dr. Elvira Weißmann-Orzlowski, die voll hinter dem Konzept des Buches stand und mir wertvolle Anregungen gab. Den anderen vielen Mitarbeitern der Medizinverlage Stuttgart, die aktiv den Werdegang dieses Buches unterstützten.

All denen gilt natürlich mein besonderer Dank, die mit ihren sehr persönlichen und hoffnungsvollen Beiträgen an dem Buch mitgewirkt haben. Und auch ohne den Rückhalt des Mitarbeiterteams der Gesellschaft für Biologische Krebsabwehr e.V. hätte das Buch nicht entstehen können.

Danken möchte ich ganz besonders meiner Familie, die an vielen Wochenenden, Feiertagen und im Urlaub dem Buch zuliebe auf den Vater verzichten mussten. Meiner Frau Bea danke ich, dass sie mit unerschütterlichem Vertrauen und entgegen meiner eigenen Zweifel stets an die Vollendung dieses Buches geglaubt hat.

Schließlich bin ich den zahlreichen Kollegen und krebskranken Menschen dankbar, denen ich in den vergangenen fünfundzwanzig Jahren begegnet bin. Ohne ihre bewegende und nachhaltige Inspiration hätte ich den Impuls zum Schreiben des Buches nicht umsetzen können.

Anhang

Nachweis der zitierten Informationsquellen

1 Zeitschrift *Integrative Cancer Therapies* 4(2);2005 pp. 156–167

2 Prof. Brüning, Jochen, Humboldt Universität Berlin: *Welt* 06.10.2006

3 Federspiel, Krista und Herbst, Vera: *Die andere Medizin*. Stiftung Warentest 2005, S. 163ff

4 Impulsreferat Prof. Dr. med. Fintelmann, Volker, 1. Sitzung der Arzneimittelkommission der Hufelandgesellschaft, 26.04.2006 Berlin

5 AT (*arznei-telegramm*) 2006, Nr. 1, 37. JhgJ

6 Patsopoueos, N.A. et al.: BMJ 2006; 332: 1061–4

7 Scherer, R.W. et al.: *The Cochrane Library*, Issue 3, 2003 Oxford, Krcyzanowska, M. et al. 2003 und Melander H et al.: *BMJ* 2003;326:1171–3

8 Lexchin J et al.: BMJ 2003;326:1167–70

9 Sendung Panorama 08.06.2006

10 Prof. Porzsolt, Franz: Tagung 30 Jahre Frauenselbsthilfe nach Krebs, Magdeburg, mündl. Mitteilung

11 Klopfer, Bruno: Psychological variables in human cancer. *Journal of projective techniques* 21 (1957) 329–340

12 N Engl J Med. 2002 Jul 11;347(2):81–8

13 Krystal, Phyllis: *Die inneren Fesseln sprengen*. Ullstein 2005

14 Prof. Dr. Hölzel, Dieter et al., Metastasiertes Mamma Carcinom – keine Lebensverlängerung seit 20 Jahren. *Ärzteblatt* Jg.102, Heft 40, 2706 –2714, 07.10.2005

15 Blech, Jürgen: *Spiegel* Heft 41–2004, 04.10.2004

16 *J. Clin. Oncol.* 2006; Bd 24, 1839–1845: Gene Expression Signature Predicting Pathologic Complete Response to Primary Systemic Chemotherapy With Gemcitabine, Epirubicin and Docetaxel in Primary Breast Cancer www.bio-pro.de/de/region/rhein/magazin/02131/index.html

17 AT (*arznei-telegramm*) 2000, Jhg31,: Nr 5, 45–46

18 AT (*arznei-telegramm*) 2005, Jhg.36, Nr. 11, 97–98

19 Leitzmann, C., Weiger, M. und Kurz, M.: *Ernährung bei Krebs*. Gräfe und Unzer, München 1996

20 Arnold – von Versen B: Der Einsatz von Mikronährstoffen bei Tumorerkrankungen und zur Tumorprävention. *Deutsche Z Onkol* 2001; 33: 2–12

21 Prasad KN: Scientific rationale for using high-dose multiple micronutrients as an adjunct to standard and experimental therapies. J Am Coll Nutr 2001; 20: 450 S – 463

22 Sill-Steffens R: Mehr als ein essenzielles Spurenelement: Selen in der Prävention, Therapie und Nachsorge von Krebserkrankungen. *J Orthomol Med* 2005; 13: 265–283

Bezugsquellen

Es werden Adressen für Bezugsquellen von Präparaten genannt, die nicht oder zum Teil schwierig über Apotheken zu beziehen sind.

Nahrungsergänzung Einzelpräparate

Centropa Pharmaversand Aachen, Roermonder Str. 319, 52072 Aachen, Fax 02 41-9 32 91 54, Hotline 0 18 05-33 11 60

hypo-A GmbH, Kücknitzer Hauptstr. 53, 23569 Lübeck, Tel. 04 51-3 07 21 21, Fax 04 51-30 41 79, http://www.hypo-A.de

Komplexe Nahrungsergänzungsmittel

Benefit Vitalstoffe: Olibanum B. V. Eurode-Park 1–45, NL-6465 Kerkrade, Tel. 00 31-4 55 41 11 12, Fax 00 31-4 55 41 11 16, http://www.olibanum-bv.com

Cellagon aurum®: Berner GmbH, 24161 Altenholz, Anke Haalck, Tel. 0 62 21-86 98 40

Granatapfelsaft und -elixier: Dr. Jacob's Medical GmbH, Rudolf-Dietz-Str. 13, 65232 Taunusstein, Tel. 0 61 28-48 77 18, Fax. 0 61 32-43 36 46, www.granatapfel-saft.de

Immunkomplex Dr. Wolz®: Dr. Wolz Zell-Hefepräparate GmbH, 65358 Geisenheim, Tel. 0 67 22-5 61 00

Multitaleen: Pf 2131, 40745 Langenfeld, Tel. 02173-422400 Fax 02173-422401, www.ihlevital.com

Orthomol immun®: Orthomol GmbH, 40764 Langenfeld, Tel. 0 21 73-90 59 0

Ausleitung, Entgiftung

Ausleitungsöl nach Dr. Fernando®: Olibanum B. V. Eurode-Park 1–45, NL-6465 Kerkrade, Tel. 00 31-4 55 41 11 12, Fax 00 31-4 55 41 11 16, http://www.olibanum-bv.com

Bitterstern-Tropfen: Laetitia Naturprodukte GmbH, Elsässer Str. 4, 81679 München, Tel. 0 89-47 96 00, Fax 0 89-70 95 79, http://www.bitterstern.de

BitterKraft Vital Pulver®: Früchte Megerle, Bahnhofstr. 2, 76698 Ubstadt-Weiher, Tel. 0 72 51-38 76 28, http://www.topfruits.de

Basentee »7x7«®: Reformhäuser oder ORGON Körperpflegemittel GmbH, Dülmener Str. 33, 48163 Münster, Tel. 0 25 36-3 31 00, Fax 0 25 36-33 10 10, http://www.orgon-Koerperpflege.de

Shipibo-Tee: Matthias Pfleger, 68199 Mannheim, Niederfeldstr. 77, Tel. 06 21-8 32 63 52, http://www.ganzheitliche-praxis.de

Urbitter-Biogranulat® von Dr. Pandalis: Naturprodukte Dr. Pandalis GmbH & Co. KG, Füchtenweg 3, 49219 Glandorf, Tel. 0 54 26-34 81, Fax 0 54 26-34 82, http://www.pandalis.com

Wichtige Informations- und Anlaufstellen

Krebsinformationsdienst KID
Tel. 0 62 21-41 01 21 (Mo bis Fr zwischen 8 und 20 Uhr)
http://www.krebsinformation.de
Schmerztelefon des KID
Tel. 0 62 21-42 20 00 (Mo bis Fr zwischen 13 und 17 Uhr)
Hier werden sachlich und auf die persönlichen Bedürfnisse bezogen aktuelle Informationen zu dem vielfältigen Krankheitsbild Krebs gegeben. KID versteht sich als Brücke zwischen Fachwelt und Betroffenen, so dass der Anrufer besser mit seinem Arzt über die Krankheit reden und sicherer über den eigenen Therapieplan entscheiden kann. Die Telefone sind oft überlastet, so dass sich als Informationsquelle auch besonders die Website anbietet.

Gesellschaft für Biologische Krebsabwehr e. V. – GfBK
Hauptstr. 44, 69117 Heidelberg
Tel. 0 62 21-13 80 20, Fax 0 62 21-1 38 02 20, http://www.biokrebs.de
Die Gesellschaft für Biologische Krebsabwehr informiert über ganzheitliche Heilungswege. Einzelne Mittel und Methoden zu beurteilen, ist oft nur schwer möglich; hierbei leistet die Gesellschaft Hilfestellung durch umfangreiche Broschüren, Informationsblätter zu verschiedenen Therapien und einen kostenlosen ärztlichen Beratungsdienst. Sie ist seit 1984 als förderungswürdig anerkannt und wird ausschließlich über Spenden und Mitgliedsbeiträge finanziert. Die Gesellschaft berät kostenlos. Sie organisiert Seminare und Kongresse und fördert Forschungsprojekte.

Deutsche Krebshilfe e. V.
Thomas-Mann-Str. 40, 53111 Bonn
Tel. 02 28-72 99 00, http://www.krebshilfe.de
Die Deutsche Krebshilfe bietet Informationen und Beratung zur Orientierung. Im Rahmen des Möglichen helfen die Mitarbeiterinnen im Umgang mit Behörden, Institutionen und Versicherungen. Hier sind auch Informationen zu örtlichen Beratungsstellen, Selbsthilfegruppen und Fachkliniken erhältlich.
Die Krebshilfe bietet Ratgeberbroschüren und Videos an, die bei der angegebenen Adresse bestellt werden können. Die Bestellungen können auch über die Website erfolgen.

Psychosoziale Unterstützung

Deutsche Arbeitsgemeinschaft für Psychosoziale Onkologie (dapo)
Johannisstr. 37/38, 49074 Osnabrück,
Tel. 05 41-1 81 80, http://www.dapo-ev.de

Psychosoziale Beratungsstellen im Bundesgebiet:
Diese Beratungsstellen bieten Unterstützung in allen Fragen, die sich aus der krankheitsbedingt veränderten Lebenssituation ergeben: der KID (Adresse und Tel. siehe oben) gibt Auskunft, http://www.krebsinformation.de

Zentrum für Individual- und Sozialtherapie e.V. ZIST
Zist 3, 82377 Penzberg, Tel. 0 88 56-9 36 90, http://www.zist.de

Selbsthilfegruppen

Wenn Sie Selbsthilfegruppen oder Kontakte mit Gleichgesinnten suchen, wenden Sie sich an NAKOS:
NAKOS – Zentrale Kontakt- und Informationsstelle aller Selbsthilfegruppen in Deutschland
Wilmersdorfer Str. 39, 10627 Berlin
Tel. 0 30-31 01 89 60, http://www.nakos.de

Biologische Fachkliniken

Eine aktuelle Liste mit Adressen von über 50 biologischen Fachkliniken und Kliniken für ganzheitliche Therapien kann telefonisch angefordert werden bei der Gesellschaft für Biologische Krebsabwehr e.V. (Adresse siehe oben) oder im Internet unter http://www.biokrebs.de eingesehen werden.

Ärztliche Verbände und Gesellschaften in der Komplementärmedizin

Arbeitsgemeinschaft Naturheilkunde, Akupunktur und Umweltmedizin NATUM e. V. in der Deutschen Gesellschaft für Gynäkologie und Geburtshilfe e. V.
Elise-Averdieck-Str. 17, 27356 Rothenburg, Tel. 0 42 61-77 23 17, Fax 0 42 61-77 20 69, E-Mail: info@natum.de, http://www.natum.de

BNZ – Bundesverband der naturheilkundlich tätigen Zahnärzte in Deutschland e. V.
Von-Groote-Str. 30, 50968 Köln,
Tel. 02 21-3 76 10 05, Fax 02 21-3 76 10 09,
E-Mail: info@bnz.de, http://www.bnz.de

Deutsche Ärztegesellschaft für Akupunktur e. V., Würmtalstraße 54, 81375 München, Tel. 0 89-7 10 05 24, Fax: 0 89-7 10 05 25, E-Mail: geschaeftsstelle@daegfa.de, http://www.daegfa.de

Deutsche Gesellschaft für Ayurveda e. V.
Wildbadstr. 201, 56841 Traben-Trarbach,
Tel. 0 65 41-58 17, Fax 0 65 41-81 19 82,
http://www.ayurveda.de

Deutsche Gesellschaft für Energetische und Informationsmedizin e. V.
Priv.-Doz. Dr. med. Hendrik Treugut, Klinikum Schwäbisch Gmünd, 73522 Schwäbisch Gmünd, Tel. 0 71 71-7 01 15 01, Fax 0 71 71 70 13 69, E-Mail: h.treugut@t-online.de, http://www.dgeim.de

Gesellschaft für Ozon-Sauerstoff-Anwendungen in Medizin und Technik e. V.
Rheinstr. 7, 76337 Waldbronn,
Tel. 0 72 43-6 60 22, Fax 0 72 43-6 59 49

Gesellschaft Anthroposophischer Ärzte in Deutschland e. V.
Roggenstr. 82, 70794 Filderstadt,
http://www.anthroposophischeaerzte.de

Hufelandgesellschaft für Gesamtmedizin e. V., Dachverband der Ärztegesellschaften für Naturheilverfahren und Komplementärmedizin
Chausseestraße 29, 10115 Berlin,
Tel. 0 30-28 09-93 20, Fax 0 30-28 09-76 50,
E- Mail: info@hufelandgesellschaft.de,
http://www.hufelandgesellschaft.de

Internationale Ärztegesellschaft für Biophysikalische Informationstherapie e. V.
Sandstr. 19, 79104 Freiburg,
Tel. 07 61-5 33 80, Fax 07 61-5 75 22

Internationale Gesellschaft für Ganzheitliche Zahnmedizin e. V.
Kloppenheimer Str. 10, 68239 Mannheim,
Tel. 06 21-4 82 43 00, Fax 06 21-47 39 49,
E-Mail: gzm@gzm.org, http://www.gzm.org

Weitere hilfreiche Adressen, die besonders in den Kapiteln des Buches angesprochen werden

Netzwerk Taijiquan und Qigong e. V., 35510 Ebersgöns, Tel. 05 11-1 69 17 67, www.netzwerk.linc.de, www.tai-chi.de

Lehrstätte für Reflexzonentherapie am Fuß, Prof.-Domagk-Weg 15, 78126 Königsfeld-Burgeberg, Tel. 0 77 25-71 17, www.fussreflex.de

Gesellschaft für Shiatsu Deutschland e. V. (GSD), Beerenweg 1, 22761 Hamburg, Tel. 0 40-85 50 67 36, www.shiatsu-gsd.de

Deutsche Feldenkrais-Gilde e. V., Schleißheimer Str. 74, 80797 München, Tel. 0 89-52 31 01-71, www.feldenkrais.de

Trager-Verband Deutschland e. V., 78166 Donaueschingen, Unterscheibenrain 6, Tel. 07 71-92 03 89 60, www.trager.de

Internationale Kinesiologie-Akademie, Cunostr. 50–52, 60388 Frankfurt, Tel. 0 61 09-72 39 41, www.kinesiologie-akademie.de

Alexandertechnik: Ausbildungszentrum für F.M. Alexander-Technik Berlin (AZATB), Leitung: Irmtrud Weber, Dieffenbachstr. 53, 10967 Berlin, Tel. 0 30-4 05 14 82, www.alexander-technik-berlin.de

Studien: Verband deutscher Arzneimittelhersteller e. V. – VFA, Hausvogteiplatz 13, 10117 Berlin, Tel. 0 30-20 60 40

Gatah-Intervention: Dipl.-Psych. Dr. Sabine Khalsa, Gesundheitspsychologie, Bundesallee 17, 10717 Berlin, Tel. 0 30-26 34 48 84, Fax 0 30-26 34 48 85

Releasingtherapie: Seminarbüro Christof Langholf, Postfach 1121, 31077 Sibbesse, Tel. 0 50 65-96 31 68, Fax 0 50 65-96 31 69, www.cl-releasing.de

Visualisieren: Simonton Cancer Center, Starenweg 26, 70736 Fellbach, Tel. 07 11-51 59 89, http://www.simonton.de

Bochumer Gesundheitstraining: Dipl. Psych. Eberhard Beitel, Spinozastr. 14, 45279 Essen, Tel. 02 01-53 43 77, www.bochumergesundheitstraining.de

Festhaltetherapie: GFH Gesellschaft zur Förderung des Festhaltens als Lebensform und Therapie e. V. GFH e. V., Rotmoosstr. 4a, 88131 Lindau, Tel. 0 83 82-2 73 60 48, Fax: 0 83 82-2 73 60 49, www.prekop-festhalten.de

Adressen von Hellinger-Therapeuten: Internationale Arbeitsgemeinschaft für Systemische Lösungen IAG, Germaniastraße 12, 80802 München, Tel. 0 89-3 81 02 71

Bach-Blüten: Dr. Eduard Bach Centre, Eppendorfer Landstr. 32, 20249 Hamburg, Tel. 0 40-43 25 77 10, Fax 0 40-43 52 53, www.bach-bluetentherapie.de

Weiterführende Literatur

Allgemein

Anderson, G.: *Diagnose Krebs – 50 Erste Hilfen.* Rowohlt 1996

Beyersdorff, D.: *Biologische Wege zur Krebsabwehr.* 11.Aufl. Haug 2000

Beyersdorff, D.: *Der große Triasratgeber zur ganzheitlichen Krebsbehandlung.* Trias 2002

Bopp, A.: *Die Mistel – Heilpflanze in der Krebstherapie.* Rowohlt 1999

Hager, D.: *Komplementäre Onkologie.* Forum Medizin 1996

Irmey, György: *110 wirksame Behandlungsmöglichkeiten bei Krebs.* Haug 2. Auflage 2005

Moss, R. W.: *Fragwürdige Chemotherapie.* Haug 1998

Oettmeier, R. und Reuter, U.: *Biologische Krebsbehandlung heute oder Sag Ja zum Leben!* ProLeben Fachverlag 2001

Ernährung

Anemüller, H.: *Vollwerternährung – aber richtig.* Trias 1991

Burgerstein, L.: *Handbuch Nährstoffe.* Haug 2006

Gröber, U.: *Mikronährstoffe – Beratungsempfehlungen für die Praxis.* 2.Aufl. Wissenschaftl. Verlagsgesellschaft 2006

Kretschmer, C.; Herzog, A.: *Gesunde Ernährung bei Krebs.* Haug 2002

Worlitschek, M.: *Original Säure-Basen-Haushalt.* Haug 2004

Geist-Körper-Zusammenhang

Grün, Anselm und Robben, Maria Magdalena: *Finde Deine Lebensspur.* Herder 2004

Hirshberg, Caryle: *Gesund werden aus eigener Kraft.* Droemer Knaur 1997

Kübel, I.: *Spontanheilungen – Das Geheimnis wunderbarer Genesungen.* Kreuz 2000

Riegger-Krause, Waltraud: *Jin Shin Jyutsu.* Südwest 2005

Schäfer, Thomas: *Was die Seele krank macht, und was sie heilt – die Einsichten und die Arbeit des Psychotherapeuten Bert Hellinger.* Knaur 2000

Siegel, B.: *Mit der Seele heilen – Gesundheit durch inneren Dialog.* Econ 1999

Sheldrake, Rupert: *Das Gedächtnis der Natur.* Scherz 2003

Simonton, O. C.: Auf dem Wege der Besserung. Schritte zur körperlichen und spirituellen Heilung. Rowohlt 2003

Simonton, O. C.: *Wieder gesund werden.* Rowohlt 2001

Stangl M.-L. und A.: *Hoffnung auf Heilung. Seelisches Gleichgewicht bei schwerer Krankheit.* Econ 2000

Tausch, A.: *Gespräche gegen die Angst. Krankheit – ein Weg zum Leben.* Rowohlt 2001

Weber, Walter: *Gesundheit aus eigener Kraft – der Schlüssel zur Heilung liegt in dir selbst* Herbig 2003

Weber, W.: *Hoffnung bei Krebs – der Geist hilft dem Körper.* Ullstein 1996

Verres, Rolf: *Die Kunst zu leben.* Herder 2003

zur Linden, V.: *Krebs – Impuls für neues Leben. Der Weg vom Betroffenen zum Beteiligten.* Haug 1994 (Bezug über Ges. für Biol.Krebsabwehr)

Lebenswege

Berg, Margit: *Jetzt ist es leicht – mein Leben mit Krebs und mit der Freude.* Mein Buch 2005

Floris, R.: *Krebs – dem Leben entgegen.* Frieling 2000

Goldmann-Posch, U.: *Der Knoten über meinem Herzen – Brustkrebs darf kein Todesurteil sein.* Blessing 2000

Harbach-Dietz, Irmhild: *Ich bin sehr dankbar für mein Leben, Frauen berichten über Alternativen im Umgang mit Krebs.* Orlanda 2006

Jasper, Georg: *Zurück im Leben.* Hildegard Forum 1998 (Bezug über Ges. für Biol. Krebsabwehr)

Rau, Ebo: *Krebs! Was nun Ebo?* Selbstverlag 1999 (Fax 09621 14246)

Rexrodt von Fircks, Anette: *Und flüstere mir vom Leben.* Heyne 2001

Sixt, Andrea: *Noch einmal lieben.* Goldmann 2001

Internetadressen (Auswahl)

Das Internet bietet eine ungeheure Vielfalt von Informationen zu Krebs. Bei jeder Recherche ist es grundsätzlich sinnvoll, kritisch zu fragen: »Handelt es sich um die Seite einer unabhängigen Institution oder um einen kommerziellen Anbieter?« Die ersten genannten Seiten sind schulmedizinisch ausgerichtet und bieten eine Fülle von Links auf andere Seiten. Es gilt immer zu prüfen, inwieweit die wissenschaftliche Sicht der Krebserkrankung für den Betroffenen nachvollziehbar und sinnvoll ist.

Empfehlenswert und gut verständlich sind:
http://www.krebsinformation.de
http://www.krebs-kompass.de

http://www.dkfz.-heidelberg.de/Patienteninfo/index.html

http://www.krebs-webweiser.de
Diese Seite bietet den sehr umfassenden Krebswebweiser der Universität Freiburg, über den sehr viele weitere Seiten gefunden werden können.

http://www.biokrebs.de
Die Seite der Gesellschaft für Biologische Krebsabwehr e. V. bietet übersichtliche Informationen zu ganzheitlichen Heilungsmethoden. Hier wird auf aktuelle Veranstaltungen hingewiesen, und Sie finden Adressen von biologischen Fachkliniken, Institutionen und Speziallabors.

http://www.datadiwan.de
umfangreiche Datenbank zu naturheilkundlichen Themen

http://www.cancerdecisions.com
Auf dieser Seite bietet der bekannte Medizinjournalist Ralph W. Moss umfassende Informationen zum Thema Onkologie in englischer Sprache, insbesondere viele Hinweise zu komplementären, alternativen Therapien weltweit.

http://www.inkanet.de
Patienten, die sich gerne mit anderen Betroffenen und Experten austauschen möchten, können die Homepage des Informationsnetzes für Krebspatienten und Angehörige besuchen. Diese Seite bietet eine Plattform für Fragen, Antworten, Meinungen und Kommentaren zum Thema Krebs.

Suchmaschinen: http://med.uni-giessen.de/isto/onkoserv.html

Tumorspezifische Informationen und Internetadressen von Selbsthilfeorganisationen (Auswahl)

Allgemein:
- http://www.selbsthilfe-forum.de
- http://www.krebs-kompass.de
- http://www.lifegate.de

Bauchspeicheldrüsenkrebs:
- http://www.adp-dormagen.de

Brustkrebs:
- http://www.mamazone.de
- http://www.brustkrebs.net
- http://www.breastcancer.net
- http://www.frauenselbsthilfe.de

Darmkrebs
- http://www.onmeda.de/krankheiten/darmkrebs.html

Eierstockkrebs:
- http://www.inkanet.de/db/krebsarten/eierstock/index.html

Hirntumoren:
- http://www.hirntumor.net/index.html

Hodenkrebs:
- http://www.hodenkrebs.de

Hodgkinerkrankung:
- http://www.alc.de/hodgkin
- http://www.morbus-hodgkin.de

Lungenkrebs
- http://www.onmeda.de/krankheiten/lungenkrebs.html
- http://www.selbsthilfe-lungenkrebs.de/

Leukämien:
- htttp://www.leukaemie-online.de

Prostatakrebs:
- http://www.prostata.de
- http://www.comed.com/Prostate
- http://www.prostatakrebse.de

Thymom:
- http://thymoma.de

International:
- http://www.cancernews.com/cancer.htm

Glossar

(⇒) Querverweise innerhalb des Glossars!

adjuvant	eine Behandlung wird ergänzend durchgeführt, sie soll eine (⇒) kurative Maßnahme unterstützen
Aminosäure	Grundbaustein von Eiweißverbindungen
Angiogenese	Blutgefäßbildung
Angiogenesehemmer	Arzneimittel, die die Neubildung von Blutgefäßen hemmen
Anthroposophie	auf den Lehren Rudolf Steiners beruhende ganzheitliche Weltanschauung
anthroposophisch erweiterte Medizin	medizinische Fachrichtung, die sich von der Anthroposophie ableitet und Körper, Seele und Geist sowie die Ebene des Lebendigen in die Therapie einbezieht
Antihormontherapie	Behandlung mit Hormonen, um den Einfluss der körpereigenen Hormone auf das Tumorwachstum zu beeinflussen. In der Krebsbehandlung vor allem Einsatz von hormonblockierenden Therapien
Antikörper	körpereigene Schutzstoffe, die das Immunsystem als Abwehrreaktion auf eingedrungene Fremdkörper bildet
Antikörperbehandlung	Behandlung mit (⇒) Antikörpern
Antioxidanzien	Radikalenfänger (⇒ Freie Radikale)
appliziert	angewendet
Aromatasehemmer	Antihormontherapie mit Präparaten der neuesten Generation
Bisphosphonate	synthetische Phosphorverbindungen, die ins Knochengewebe aufgenommen werden und dort die Zellen hemmen, die für den geregelten Knochenabbau zuständig sind.
CEA	Carcino Embryonales Antigen; (⇒) Tumormarker
Chemoembolisation	Form der (⇒) Chemotherapie, örtliche Verödung mit (⇒) Zytostatika
Chemotherapie	Behandlung mit chemischen Substanzen zur Hemmung von Infektionen und Tumoren, (⇒) Zytostatika
Computertomographie	schichtweises Röntgen mit Computersteuerung. Die einzelnen Schichten werden durch den Computer so zusammengesetzt, dass sich ein dreidimensionales Bild ergibt, auf dem auch besonders kleine Tumoren sichtbar sind.
Darmflora	Vielzahl von Mikroorganismen im Darm, die eine funktionierende Verdauung gewährleisten
Endoskop	Lichtinstrument zur Untersuchung der Hohlorgane Magen, Darm oder Bronchien
Enzyme	Eiweißverbindungen, die Stoffwechselvorgänge in Gang setzen

Freie Radikale	sehr reaktionsfähige Moleküle, die die Zellwände schädigen und bis in den Zellkern vordringen können, wo sie Gene schädigen
Gen	Abschnitte auf der DNS, in denen Erbinformationen gespeichert sind
Hormone	Botenstoffe zwischen den verschiedenen Zellarten des Organismus, die in dafür spezialisierten Drüsen gebildet werden
immunogen	anregend für das (⇒) Immunsystem
Immunsystem	Zusammenfassender Begriff für alle körpereigenen Abwehrkräfte. Diese können angeboren oder erworben sein. Dazu gehören verschiedene Lymphozytenarten, anhand derer zwei Untersysteme gebildet werden, das zelluläre und das humorale System. Das zelluläre Abwehrsystem spielt in der Krebsabwehr direkt eine Rolle, das humorale für die Bildung von (⇒) Antikörpern.
Immuntherapie	Behandlung des Immunsystems
Impfung	(⇒) Tumorimpfung
Infarkt	hier: Herzinfarkt durch Verschluss der Versorgungsgefäße am Herzen
Karzinom	Krebsform, die sich in den Schleimhäuten des Körpers bildet
komplementär	ergänzend
kurativ	mit der Behandlung wird eine Heilung angestrebt
Laparoskop	Lichtinstrument zur Untersuchung der Bauchhöhle
Laserinduzierte Thermotherapie (LITT)	Form der (⇒) thermoablativen Therapie
Lymphknoten	Gewebestrukturen mit einem Durchmesser von 2–3 cm, die wichtige Filterstationen sind und in denen die Lymphozyten wichtige Abwehrvorgänge einleiten
Mammografie	Röntgenuntersuchung des Brustgewebes
Melanom	bösartiger Hautkrebs
Metastasen	Absiedlungen eines Tumors an anderen Stellen des Körpers, wie Knochen, Lunge und Leber
Mineralstoffe	(⇒) Spurenelemente
minimal-invasiv	Bezeichnung für moderne operative chirurgische Verfahren, bei denen sozusagen durch das Schlüsselloch operiert und gesundes Gewebe kaum verletzt wird
Onkologie	medizinische Fachrichtung, die sich mit der Krebserkrankung beschäftigt
Osteoporose	Knochenbrüchigkeit infolge von Alterungs- oder Krankheitsprozessen
pathogen	Krankheiten verursachend
Prognose	Heilungsaussicht, Voraussicht auf den Krankheitsverlauf
Prostatektomie	operative Entfernung der Vorsteherdrüse

Psychoneuro-Immunologie	Wissenschaft von den Zusammenhängen von seelisch-geistigen Vorgängen, dem zentralen Nerven- und dem Abwehrsystem
psychosomatisch	von der Seele aus auf den Körper einwirkend
randomisierte klinische Studie	Studie, bei der die teilnehmenden Patienten systematisch zufällig den verschiedenen Studiengruppen zugeordnet werden
Radiofrequenzablation	Form der (⇒) thermoablativen Therapie
Remission	teilweise oder vollständige Rückbildung eines Tumors
Sarkom	bösartige Geschwulst, von den Weichteilen ausgehend
Spontanheilung	Heilung ohne ersichtliche Hilfe von außen oder medizinische Unterstützung
Spurenelemente	metallische Elemente, die in sehr geringen Mengen im Körper enthalten sind und deren Fehlen Funktionsstörungen hervorrufen kann
steril	keimfrei
Strahlentherapie	Behandlung mit radioaktiven Strahlen, die Zellen mehr oder weniger gezielt zerstören
Symptom	Krankheitszeichen
Syndrom	Summe mehrerer Symptome
thermoablative Therapie	Verfahren, bei dem das Tumorgewebe durch Erhitzung zerstört wird
Thrombose	Blutpfropf, der sich meist wegen einer Blutverdickung bildet
Tumorimpfung	Impfung mit körpereigenen unschädlichen Krebszellen, um einem Krankheitsrückfall vorzubeugen
Tumormarker	Substanzen in Zellen oder Körperflüssigkeiten, die eine mögliche Aussage über Vorliegen oder Verlauf einer Krebserkrankung erlauben
Vitamine	chemisch unterschiedliche Substanzen, die lebensnotwendig sind und vom Körper nicht selbst hergestellt werden können
Zytostatika	Substanzen, die Zellen abtöten, indem sie die Teilungsfähigkeit und das Wachstum der Zellen hemmen

Stichwortverzeichnis

Bibliografische Information der Deutschen Nationalbibliothek
Die Deutsche Nationalbibliothek verzeichnet diese Publikation in der Deutschen Nationalbibliografie; detaillierte bibliografische Daten sind im Internet über http://dnb.d-nb.de abrufbar

Oswald-Hesse-Str. 50, 70469 Stuttgart
Printed in Germany

Programmplanung: Dr. Elvira Weißmann-Orzlowski

Bearbeitung: Petra Weiß-Schmidt

Umschlaggestaltung und Layout:
Cyclus · Visuelle Kommunikation, Stuttgart

Satz: Fotosatz H. Buck, Kumhausen
Druck und Verarbeitung: Westermann Druck Zwickau GmbH, Zwickau

Gedruckt auf chlorfrei gebleichtem Papier

ISBN 978-3-8304-2120-7 1 2 3 4 5 6

Bildnachweis:
Umschlagfoto: Doc-stock
Fotos im Innenteil: Christoph Frick: S. 4, 5, 6, 7, 8, 14/15, 50/51, 86/87, 124/125, 174/175; Corel Stock: S. 72; Creativ Collection: S. 23, 26, 27, 29, 146 unten; Digital Vision: S. 64; Doc-stock: S. 3; Dr. György Irmey: S. 155, 162, 184; Dynamic Graphics: S. 146 oben; eigene Bilder der Thieme Verlagsgruppe: S. 46, 136; Goodshoot: S. 133 rechts; Healthcare Rubberball: S. 98; Mechthild Scheffer: S. 187; MEV: S. 169 rechts; Photo Disc: S. 107; Pixland: S. 133 links, 169 links